第13版　改訂の序

わが国においては，世界一の超高齢社会に突入し，「健康寿命」の延伸に向けて国をあげての取り組みが必須となっている．誰もがより長く元気に活躍できる社会を目指し，若いうちから過剰栄養による生活習慣病を予防するとともに，高齢者の低栄養によるサルコペニア，フレイルを予防すること，すなわち栄養障害の二重負荷に対処することが重要である．

臨床栄養学は，人体の構造と機能及び疾病の成り立ちを理解し，さまざまな疾病に対してどのような栄養食事療法が適切かを選択し，実施することが求められる．医学界においては，各疾病に関する診療ガイドラインが次々に改訂されており，そのなかでは人間栄養学，栄養疫学の科学的根拠に基づいた研究成果も取り入れられている．ますます栄養管理の重要性が認識されるようになり，従来以上に管理栄養士，栄養士の取り組みが評価される時代になったといえよう．

本書は，前身である『病態・特殊栄養学実習書』の発行（1972年）から半世紀以上にわたって，時代の変化に対応しながら改訂を重ねてきた臨床栄養学のテキストである．基礎編と応用編の２部構成となっており，基礎編においては病態に応じた栄養食事療法について，一般治療食では形態別に，特別治療食では栄養成分管理別に，食品構成表や具体的な献立，調理例を記述し，応用編においてはそれぞれの疾病に応じた栄養食事療法を提案できるように，各疾病について，疾病の成り立ち，栄養アセスメント，栄養ケアプラン，栄養ケアの実施，給与食事摂取量，食品構成および献立の例などを解説している．

第13版改訂にあたっては，構成や目次についてはこれまでの内容を基本としつつ，各種診療ガイドラインなどを最新情報へ更新した．さらに，全面的にビジュアル化を行い，よりわかりやすく見やすいようにイラストや図表を取り入れた．これによって学ぶべきポイントがより明確になり，学習への意欲が高まることを期待する．

また，「日本食品標準成分表2020年版（八訂）」に準拠して，本書の献立の栄養量を修正した．ただし，食品構成表については，国民健康・栄養調査を参考に食品群別荷重平均成分値を作成し各種食品構成を見直す必要から，今回は食品構成表中の栄養量は「日本食品標準成分表2015年版（七訂）」のままとしている．

本書は臨床栄養学の講義と実習のテキストとしての活用に加え，臨地実習の事前学習のテキストとしても活用できる．今後も本書が時代の流れに沿うよう，改訂を行いながら充実した内容になるよう努めていく所存である．

最後に，本書出版にあたり終始ご尽力いただいた医歯薬出版株式会社編集部やその関係諸氏に心より感謝申し上げる．

2023年2月

編集・執筆一同

初版の序

今日，高度の科学技術の発達によってもたらされた豊かな生活享受の一方で，成人病の増加や，変化のはげしい社会に対するストレスの増加や飽食などは，疾患の誘因にもなっている．この歪みの是正に対応する栄養学の学習は必須であると共に，その得られた知識を実践に移すための学習や技術の習得も非常に重要である．

今回栄養士法施行規則一部改正の省令が公布されたのを機に，「病態・特殊栄養学実習書」を改稿し，「臨床栄養学実習書」として改めて刊行することになった．本書では，「食べやすい治療食の考え方」を中心に集約した従来の実習の骨子を生かし充実させるよう留意した．また進歩の著しい臨床栄養の把握については，臨床症状と関連性を強めた食事の考え方を実践に移すべく各疾病の食事療法を構成した．

最後に本書が，栄養摂取のあり方を考慮せずに疾病を治療し得ない今日の課題を追求する，次代の専門家の育成に役立つことができれば誠に幸いである．

前書同様諸先生方のご意見，ご助言をいただきたくお願いする次第である．

なお，各種疾患の臨床検査に関しては，九州厚生年金病院健康診断部長・長野政則氏にご高閲いただきました．深く感謝致します．

昭和63年3月

著　者

目次

基礎編

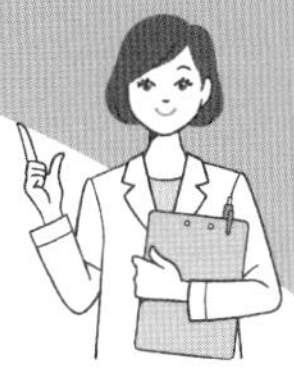

応用編

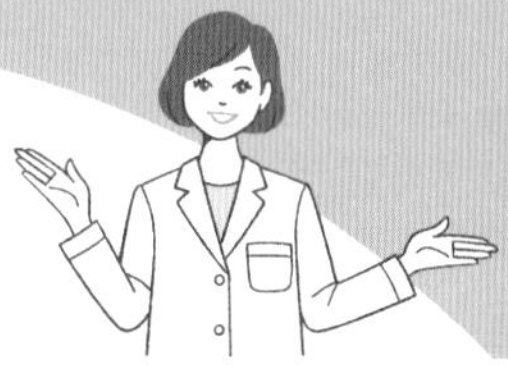

第9章

その他の栄養管理

付表

SIDE MEMO

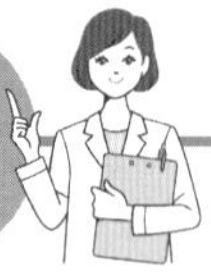

本書を使用するにあたって

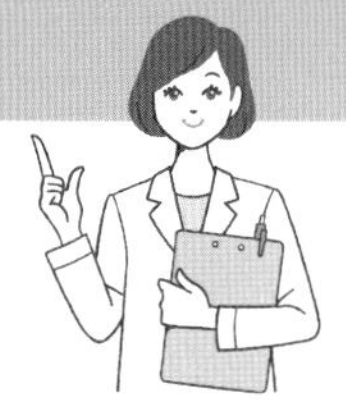

1　本書の構成について

内容を基礎編と応用編に大きく分け，刷色を変えています．

基礎編は，一般治療食と特別治療食に分け，一般治療食は，常食・軟食・流動食などの食事形態別に，特別治療食は，エネルギー量・栄養素量の増減による栄養成分管理を中心に，食品の選択，調理法やその工夫を示しています．

応用編は，各疾病別に栄養・食事管理の基礎とその方法を示し，具体的な手法については基礎編を参考にしながら解説しています．

2　給与食事摂取量について

基本的には，日本人の食事摂取基準（2020 年版）の考え方に基づき，各種疾病については診療ガイドラインや指針に従い基準を設定しています．

3　食品構成について

食品群別荷重平均成分値は，日本人の食事摂取基準（2020 年版）策定の参考年度を考慮して，平成 28 年（2016 年）国民健康・栄養調査結果より，食品群別摂取量などをもとに，日本食品標準成分表 2015 年版（七訂）を用いて算出しています．ただし，特別の制限や特定の使い方をする治療食用には別に荷重平均成分値を作成しています（p.15，表参照）．なお，特別な場合を除いて，成人期を対象としています．

4　献立の栄養計算について

献立のエネルギー量・栄養素量は，日本食品標準成分表 2020 年版（八訂）を用いて算出しています．たんぱく質は「アミノ酸組成によるたんぱく質」（未収載の場合は「たんぱく質」），脂質は「脂肪酸のトリアシルグリセロール当量」（未収載の場合は「脂質」），炭水化物は利用可能炭水化物（単糖当量）に＊がついている場合は「利用可能炭水化物（質量計）」，それ以外は「差引き法による利用可能炭水化物」を用いています．

5　1 品の調理例の重量について

症状により食材総量が増減することがありますが，1 品（おおむね 1 人分）を基本としています．料理によって作りやすい分量があるため，その場合は（何人分）と記載しています．

6　その他

だし汁（かつお・昆布）は 50g 以上についてエネルギー量・栄養素量を算出しています．塩味，甘味は，総材料に対する食塩，砂糖（みりんを含む）の割合を％で表示しています．

基礎編

基礎編のねらい

基礎編は臨床栄養の実習を学ぶにあたって，人体の栄養管理の基礎的な手法を理解することを目的としています.

それを具体的な栄養食事療法に従って，形態別または栄養成分管理別（疾病別）の栄養計画・食事計画の方法を示しました.

さらに，食品の選択，調理の工夫などについて詳しく示し，これを応用編に活用できるように収録しました.

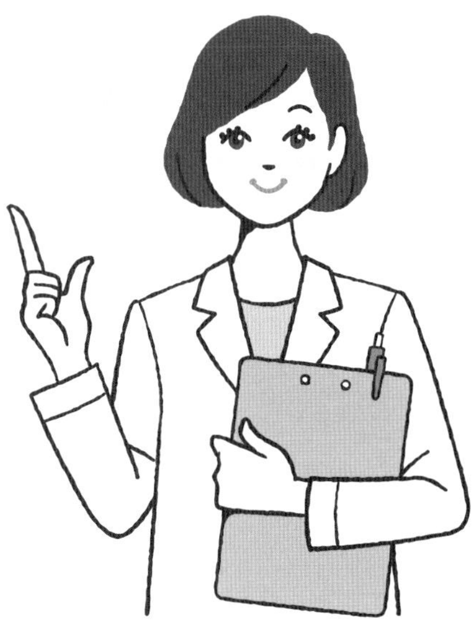

第１章　**臨床栄養の基礎**

第２章　**一般治療食の基礎**
—形態別治療食—

第３章　**特別治療食の基礎**
—栄養成分管理別治療食—

基礎編

第1章 臨床栄養の基礎

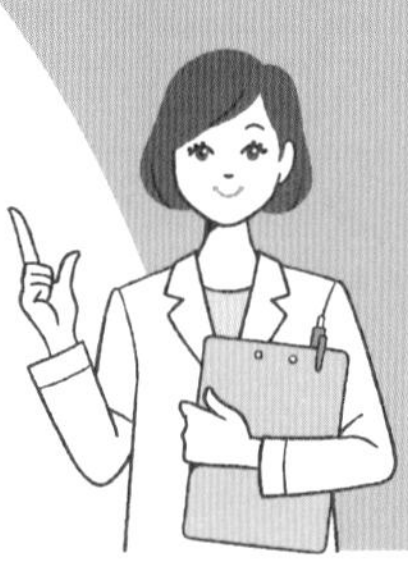

本章のねらい

- 本章では人体の栄養管理，すなわち人体の栄養状態の評価判定を行い，適切な栄養を補給するための理論とその手法を解説した．
- ヒトは食べ物を摂取することにより，栄養素を体内に取り込み，これを利用して身体の構成成分を維持している．しかし，これらの機能が正常に働かなくなり栄養素の利用が低下するなど，何らかの原因で疾病が誘発される．このような身体の栄養状態の変化を正しく判定し，疾病の治療や回復に役立てるために適切な栄養補給を計画的に実施する．
- 栄養ケアの実施にあたっては，エネルギー・栄養素の算定および食事計画の立て方を具体的に示した．

1—栄養評価と栄養管理

1…栄養管理

臨床栄養管理とは，傷病者の栄養状態を的確に判定し，病態に合った栄養補給を行い，よりよい栄養状態を維持することである．

この目的を達成させるためには組織を作り，業務遂行上の機能や方法を手順に従って体系化する必要がある．この組織作りと体系化の目標は，質の高いケアを提供するために各分野のスペシャリストがお互いの力を結集し，包括的チーム医療の一環としての業務を確立させることであり，また疾病，症状別のクリニカルパス（p.8 参照）に基づいた診療計画の一部とすることでもある．このように臨床栄養管理は病院の管理体制と連携させて行うものである．

2…栄養ケアマネジメントシステムの手順

栄養管理は図 1-1 に示すように栄養スクリーニングから評価の 6 段階からなる一連の流れに沿って体系化される．実際問題としては，傷病者を総合的に把握し，医師を中心として看護師，管理栄養士，薬剤師などの専門的知識と技術によるチーム医療（NST）を行うことにより，一定のレベルを保った栄養管理が可能となる．

次に，図 1-1 に示した臨床栄養管理システム（nutritional management system）の一連の流れを，6 つのステップに分けて解説する．これらは PDCA サイクルの概念に基づいて行われる．

PDCA サイクル
もともとは品質管理のなかで提唱された概念である．
Plan（計画）→ Do（実施）→ Check（結果の検証評価）→ Act（次の行動につながるフィードバックの改善）の頭文字である．
医療の現場においては，健康障害の程度を把握することによって，どのように改善していくかを計画し，実施，評価をすることで次の改善へと進めていく．

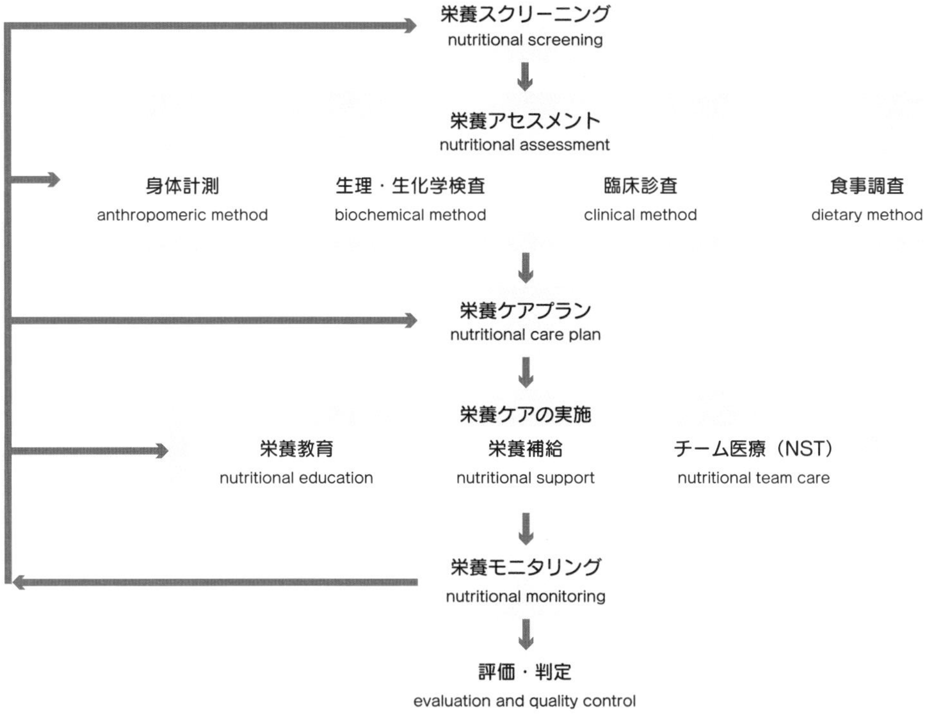

図 1-1 臨床栄養管理システム

栄養スクリーニング

栄養スクリーニング（nutritional screening）は栄養アセスメントの前に，栄養障害や栄養異常の状態にあり，栄養療法を必要とする患者を適切な方法で効率よく識別するために行われる．したがって，栄養状態を反映する身体計測，生化学検査，臨床診査などのなかから，いくつかの項目を限定して測定し，栄養アセスメントの必要な対象者を効率よく選び出す．スクリーニングには主観的包括的アセスメント（subjective global assessment; SGA）が適している．

SGA の評価項目は，① 身体の変化（体重，体組成），② 食事摂取状況，③ 消化器官の状態，④ 身体機能の状況，⑤ 疾病に関する内容，からなる．

栄養アセスメント

栄養アセスメント（nutritional assessment）は，最も適切な栄養療法を行うにあたり，傷病者の病態や栄養状態・身体機能，とくに低栄養状態を正確に評価・判定するために実施する．**表 1-1** に示すような臨床診査（clinical method），身体計測（anthropometric method），生理･生化学検査（biochemical method）や，食事調査（dietary method）などの客観的栄養パラメーターを組み合わせた臨床データから栄養状態と食事に関する総合的な評価を行う（表 1-1 に示す各栄養パラメーターの評価方法および基準値は p.236 付表 1 参照）．

栄養アセスメントは静的栄養アセスメントと動的栄養アセスメントに分けられる．前者は栄養摂取の過不足や病態特有の栄養状態の判定に用いられる身体計測や免疫能など代謝回転の遅いパラメーターによるもので，長期的な変動から判定する．後者は栄養状態の改善を主たる目的とし，積極的に必要とす

国際標準化による栄養ケアマネジメントと栄養ケアプロセス

栄養管理は，現在行われている栄養ケア・マネジメントと，国際標準化として進められている栄養ケアプロセスの過程がある．
後者は，①栄養アセスメント（栄養状態の評価），②栄養診断（栄養状態の判定），③栄養介入（評価と実施），④モニタリングと評価，の 4 段階に分け，栄養介入のためのプロセスとしている．

表 1-1　栄養アセスメントに必要なパラメーターと内容

栄養パラメーター項目		内容および測定・評価項目
臨床診査	問診	主訴（自覚症状），既往病歴，現病歴，体重歴，家族歴，食歴，生活歴，職業歴，喫煙歴，飲酒歴 など
	身体観察	体格，頭髪，顔貌，眼球，口唇・舌・口腔，爪，上肢，下肢，皮膚などの状態，身体の湾曲度 など
栄養摂取量	食事調査	24 時間思い出し法，食品摂取頻度調査法，摂取量記録法（自記式秤量記録法，目安記録法，秤量記録法，聴取記録法），陰膳法，化学分析法 など
身体計測	身長・体重	身長計，体重計による計測 ●乳幼児の身長は背臥位測定（乳児用身長計）で測定する ●寝たきり，車椅子の傷病者では指極（両手を左右に広げて鎖骨の上を通って両中指の先端間＝身長）を測定する．または膝高（踵から下腿の内側にある脛骨に沿って上縁の脛骨点まで）を計測し，次式より身長を推定する（高齢者対応） 男性：身長 (cm) = 64.19 − (0.04 ×年齢) + (2.02 ×膝高〈cm〉) 女性：身長 (cm) = 84.88 − (0.24 ×年齢) + (1.83 ×膝高〈cm〉)
	体格指数	体格指数（BMI），参照体重，肥満度，体重変化率，理想体重比（%IBW），平常時体重比（%UBW）の算出
	体脂肪 W/H 比 腹部周囲 TSF AC BIA DXA（DXEA） CT	●ウエストヒップ比（W/H），腹部周囲長（へそ周り）：内臓脂肪量判定 ●上腕三頭筋部皮下脂肪厚（TSF），上腕周囲長（AC） （性・年齢別基準値と実測値を比較して判定） （以上，体脂肪量と相関） ●インピーダンス分析法（BIA）：脂肪と除脂肪組織の電気抵抗の差を用いて脂肪量を判定する ●二重エネルギー X 線吸収測定法（DXA または DEXA） 内臓脂肪と皮下脂肪の区別がつきにくい ●コンピュータ断層撮影（CT）：脂肪量の分布を示す
	筋たんぱく質量 AMC AMA	●上腕筋囲長（AMC）：上腕周囲から皮下脂肪の部分を除いて筋量としている ●上腕筋面積（AMA）：AMC より算定
生理学検査	エネルギー代謝量	間接エネルギー測定（呼気ガス測定），カロリーカウンター
	筋たんぱく質量 CHI	クレアチニン身長係数（CHI） クレアチニン産生量は筋肉量に比例し，尿中のクレアチニン量で測定する
	骨塩量	DXA（DEXA）法，超音波法
	その他	体温，血圧，心拍，心電図，握力，呼吸筋力（スパイロメーター），脳波，負荷試験
生化学検査	尿	クレアチニン，尿素窒素，3-メチルヒスチジン，尿たんぱく量，尿比重
	血清　たんぱく質 糖 脂質 貧血	総たんぱく量，アルブミン，トランスフェリン，トランスサイレチン（プレアルブミン），レチノール結合たんぱく質， 血糖，ヘモグロビン A1 c，グリコアルブミン 総コレステロール，LDL コレステロール，HDL コレステロール，中性脂肪 ヘモグロビン，ヘマトクリット その他，肝臓・腎臓・膵臓・消化管機能や電解質代謝に関する項目 など
免疫検査	細胞	総リンパ球数（TLC），% リンパ，遅延型皮膚反応
画像検査		CT スキャン，MRI，エコー，X 線検査，内視鏡検査

判定基準は p.236，237 を参照.

る栄養素を摂取させ，その効果を間接熱量計や RTP※などのパラメーターを用いてアセスメントするもので，短期的な変動から判定する．

栄養アセスメントは栄養療法の経過や効果を判定したり，合併症の予防や予後の経過を推察したりするために必要である．対象となる患者の栄養状態や食生活状況をできるだけ多項目の栄養パラメーター

静的栄養アセスメント
- 身体計測（体重変化，BMI，TSF，AC など）
- 身体構成成分（体脂肪量，筋肉量，水分量など）
- 生化学検査（血中たんぱく質，アルブミン，コレステロールなど）
- 免疫検査（総リンパ球数，遅延性皮膚反応など）

動的栄養アセスメント
RTP，窒素平衡，尿中 3 メチルヒスチジン排泄量，エネルギー代謝測定

※RTP
代謝回転の速いトランスフェリン，トランスサイレチン（プレアルブミン），レチノール結合たんぱく質をいう（p.237 参照）．

を用い，より正確に傷病者の栄養状態を把握し，より適した栄養補給法を選択して，疾患からの早期回復，傷病者のQOLの向上や医療費の軽減につなげる．

栄養障害や栄養異常が長期にわたると，人体では一日に1～2%以上のたんぱく質が代謝回転しているので，たんぱく質やエネルギーが不足し，たんぱく質・エネルギー失調症（protein-energy malnutrition; PEM）に陥る．PEMは高齢者の長期入院患者やがん患者などによくみられる．PEMにはクワシオルコルとマラスムスの2つの病型がある．前者ではエネルギーはある程度保持されているが，たんぱく質の著しい欠乏を生じ，貧血，浮腫や免疫低下による感染症などを伴う．後者では長期の食欲不振のため，たんぱく質とエネルギーがともに欠乏し，体脂肪や筋肉の著しい減少（飢餓状態）を伴うが，実際は合併した混合型が多い．この低栄養状態は早期に改善しないと，栄養不良をさらに悪化させ，合併症を引き起こし，術後の予後リスクが高く重篤な状態に陥ることがある．そのため，栄養アセスメントの項目にPEMに関する臨床検査が設定されていることが多い．

栄養ケアプラン

栄養アセスメントの結果に従って，傷病者の療養のために必要な栄養補給または栄養改善のための目標を設定し，具体的に実行が可能な栄養ケアプラン（nutritional care plan）を立てる．たとえば糖尿病の場合，目標を「3か月後に空腹時血糖を110 mg/dL以下にする」など，ほかの医療スタッフと協力体制をとり栄養ケアプランを立て，実施に入る．

栄養ケアの実施

栄養補給は栄養状態の判定に従って，適正なエネルギー量と栄養素の補給量を決める．補給法は，食事・食事＋栄養補助食品など，または経腸栄養の使用を決定し，摂食方法は口腔機能や日常生活動作（activities of daily living; ADL），認知機能検査などの評価を踏まえ，本人・家族に対して，十分なインフォームドコンセントを行って栄養ケアの実施を行う．

栄養状態の改善を目的とした栄養教育を行い，適切な栄養ケアプランを遂行する多領域の専門職からなる栄養サポートチーム（nutrition support team; NST）を活用して進めることが基本である．

栄養モニタリング

栄養ケアプランに実施上の問題の有無を検討するのが栄養モニタリング（nutritional monitoring）である．栄養補給法や合併症・教育方針などを関係者と協議し，その結果を栄養スクリーニング，栄養アセスメント，栄養ケアプラン，栄養教育や栄養補給などにフィードバックする．

評価・判定

改善目標がどの程度達成されたかを評価する．臨床検査，身体計測などの客観的な評価，また各スタッフの自己評価や連携による効果などを関係者と総合的に評価・判定（evaluation and quality control）する．その結果を今後の栄養管理や栄養ケアプランにフィードバックする．

3…栄養管理の記録

管理栄養士が，栄養評価や栄養指導の内容を記録することは重要である（**表1-2**）．また，NSTに取り組むうえで，医師や看護師，ほかの医療スタッフと患者に対する共通認識をもち，栄養管理の記録は問題志向型システム（problem oriented system; POS）に基づいて行われる．

P（問題）：患者が抱えている問題の解決

O（志向）：みつけた問題点の解決の方法

WHOによるQOLの定義
個人が生活する文化や価値観のなかで，目標や期待，基準および関心にかかわる自分自身の人生の状況についての認識と定義し，100項目からなる調査表を発表している（1994年）．身体機能，心の健康，社会生活機能から構成されている．

クワシオルコル（kwashiorkor）
アフリカの言葉で赤い身体の意（たんぱく質不足による成長障害の子どもにみられる）．

マラスムス（marasmus）
ギリシャ語で消耗の意．エネルギー摂取不足の飢餓状態．

表 1-2　栄養管理の記録様式（例）

栄養スクリーニング

本人の健康意識　主観的情報	栄養上の問題 　治療内容（　　　　　　　　　　　　） 　摂食障害（　　　　　　　　　　　　） 　健康意識（　　　　　　　　　　　　）	客観的情報	身体計測 　身長，体重，BMI，上腕三頭筋囲，上腕筋面積 など 　（　　　　　　　　　　　　） 　ADL，身体活動レベル，ストレス係数 など 　（　　　　　　　　　　　　）
	臨床検査 　身体所見 　問診による対象者の主訴（体調・食嗜好 など）		生化学検査 　血清アルブミン，RTP，尿中クレアチニン排泄量 など 　各種疾患に応じた項目の検査 など 　（　　　　　　　　　　　　） 摂食状況（　　　　　　　　　　　　）
			栄養摂取量 　エネルギー・たんぱく質を中心に調査

栄養アセスメント

- 食事摂取状況の評価（喫食率 など　　　　　　　　　　　　）
- 標準体重との比較や体重減少率などによる全体的な低栄養状態の評価（　　　　　　　　　　　　）
- たんぱく質栄養状態と，より詳細な栄養状態の評価（　　　　　　　　　　　　）
- 栄養基準量（エネルギー，たんぱく質＋適宜必要な栄養量を算出）と実摂取量の比較（　　　　　　　　　　　　）

栄養ケアプラン

短期目標の設定（3 か月以内） ●具体的な体重および生化学検査の目標設定 ●具体的な栄養摂取量の算出とその方法の設定 ●対象者に必要となる栄養教育の内容および実施方法の検討	長期目標の設定（6 か月～ 1 年） ●最終的に目標とする具体的な体重および生化学検査の設定 ●最終的に目標とする具体的な栄養摂取量の算出とその方法の設定

モニタリング：設定したケアプランが遂行できているのかを，随時検討する

- 担当者と実施日

栄養ケアプランに対する評価

- 目標で設定した内容に対して，実施方法が適切であったか（　　　　　　　　　　　　）
- 対象者の食事に対する理解度などの確認（　　　　　　　　　　　　）
- 目標未達成の場合の分析と新たなプランは，ほかのケアプランへ活用（　　　　　　　　　　　　）

S（システム）：患者をケアするための組織づくり

SOAP は POS を上手に活用するための記録方法である．

S（subject data）：主観的な情報．患者が直接訴えた内容，栄養士が面接で得た事実，質問紙法，面接法で得た情報を記録する

O（objective data）：客観的な情報．患者を観察して得られる情報で，診察によって得られる症状や身体所見，血液や尿の検査所見などの，患者本人以外から得られる情報を記録する．家族や知人による日常生活における情報もこれに含む

A（assessment）：評価．S および O のデータに基づいて，その問題リストについて評価する．身体計測や血液生化学検査などの臨床的評価，意識や行動の変容などの教育評価，QOL の向上についての評価，医療経済的評価などがある

P（plan）：計画．A に基づいて，問題解決のための計画を記載する．患者の抱えている問題点を明らかにして，具体的な解決方法について計画する．食事療法に必要な知識や技術は教育目標の設定が必要であ

ADL 評価法
総合的検査：ADL20，FIM
機能的検査：Barthel index
手段的検査：Lawton and Brody
社会的検査：老研式活動能力指標

認知機能検査
うつ・幸福感の検査：高齢者うつスケール（geriatric depression scale; GDS）
意欲の検査：vitality index

る．場合によっては初期計画で立てた栄養ケアプランを見直すこともある．計画としては，大きく3つある

① **診断計画**：現在の栄養状態を把握し，健康維持あるいは疾病との関連を評価・判断するために必要な調査を行う計画．具体的には栄養食事摂取量の調査，あるいは喫食調査の計画．また，身体計測，血液検査の依頼など

② **治療計画**：医師の治療方針に従って食事療法をするが，患者の意識，知識あるいは技術，その他の条件を十分勘案して，実行可能な計画を立てる

③ **教育計画**：患者に対する栄養・食教育の計画で，一定期間を単位とした教育プログラムによる実践教育の計画を立てる．患者の意識・知識を考慮した教育方法を選択する

4…栄養サポートチーム（NST）

NSTは，職種の壁を越えて栄養をサポートするチームで，栄養障害が生じているか，そのリスクの高い患者に対して中央システム管理がとられる．NSTスタッフは医師，看護師，管理栄養士，薬剤師で，そのほかに歯科医師，歯科衛生士，臨床検査技師，理学療法士，作業療法士，言語聴覚士などが必要に応じて配置されていることが望ましい．

NSTの設置により，入院，外来，在宅すべての対象者の栄養状態をアセスメントし，安全で効率的な栄養補給を実施することができ，感染対策や褥瘡ケア，摂食障害ケア，クリニカルパスにもつながり，また，病院経営にも貢献できる．

マネジメントに従って，栄養補給法を決定し，栄養ケアプランを作成し，食事摂取量（栄養補助食品を含む），栄養剤の処方内容や補給ルートを決定して栄養治療を開始する．開始後は栄養回診，ミーティング，モニタリングを行い，栄養治療の開始と終了を決定する．

● NSTによるメリット

① 適正エネルギー量や栄養素の補給により適切で質の高い栄養管理ができる．
② 栄養障害の早期発見により栄養治療の早期開始ができる．
③ 栄養療法（経腸，静脈栄養）による合併症の予防ができる．
④ 重症化の抑制，入院期間の短縮が図られ，医療費の削減につながる．
⑤ 施設全体の栄養管理に対する関心が高まる．

● NSTスタッフの主な役割

医師：チームリーダー．アセスメント，栄養法の決定，カテーテル挿入，栄養剤の処方，栄養回診の中心的役割．

管理栄養士：NSTの中心メンバー．栄養アセスメントに参加し，栄養療法の提言，栄養ケアプランの作成や栄養評価を行う．①対象者の食欲，嗜好，食習慣，摂食，咀嚼，嚥下，状態の観察，把握，②栄養評価に必要な身体計測，検査値などのデータを収集，③エネルギー，たんぱく質，脂質，その他の栄養素必要量の算出，④投与方法の選択，経腸栄養剤の選択，⑤経口栄養，経腸栄養，静脈栄養からのエネルギー・栄養素量の算定，⑥患者の栄養摂取状況等の医師への報告，栄養管理部門，給食部門への連絡調整，⑦患者に対する食事方法の説明，栄養教育．

看護師：輸液ラインの管理，全身観察，日常生活の援助，精神的な支えなど．対象者と接する時間が最も長く，ほかのメンバーに情報を発信する重要な役割を担う．

NST診療報酬について
所定の研修を修了した専任・常勤の医師，看護師，管理栄養士，薬剤師で構成するチーム（一人は専従）により，栄養管理計画が作成された栄養障害等の患者に栄養管理を行った場合，200点/週1回の加算が得られる．

薬剤師：病態に応じた輸液剤の調整．細菌汚染チェックなど品質管理が中心である．栄養アセスメントや処方の決定に参画する．

近年，医療技術の進歩により，患者ケアに携わるすべてのスタッフに，より高度な専門性と連携が求められている．とりわけ，管理栄養士はほかのスタッフと連携し，患者の栄養状態を改善させ，疾病治療に貢献することが求められている．1997年に医師対象の臨床栄養教育プログラムが立ち上げられ，管理栄養士の団体にもこの国際基準のプログラムの必要性が求められた．そこでわが国でもこれをもとに医師以外の医療関係者，とりわけ管理栄養士に対する**栄養管理教育プログラム**（total nutrition therapy for dietitian; TNT-D）が作成され，**TNT-D 認定管理栄養士制度**が開始された．根拠に基づいた経腸栄養の最新知識と技術の習得や総合的な栄養管理の実践力をつけることを目的としている．

5…クリニカルパス

クリニカルパスは，“退院”というゴールに向かって標準化された患者の治療や検査，食事計画などのスケジュールを表にまとめたものであり，臨床データや治療コストなどを効率的に収集できる**総合医療管理ツール**である．

クリニカルパスは，必要な治療手段，検査やケアなどを縦軸に，時間帯（日付）を横軸にとって作られ，一般に患者用と医療者用の2つが作成される．

患者用パスは，患者への情報開示を果たす役割を担い，インフォームドコンセントのツールとして使用され，医療への信頼を高める．具体的には，患者が入院してからの食事や処置，検査・治療，そのための準備，退院後の説明などが日を追って詳しく説明されている．

医療者用パスは，医療スタッフ共通の治療方針および目標を確認することができ，無駄な検査や投薬を減らすことも可能となる．また，最初に目標とした患者の望ましい状態（アウトカム）を達成できない状態が発生した場合，これをバリアンス（患者の個別性）として抽出し，この情報を分析して適切な対応をとるシステムである．

2 栄養計画

栄養計画は，臨床栄養管理システム（図1-1）に従って傷病者に適した給与栄養量が決められ，**図1-2**の流れで食事計画が立てられる．決められたエネルギー・栄養素量を，どのような栄養補給方法で，どのような形態で摂取することが適切か決めなければならない．

1…栄養補給法の決定

栄養補給の方法は，食事だけで**給与栄養量**を満たすことができるか，あるいは栄養補助食品を加えるか，経管（腸）栄養法を併用する必要があるかなどを検討し，また摂食機能などADLを考慮に入れて栄養補給法を決定する（**図1-3**）

TNT-D の教育内容
経腸栄養法にかかわる最新の知識・技術の習得と総合的な栄養管理を目的としている．

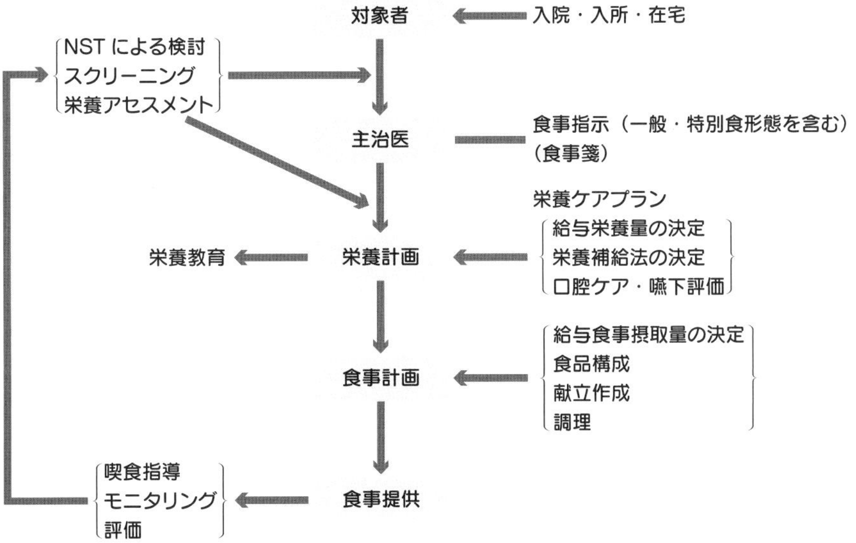

図 1-2　栄養計画・食事計画

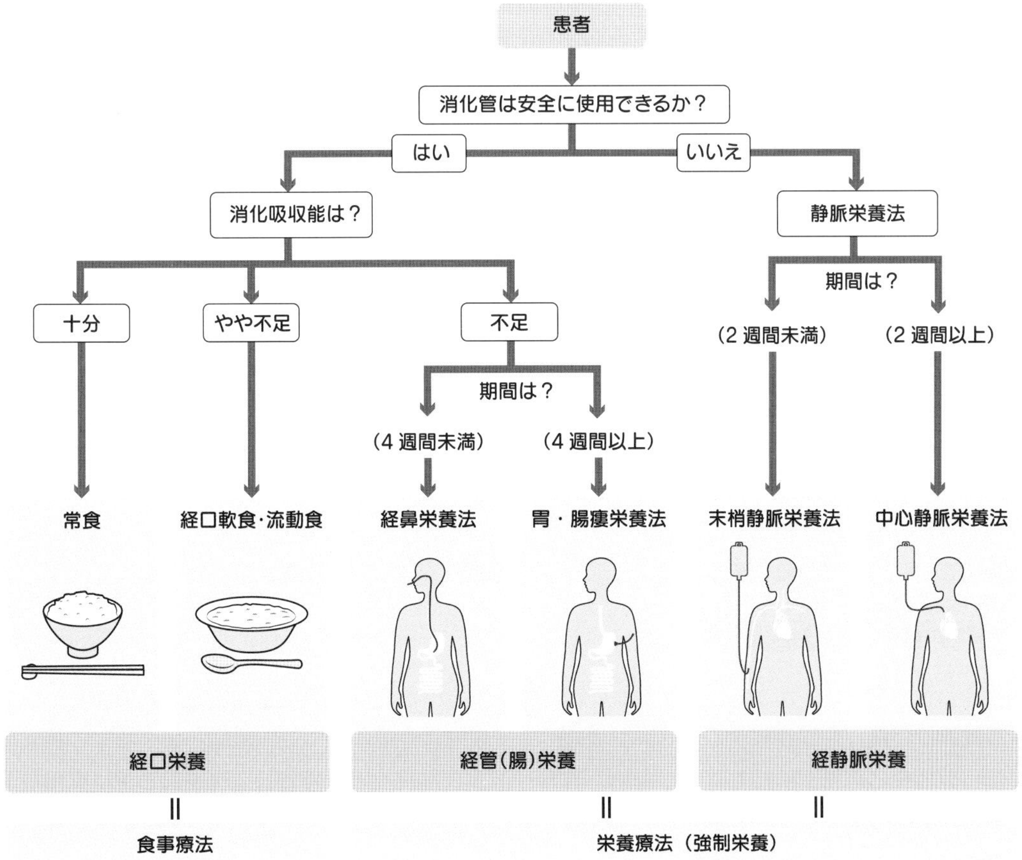

図 1-3　栄養補給法とその選択

（米国静脈経腸栄養ガイドラインを参考に作成）

瘻管
瘻管には胃瘻と腸瘻がある.

胃瘻
現在はほとんど経皮内視鏡的胃瘻造設術（percutaneous endoscopic gastrostomy; PEG）で作られる.

腸瘻
経皮内視鏡的空腸瘻造設術（percutaneous endoscopic jejunostomy; PEJ）などにより作られる. 胃瘻の造設後, チューブの先を十二指腸下部へ誘導すると, 蠕動でチューブの先端が空腸まで移行する.

2…栄養補給法の種類

栄養補給法（nutritional support method）の種類は，図 1-2 に示すように栄養素を体内に補給する方法が多様化している．経口的に摂取する食事療法と，経静脈や経腸などの栄養療法がある．これらは身体の栄養状況や，病状や病気の種類により決められる．またこれらを併用する場合もある．

経口栄養

経口栄養（oral nutrition）は，食欲があり咀嚼・嚥下の機能に障害がなく，意識障害もないことが条件で消化管の安全が確保されている場合に用いられる食事法である．経腸栄養や静脈栄養と比較して，内容は量的にも質的にも優れ，食品に含有しているさまざまな有効成分を自然に摂取することができる．

また，味覚・嗅覚・視覚など五感を生かして総合的に食欲が感じられ，精神的に満足感が得られる．さらに食物を摂取することで消化吸収機能を維持し，消化管刺激ホルモンの分泌を促進するなど，正常な生理作用を営み，副作用はない．

治療食においては治療の促進や栄養のバランスをとるために，栄養補助食品（p.23 脚注参照）などを併用することもある．

経管・経腸栄養

経管・経腸栄養（enteral nutrition; EN）は，消化管の安全性が確保されている場合に用いられるが，経口摂取が不可能または経口からの栄養摂取が不十分な場合に，チューブを介して栄養剤および濃厚流動食を投与する方法である．脳血管障害や頭部外傷による意識障害，炎症性腸疾患の寛解導入，上部消化管術後などに有効で，以下に示す 2 つの補給法がある．

経鼻栄養法：鼻腔から細い管を入れて，管の先端が胃に達するようにして注入する．

胃・腸瘻栄養法：胃や空腸などに瘻を造設し，この管を通して注入する．

ただし，出血部位が不明の消化管出血や，縫合不全，腸閉塞などの消化管の通過障害や機能障害，腹部外傷の受傷により消化管の状態が十分に把握できない場合，口や食道に炎症や熱傷などの疾患を伴う場合などは，禁忌となる．

静脈栄養

静脈栄養（parenteral nutrition; PN）は，静脈から栄養を輸液として補給する方法である．静脈への注入には中心静脈を使用する方法と末梢静脈を使用する方法がある．しかし，静脈栄養はヒト本来の栄養吸収経路からの栄養補給法ではないので，疾患が改善すれば，正常に消化器を機能させるために早期に経口栄養に戻すことが望ましい．

血栓症などによって使用できる静脈がない場合や菌血症，敗血症の場合は禁忌である．

3…栄養補給法の選択

栄養補給法の選択は，図 1-3 に示すように消化管の安定や消化吸収能により決定される．

栄養補給は，経口的に摂取することが生理的，栄養学的にも最適である．咀嚼・嚥下などの摂食機能低下や口腔衛生に注意しなければならない．また，摂食，消化などの障害により EN や PN を用いることがある．**表 1-3** にこれらの栄養補給法の長所と短所を示した．EN は腸管を利用するので生理的な栄養管理ができるが，PN は栄養補給として効果は顕著であるが副作用も伴う．継続して長期にわたり腸管を利用しないと，とくに小腸の萎縮が起こり，腸管での消化・吸収機能や消化ホルモンの産生，免疫

埋め込み型・中心静脈栄養
中心静脈栄養が 3 か月以上になると埋込型にする．皮下埋込型ポートは完全に皮膚の下に埋め込まれるため，その部分の皮膚が少し盛り上がるだけで，基本的には普段どおりの日常生活を送ることができるため，在宅中心静脈栄養法に適応される．ポートは直径 2～3 cm ほどの円盤形状で，中心のセプタムと呼ばれる部分は，気密性の高い圧縮されたシリコーンゴムでできている．輸液の注入は，このセプタムに専用の針を刺して行われ，カテーテルを通じて血管内に投与される．

表 1-3 経管(腸)栄養法と静脈栄養法の特性

項目／栄養法	経管(腸)栄養法	末梢静脈栄養法	中心静脈栄養法
栄養管理の期間	短～長期間	短期間	長期間
栄養補給効果	大きい	制限あり	大きい
生理的要素	生理的	非生理的	非生理的
腸管の安静	不良	やや不良	良好
重篤な合併症	起こりにくい 下痢・腹痛・嘔吐 注：高濃度・急速注入すると起こりやすい	起こりにくい 静脈炎など	起こりやすい ●カテーテルからの細菌感染 ●腸管の粘膜萎縮による bacterial translocation ●ウェルニッケ（wernicke）脳症 注：通常の経口摂取に比べて多量のブドウ糖投与のため，長期間施行ではビタミン B1 不足になる
管理	比較的容易	簡便	煩雑
脱水・電解質補正	長期の単独利用では注意	○	○
エネルギー・栄養素	1,500～2,000 kcal/日 1 kcal/1 g が目安	500～1,000 kcal/日 食塩水 0.9% ブドウ糖液 5% アミノ酸液 3% 脂質の浸透圧は 0	1,500～3,000 kcal/日 ブドウ糖液 10～20%（300～500 g/日） 水分 1,500～3,000 mL/日 アミノ酸 50～100 g/日 脂質 20～60 g/日

末梢静脈輸液
（1）投与可能なグルコース濃度は 10～12%．20%にすると血管痛や血栓性静脈炎を起こす．
（2）生理的食塩水（0.9%，140 mEq/L）1 L 中には，9 g の食塩を含む．血液中にはナトリウムのほかに多くの電解質が存在しているので，10%増しの 145 mEq/L と考える．食塩制限の患者には留意して用いる．

中心静脈輸液
（1）糖・電解質基本液：耐糖能低下患者には，フルクトース，キシリトールを用いる．電解質はナトリウム，塩素，カリウム，リンなどを病態に応じて調合して用いる．
（2）アミノ酸製剤：合成アミノ酸標準製剤のほかに，肝不全用の分岐鎖アミノ酸（BCAA）添加や腎不全（高窒素血症）用の製剤などがある．
（3）脂肪乳剤：長鎖の n-6 系脂肪酸 50%以上の脂肪乳剤投与．中心静脈栄養（IVH）ラインのフィルターを通過できないので，静脈栄養から投与．
脂肪は水に溶けないため浸透圧に影響しない乳化剤の卵黄レシチンに大豆油などを加えて用いる．
（4）複合ビタミン剤 1 バイアルで一日の必要量が投与される．病態に応じて欠乏する脂溶性ビタミンも投与．
（5）微量元素剤：亜鉛，鉄，マグネシウムなど病態に応じて不足のミネラルを投与．

機能の調節や腸内細菌叢による細菌に対する防御機能などの働きが低下する．

EN を用いる疾患を**表 1-4** に示す．その内容は**表 1-5** に表すように，天然（自然）食品（流動食），半消化態栄養剤（流動食）があり，消化機能に障害がある場合は完全消化態栄養剤（成分栄養剤）を用いる．消化・吸収機能がともに障害されたり，早急に栄養を補給したりする必要がある場合は，静脈栄養（PN）を用いる．PN は，中心静脈および末梢静脈に注入する方法があるが，末梢静脈は四肢動脈に短期間で低カロリー輸液を用い，中心静脈は上大動脈に高カロリーで低濃度の輸液を用いる．

適正な栄養補給法の選定のためには，対象者の栄養アセスメントと病状，回復状況を管理栄養士を含む NST で十分に検討して行わなければならない．栄養補給法の一般的な選択順位は，次のとおりである．

経口栄養法→経管（腸）栄養法→末梢静脈栄養法→中心静脈栄養法

腸内細菌の血中移行（bacterial translocation）
長期間にわたって消化管を使わないと腸粘膜が萎縮して薄くなる．その結果，腸粘膜で IgA（免疫グロブリン A）が産生されなくなるため免疫力が低下する．そのため腸管内の細菌や毒素が小腸に入り，門脈を経て肝臓に入ると肝障害や敗血症を起こし，意識障害やショック状態に陥る．

中心静脈栄養と敗血症
中心静脈栄養時のカテーテルによる敗血症の予防に留意する必要がある．38℃以上の高熱が 3 日間持続した場合は，その発症原因をチェックする．重篤な全身症状を伴うため集中管理の必要がある．中心静脈栄養が原因の場合はカテーテルを抜けば改善する．

表 1-4　経管（腸）栄養剤の適応疾患

成分栄養剤だけが適応する疾患 （完全消化態栄養剤）	上部消化管術後早期，上部消化管縫合不全，消化管瘻， 急性膵炎，短腸症候群（Ⅱ期），たんぱく漏出性胃腸症， アレルギー性腸炎，クローン病の寛解導入期
成分栄養剤が第一選択であるが， 半消化態栄養剤でもよい疾患	炎症性腸疾患（クローン病，潰瘍性大腸炎），慢性膵炎， 短腸症候群（Ⅲ期）
半消化態栄養剤がよい疾患 （自然食品流動食でもよい）	上部消化管の通過障害，集中治療の患者，熱傷，重症外傷， 神経性やせ症（神経性食思不振症），上部消化管術後後期（経口食摂取前），意識障害患者の慢性期
特殊病態用の経腸栄養剤がよい疾患	肝障害，腎障害

表 1-5　経管（腸）栄養剤の内容

	天然（自然）食品流動食	半消化態流動食	完全消化態栄養剤
適応となる消化吸収能力	比較的保たれている	弱っている	かなり弱っている
三大栄養素の分解度合い	たんぱく質：たんぱく質 炭水化物：でん粉 など 脂質：トリグリセリドが多い	たんぱく質：カゼイン など （アミノ酸まで至らない） 炭水化物：デキストリン 二糖類 など 脂質は少量（トリグリセリド，中鎖脂肪酸を用いる）	たんぱく質：アミノ酸 オリゴペプチド など 炭水化物：デキストリン 脂質はきわめて少量（トリグリセリド，中鎖脂肪酸を用いる）
三大栄養素以外の栄養成分の含有	多い	比較的多い	比較的多い
繊維と残渣	繊維あり 残渣多い	繊維微量 残渣少ない	繊維なし 残渣なし
浸透圧	低濃度	低濃度	高濃度（下痢の要因になる）
特徴	●咀嚼や嚥下だけが障害を受けており，長期に経腸栄養法による補給が必要な場合に用いる ●天然（自然）食品を使用	●天然（自然）食品を人工的に処理 ●高エネルギーで高たんぱく ●たんぱく質・脂質が最終段階まで分解されていないので，一定の消化吸収能が必要 ●医薬品と食品の扱いがある	●窒素源はアミノ酸やペプチド，トリペプチドから構成 ●消化の必要はなく，ほぼすべての栄養成分が上部消化管で吸収される ●すべて医薬品扱い

4…給与栄養量の決定

治療食は，一般に「日本人の食事摂取基準（2020年版）」や各種疾患別ガイドラインを考慮に入れ，給与栄養素量を決定する．

エネルギーの算定にあたっては，基礎代謝量と身体活動レベルを用い算出するが，治療食においては基礎代謝量はHarris-Benedictの式を用いたり，身体活動レベルについては，入院，自宅または手術や安静度により別に定める数値を用いたりすることがある（p.236，237付表1参照）．適正なエネルギー摂取量や供給量は体重管理をもって調整するが，主としてBMIで判断する．

経腸栄養禁忌の疾患
汎発性腹膜炎，腸閉塞，難治性嘔吐，麻痺性イレウス，難治性下痢，活動性消化管出血など．

3 食事計画

食事計画（meal planning）の実際は，傷病者の喫食状況については常に把握し，食事量，形態，補給法が適切であったかを検討し，栄養状態の改善のための目標にどの程度達したかをモニタリング・評価し，次へのケアプランを立てる資料としていく．

1…治療食の種類の決定

栄養補給法のうち，治療食とは健常者の日常食に対して，疾患の治療を目的とする食事の総称である．一般治療食と特別治療食，検査食・無菌食などがある．

一般治療食：特別の栄養素の制限はないが消化の観点や咀嚼，嚥下等の理由で硬さの制限があるので，形態別に常食，軟食，流動食に分類される．

特別治療食：疾患別に区分（疾患別治療食）され，疾患の種類や病状，栄養状態，喫食能力，食欲，摂食状況や投薬などを考慮に入れ，治療の目的に合わせエネルギー量，栄養素量，食物形態，食事回数などの制約がある．特別治療食においても患者の状態に応じて，流動食，軟食，常食の形態を併用して用いる．

疾患別治療食は，さらに作業区分上，栄養成分管理別に分類されることがある．

検査食：診断や治療の過程で，検査の際に用いられるもので，検査の精度を高める目的で供される一定期間の食事である．

無菌食：骨髄移植など免疫力が著しく低下している場合に無菌状態で提供される食事をいう．

● 栄養成分管理別分類

栄養成分管理別治療食の各疾患のコントロール食への適用は**表1-6**に示す．

表1-6 栄養成分管理別治療食と各疾患

主な疾患	エネルギーコントロール		脂質コントロール		たんぱく質コントロール		備考
	維持	減	減	質のバランス	増	減	
急性腎臓病 慢性腎臓病（CKD）	○					◎	高カリウム血症，高リン血症の場合は，カリウム，リンを制限 食塩制限
糖尿病・肥満 脂質異常症		○	○	○			食塩制限
慢性肝炎	○				○		
肝硬変	○				○		肝性昏睡発生の危険性のある場合は，たんぱく質を制限 食塩制限（腹水のある場合）
肝炎（黄疸期），脂肪肝		○	○				
膵炎，胆嚢疾患			○				食塩制限
心疾患		○	○				食塩制限
高血圧		○					カリウム付加，食塩制限

病期により異なる．特殊な場合を除く．

特別食加算
治療食，無菌食，特別な場合の検査食に治療費の加算が認められている．
特別治療食：腎臓食（心臓食，妊娠高血圧症候群），肝臓食，糖尿食，胃・十二指腸潰瘍食，貧血食，膵臓食，脂質異常症（高度肥満症）食，痛風食，てんかん食，フェニルケトン尿症食，メープルシロップ尿症食，ホモシスチン尿症食，ガラクトース血症食およびそれらの治療乳
検査食：潜血食，大腸X線検査食
無菌食：無菌治療室管理
心臓病など食塩の制限を必要とする場合は1日6g未満とする．

2…給与食事摂取量の決定

エネルギー・栄養素量は，医師の指示によって決められる．分食の回数，調理形態，また特別の場合は，栄養素または食品の制限など細かい指示が与えられる．実際にはエネルギー，たんぱく質量など，必要に応じて水分，食塩，カリウム，リン，カルシウム量などが示される．病院食の場合は上記条件を考慮した形態別，疾患別，栄養成分管理別の約束食事箋規約を作り，業務の簡素化を図っている．

疾病に伴う治療食は健常者と違って，次に示すさまざまな条件を考えに入れて決められている．

- 栄養状態，発育状態，摂食能力，食欲，嗜好（食習慣），ADL
- 疾病の種類，病状，投与薬剤との関係，経管栄養など栄養補給状況

食品群別荷重平均成分値の作成

エネルギー・栄養素量の計算は食品ごとに算出するのが理想であるが，給与食事摂取量を充足した献立をたてるために，病態別に作成する必要がある．食品群ごとにエネルギー・栄養素量を算出しておけば便利である（食品群別荷重平均成分値）．

食品群別荷重平均成分値は，本来は集団給食施設によって，使用する食品の種類，量，頻度が異なるので，施設独自のものを作るべきである．とくに傷病者の食事については，常食，軟食，さらに特殊な制限が加わる治療食ではそれぞれ使用する食品が異なるので，別々に作成する．

算出法

- 原則として，1 か月の各食品の使用量（可食量）について食品群ごとに総量を算出する．
- 群別総使用量に対する各食品の使用比率を算出する（表 1-7）．
- 各食品のエネルギー・栄養量に使用比率を乗じたものの食品群別総和が食品群別荷重平均値である．

表 1-7　食品の使用量（可食量）の算出（例）

食品群	食品名	比率（%）	エネルギー（kcal）	たんぱく質（g）	脂質（g）	炭水化物（g）
大豆・大豆製品①	木綿豆腐	80	57.6	5.28	3.36	1.28
	凍り豆腐（乾）	2（10）	10.7	1.01	0.68	0.08
	糸引き納豆	10	20.0	1.65	1.00	1.21
合計		100	88	7.9	5.0	2.6

（　）内は戻し重量．　　（日本食品標準成分表 2015 年版（七訂））

1）本書に用いた食品群別荷重平均成分値の算定方法

次頁の食品群別荷重平均成分値は，前述のように対象集団によって個々に決めるべきであるが，本書では次のようにした．

① 同じ食品群でも食品によってエネルギー・栄養素量が異なる．したがって本書ではこれらの比較的影響の多い食品について次のように分類した

- 魚介類，獣鳥肉類については，脂肪量の少ないものから①②③とした
- 大豆および大豆製品は脂質と食物繊維の量の少ないものから①②とした
- 緑黄色野菜，その他の野菜は食物繊維の量の少ないものから①②とした

したがって軟食，胃腸疾患食など消化のよいもの，脂質・エネルギー制限など，どんな治療食でも①～③を選んで食品構成を立てることができるように構成している

院内約束食事箋
病院ごとに医師，管理栄養士が協議して患者の疾病別構成や栄養管理・調理作業の状況などを踏まえて決めるもの．
例：腎臓食 I 度，II 度，III 度（I ～ III は疾病の重い順）．
それぞれエネルギー・たんぱく質・水分・食塩など栄養素量を決める．これらの分類は病院ごとに決められている．

静脈経腸栄養ガイドライン第 3 版 Quick Reference（2013 年版）
栄養管理の重要性，栄養投与経路の選択・管理の基準，栄養療法の進め方と評価，小児の栄養管理，成人の病態別栄養管理，小児の病態別栄養管理の臨床の場での基本的な対応が示されているので参照のこと．

本書に用いた食品群別荷重平均成分値

（100 g 中）

食品群	エネルギー（kcal）	たんぱく質（g）	脂質（g）	炭水化物（g）	食品群別摂取頻度割合（%）	
穀類						
精白米	358	6.1	0.9	77.6	精白米（うるち米）100%	
パン（食パン）	264	9.3	4.4	46.7	食パン 100%	
うどん（ゆで）	105	2.6	0.4	21.6	ゆでうどん 100%	
飯	168	2.5	0.3	37.1	精白米（うるち米）めし 100%	
全かゆ	71	1.1	0.1	15.7	精白米（うるち米）全かゆ 100%	
七分かゆ	56	0.9	0.1	12.4	全かゆ 70%＋おもゆ 30%	
五分かゆ	46	0.8	0.1	10.3	全かゆ 50%＋おもゆ 50%	
三分かゆ	36	0.5	0	8.0	全かゆ 30%＋おもゆ 70%	
おもゆ	21	0.3	0	4.7		
*いも類	71	1.2	0.2	16.9		
砂糖類	369	0	0	94.9	砂糖 88%，いちごジャム 12%	
油脂類	867	0.3	93.9	0.9	植物油 74%，マヨネーズ 20%，バター 6%	
大豆・大豆製品①	88	7.9	5.0	2.6	豆腐 80%，凍り豆腐(戻し)10%，糸引き納豆 10%	
*大豆・大豆製品②	118	8.8	7.1	5.0		
みそ類	192	12.5	6.0	21.9	淡色辛みそ 100%	
魚介類①	99	19.2	1.7	0.5	脂質が 5%以下のもの	まだら 20%，きす，かつお春，まぐろ赤，ひらめ，まあじ，かれい，まだい，かき各 10%
魚介類②	137	21.8	4.8	0.1	脂質が10%以下のもの	きす，まあじ各 10%，ひらめ，まぐろ赤，ます・さけ，さわら各 20%
*魚介類③	157	19.2	7.2	2.4		
獣鳥肉類①	120	22.4	2.6	0.2	脂質が 5%以下で，肉質の軟らかいもの	若鶏ささ身 30%，若鶏むね皮なし，大型ぶたヒレ赤肉各 20%，輸入牛ヒレ赤肉 20%
獣鳥肉類②	153	21.7	6.3	0.2	脂質が 10%以下で，肉質の軟らかいもの	成鶏もも皮なし，大型ぶたロース赤肉，ぶたもも皮下脂肪なし，和牛そともも赤肉各 25%
*獣鳥肉類③	210	15.8	15.3	0.4		
*卵類	151	12.8	9.9	0.3		
生乳類	67	3.5	3.1	6.2	普通牛乳 80%，ヨーグルト 20%	
乳製品	343	25.0	21.0	11.7	プロセスチーズ 80%，スキムミルク 20%	
*果実類	62	0.6	0.3	15.9		
緑黄色野菜①	39	1.8	0.3	8.3	食物繊維や刺激の少ないもの	ほうれんそう 30%，にんじん，西洋かぼちゃ各 20%，トマト 15%，ブロッコリー 10%，こまつな 5%
*緑黄色野菜②	31	1.3	0.2	6.8		
その他の野菜①	20	0.8	0.1	4.7	食物繊維や刺激の少ないもの	だいこん 25%，たまねぎ 20%，はくさい 35%，きゅうり，なす各 10%
*その他の野菜②	23	0.9	0.2	5.0		
*きのこ類	19	2.5	0	6.5		
藻類（乾）	134	11.4	2.4	50.0	わかめ 50%，ひじき 50%	

*：備考欄に記載のないものは平成 28 年国民健康・栄養調査（総数）の食品群別摂取量に準じた.
数値は日本食品標準成分表 2015 年版（七訂）を用いて算出した.

② チーズ，粉ミルクなど水分の少ないものは生乳とは別項（乳製品）とした
③ 食品群のなかでエネルギー・栄養素量の制限や特定の使い方を必要としないものは平成 28 年国民健康・栄養調査（総数）の結果を参考にして食品使用比率を決めた
④ 主食については，治療食の性質上，食品群別荷重平均成分値を用いずに，飯，かゆ（七分，五分，三分かゆを含む），パンなど個々の値を採用した
⑤ 藻類は生，乾があるが，乾を採用した

食品構成表の作成

食品構成とは，要求された栄養計画に従って食品群別荷重平均成分値を用いて食品群別にエネルギー・栄養素量を振り当てること，すなわち食品配分の計画書であり，献立作成の指針となるものである．

作成にあたって注意することは，エネルギー・栄養素量の配分，食品の流通状況，食糧経済，食品の常用量などが考慮されなければならない．食品群の配分はエネルギーを構成する三大栄養素のたんぱく質（protein; P），脂質（fat; F），炭水化物（carbohydrate; C）の占めるエネルギーを百分率 PFC 比で表し，食品構成の目安として用いる（脚注参照）．

1）食品構成作成の手順

例　エネルギー 1,700 kcal の場合

● 栄養成分の配分

① たんぱく質量　1,700 × 0.15 ÷ 4 ≒ 65（g）
　推奨量（RDA）男女平均 55 g 以上（P エネルギー比率 15%E とした）
② 動物性たんぱく質量　65 × 0.53 ≒ 35（g）（動物性たんぱく質比率を 53%とした．目標量 50 ～ 55%）
③ 脂質量　1,700 × 0.25 ÷ 9 ≒ 47（g）（F エネルギー比率 25%）（目標量 20 ～ 30%E）
④ 炭水化物量　1,700 × 0.60 ÷ 4 ≒ 255（g），約 1,000 kcal（C エネルギー比率を 60%E とした．目標量（DG）50 ～ 65% E ＝ 850 ～ 1,110 kcal）

● 食品の配分

① 主食，いも，間食で炭水化物由来のエネルギー（1,000 kcal）を配分する．

いも	50 kcal 相当量
間食（果物，砂糖を含む）	100 kcal 相当量
主食	850 kcal 相当量（エネルギー比率 50%E）

② 野菜の量を決める：緑黄色野菜 120 g，その他の野菜 230 g，きのこ 20 g，藻類 2 g など
③ 動物性食品の量を決める：生乳類を 200 g とする（たんぱく質量：7 g）
　35 − 7.0 ＝ 28（g）（このたんぱく質を魚介類，肉類，卵類で分けてとる）
④ 豆および豆製品の量を決める．
　65 − （35 ＋ 16 ＋ 7）＝ 7（g）（たんぱく質 7 g 相当量を豆および豆製品でとる）
　35 g：動物性食品に由来するたんぱく質
　16 g：主食に由来するたんぱく質（飯 400 g，パン 80 g として）
　 7 g：野菜，いも，きのこ，藻類に由来するたんぱく質
⑤ 添加油脂量を決める
　添加油脂量＝ 47 − （a ＋ b ＋ c）a：主食に由来する脂質

エネルギー産生バランス（%E）
（日本人の食事摂取基準（2020 年版））
エネルギー産生バランスを適正に保つことは各種栄養素の摂取不足の回避，生活習慣病とその重症化予防のために必要な指標である．

成人男女共通：P：たんぱく質　8 ～ 49 歳　13 ～ 20% E
　　　　　　　　　　　　　　50 ～ 64 歳　14 ～ 20% E
　　　　　　　　　　　　　　65 歳以上　15 ～ 20% E
　　　　　　F：脂質 20 ～ 30% E
　　　　　　C：炭水化物 50 ～ 65% E

b：たんぱく質性食品に由来する脂質

c：その他の食品に由来する脂質（約 1 g）

注：①～⑤で算出した各食品の重量は常用量に換算して決定すること.

2）食品構成表の作成例

エネルギー 1,700 kcal（たんぱく質 65 g）の食品構成を 1）食品構成作成の手順 に従って作成した（**表 1-8**）.

代替食品

エネルギー・栄養素量の計算は，食品構成に合わせた献立であれば各食品別に算定しなくてもよいが，強度の制限食など特別な場合は食品構成表を献立作成の目安として使用し，エネルギー・栄養素量は使用食品ごとに計算して数値を修正しなければならない.

食品の入手の都合，嗜好などの理由で献立を変更する場合は，原則的には同一食品群内で交換するが，群を越えた食品の交換の場合には，たとえばたんぱく質制限食では，食品構成で定められた食品のたんぱく質とほぼ同量になるようにほかの食品の可食量を決定する．脂質制限であれば脂質量を考えて交換する.

交換例

木綿豆腐 100 g（たんぱく質 6.6 g）←→ 卵 50 g（たんぱく質 6.2 g）

木綿豆腐 100 g（たんぱく質 6.6 g）←→ まだい（養殖）30 g（たんぱく質 6.3 g）

卵 50 g（脂質 5.2 g）←→ 牛乳 150 mL（脂質 5.7 g）

米飯 100 g（168 kcal）←→ 食パン 60 g（158 kcal）←→ うどん（ゆで）160 g（168 kcal）

●献立作成

献立とは，食事計画に基づいて，食品の配分など各食事の目的に沿って作られる食事計画である．ま

表 1-8　食品構成表の作成（例）

食品群			重量（g）	E（kcal）	P（g）	F（g）	目標量
炭水化物食品	主食	飯	400	672	10.0	1.2	1,000 kcal
		パン	80	211	7.4	3.5	
	その他	いも類	70	50	0.8	0.1	
		こんにゃく類	20	1	0	0	
		果実類	100	62	0.6	0.3	
		砂糖類	10	37	0	0	
野菜		緑黄色野菜②	120	37	1.6	0.3	
		その他の野菜②	230	52	2.1	0.4	
その他		きのこ類	20	4	0.5	0	
		藻類	2	2	0.3	0	
たんぱく質性食品	動物性	魚介類③	70	110	13.4	5.1	動物性たんぱく質 35～37 g を目安とする（うち，たんぱく質 7.0 g（牛乳 200 g）を含む）
		獣鳥肉類③	50	105	7.9	7.6	
		卵類	40	60	5.1	4.0	
		生乳	200	134	7.0	6.2	
	植物性	大豆・大豆製品②	70	83	6.1	5.0	8 g（植物性たんぱく質）
		みそ類	10	19	1.3	0.6	
油脂		油脂類	12	104	0	11.3	エネルギーの不足を脂質量で補う
合計				1,743	64.1	45.6	

P，F，C（%E）＝ 15，23，62

動物性たんぱく質比率（動たん比率）　52%　　主食エネルギー比率　51%

エネルギー，たんぱく質量は，日本人の食事摂取基準（2020 年版），30 ～ 49 歳女性，身体活動レベルⅠを例示

た調理を行うための指針となるもので，実際には朝・昼・夕または頻回食の区分，料理名，使用食品とその重量（可食量）および調味料を記載し，場合によって調理法の指示が記入される．

3）献立作成の種類

①食品構成表に基づくもの．

②食品個々にエネルギー・栄養素量を計算するもの：医師の指示する特定の栄養素（食塩，カリウム，ヨウ素）などを正確に計算する．

③食品交換表によるもの：糖尿病，腎臓病，糖尿病性腎症など慢性疾患患者に用いるもので，退院後，傷病者自身で医師・管理栄養士の示す栄養計画に基づいた食事計画が立てやすいように，入院中から教育指導を目的として使用されるもの（p.93 糖尿病・p.134 腎臓病・p.149 糖尿病性腎症の項参照）．

④多種の献立を基本献立から変化させた展開食：個々に何種類かの献立を個別に立てると効率が悪くコスト増にもなるため，まず基本献立を立て，それを変化させていく．多種類の治療食について正確かつ迅速に調整を図ることができるため，一般食・常食を基準として，各食種へと展開できる．できるだけ同じ食品を使い，調理法を変化させる．高度制限食は代替食品や特別用途食品（脚注参照）を利用する．

4）献立作成の条件

①給与食事摂取量を充足させる．しかし，食品の種類，調理法により異なるので，±5～10％程度の日差を目安に1週間単位の平均値で適正量になるように計画する．

②朝・昼・夕の栄養素の配分を適正にして，できるだけ均等にする．

③食事形態や食事回数が個々の傷病者の病態や病状に適合している．

④喫食者の食欲，嗜好に配慮し，調理条件を十分に考慮する．

⑤衛生上安全であり，経済面にも留意する．

5）食品の選択

①多種類，多品目の食品を使用することが望ましい．

②食品は新鮮な旬のものを用いるのが原則である．調理済み食品や半調理食品を用いる場合は，成分組成が不明なものは避ける．

③エネルギー調整食品，たんぱく質調整食品（p.52 たんぱく質コントロール食の項参照）などを利用する場合は，その調理性，適応範囲をよく理解しておくこと．

6）献立作成の実際

①主食を記入する：炭水化物が多くエネルギー源となるもの．

②主菜を記入する：たんぱく質，脂質の供給源となる．主菜は，主材料に動物性・植物性たんぱく質食品（特別の場合を除き）を配分し，一日3食での同一食品，同一調理方法を避ける．

③副菜を記入する：副菜は，主菜によってその内容を決める．材料および調理方法は，できる限り同一調理法，同一材料，また見た目が同じような形態のものを避ける．分量は一般に少量にして1，2品にする．主として野菜・豆製品が用いられ，ビタミン・ミネラル・食物繊維の供給源として，主菜に不足しがちな栄養素の調整を図る．

④汁物を記入する：一日1回を基本とする．汁物は料理の消化吸収を高める準備とともに食欲を誘う．汁の実は魚，肉，卵，豆製品，ふ，野菜のなかから主菜，副菜の調和を考えて選ぶ．吸口（薬味）は汁の実に合うように季節の香り，彩りを考える．

⑤香のものは，献立の組み合わせによってつける．

特別用途食品
病者用食品*
妊産婦，授乳婦用粉乳
乳児用調整乳
えん下困難者用食品
特定保健用食品

*病者用食品
- 低たんぱく質食品
- アレルゲン除去食品
- 無乳糖食品
- 総合栄養食品
- 糖尿病用組合せ食品
- 腎臓病用組合せ食品

⑥ デザートは必要に応じてつける．デザートのエネルギー・栄養素量の調整・補正や食事の豊かさ，食事感を満足させる効果がある．

7）料理の組み合わせ（例）

① 主菜 1，副菜 2，汁 1（漬物 1）
② 主菜 1，副菜 1，汁 1（デザート）
③ 主菜 1，副菜 2，（漬物 1）
④ 主菜 1，副菜 1（デザート）

①～④の選択は，食事の種類，献立の内容，調理能力，食器保有数などの現状に合わせる．漬物は主としてパン食以外，果物は一日に 1～2 種類を加えるのがよい．

調味の基本

治療食の献立作成では，傷病者の嗜好にかかわらず調味濃度を変化させなければならない疾患がある．また傷病者が日常に用いている調味濃度が治療上適切か否かの判断をしなければならない．そのためにはまず，次に示すように各料理の調味の基本濃度を正しく把握しておかなければならない．

- 標準の味は，調味％で表す．これは材料の重量に対する％で表す（外％・ラウール％という）．
- 塩味は，大半の料理は 0.6 ～ 2.0％で調える．
- 塩味と甘味を混合する場合に，双方が釣り合った味に調える．

1）釣り合いのとれた味

塩味・甘味

塩味（%）	甘味（砂糖）（%）	適応
0.6～0.8	1.0～1.5	野菜・いもの煮物
0.8～1.0	1.5～2.5	野菜，豆腐などの煮物
1.2～1.5	3.0～4.0	油の少ない魚，筑前煮
1.5～2.0	5.0～8.0	きんぴらごぼう，油の多い魚，すき焼き

注：食塩以外の調味料は食塩相当量（塩味%）で示した．

塩味・甘味と酸味

塩味（%）	甘味（砂糖）（%）	酸味（%）
0.3～0.5	1.0～1.5	6.0～7.0
0.8～1.0	2.5～3.0	10.0

注：たんぱく質性食品を和える場合は酢を多くする．

汁物の塩味

- 汁の 0.6～0.8%：中身の量に関係なく，汁の量で計算する．ただし具の量が汁量の 1/2 以上の場合は，具＋汁で計算する．
- とろみのある汁：とろみをつけると塩味や甘味を薄く感じる．卵とじやくずとじについては材料＋汁で計算する．
- 酸味のあるスープ：塩味だけの場合より，やや濃いめにする．
- 牛乳をベースとする汁物の食塩濃度は薄くてもよい（0.3%）．

煮物の塩味

- 煮汁の少ないもの：材料の総量に対する食塩%とする．

エネルギー調整食品
普通の食品や料理のエネルギーを増加または減少させたもの．
例：高エネルギーゼリー，低エネルギーゼリー

サイクルメニュー
一般的に 1 周期を約 4 週間とし，献立を繰り返して使用する．献立作成，食品管理，調理作業の省力化，標準化のために行う．

- 煮汁の多いもの：材料＋汁量（蒸発量を考慮して）に対する調味%．ただし，計算値は汁の残量を考慮すること．
- 材料を卵やでん粉でとじるもの：材料＋だし汁の調味%とする．
- あんかけ：あんの味は 1.5 ～ 2%の塩味にする．あんの量は材料の 15～30%．材料の下味は一般の煮物より薄めにし，材料＋あんの 0.8 ～ 1%の塩味とする．
- “溜（りゅう）” のように酢を入れるもの：塩味，甘味は，あんかけよりも濃い．溜の塩味は 2 ～ 3%（具に味をつけない場合）とする．

ご飯物

- 焼き飯・かやく飯：具と飯の 0.5～0.7%の塩味とする．
- 丼・カレーライス：飯＋具＋かけ汁（かけ汁の塩味 1.5 ～ 2%）．

　丼：飯の具は 30～50%量．

　かけ汁：一人分 80～100 mL（飯 200 g あたり）．

　カレー：ルウは飯の 70～80%量をかける．

　　　　ルウは香辛料が強いので，0.8 ～ 1%の塩味とする．

その他

- サラダ，ひたしものなど 0.6～0.8%

演習問題

演習 1　常食の個人の給与食事摂取量を p.237 付表 1「推定エネルギー必要量の算定」の項を参照して算出し，食事計画を立てなさい．

［条件］ 50 歳男性，身長 166 cm，体重 65 kg，ほぼベッド上で安静

演習 2　1,800 kcal 常食の食品構成表を「食品構成作成の手順」（p.16）に従って作成し献立を立て，実習しなさい．

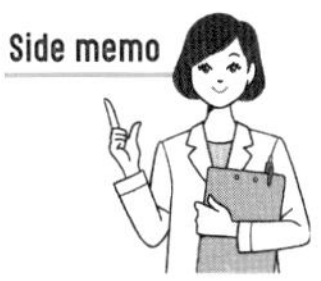

日本人の食事摂取基準（2020年版）

・策定の方向性

2020年版では健康の保持・増進に加え，「健康日本21（第二次）」（平成25～令和4年度）において“主要な生活習慣病の発症・重症化の予防の徹底，社会生活を営むために必要な機能の維持および向上”が基本的な方向にあげられたことから，それらも視野に入れ，関連する各種疾患ガイドラインとも調和をとりながら決められた．5年に一度改定され，2020年版は2024年度まで使用される．

・対象

健康な個人並びに健康な人を中心として構成されている集団．また，生活習慣病等に関する危険因子を有する者，高齢者においてフレイルに関する危険因子を有していても自立した日常生活を営んでいる者，具体的には歩行や家事などの身体活動を行っている者で，体格（BMI）が標準より著しく外れていない者およびこのような者を中心として構成されている集団も対象とされた．年齢区分については1～17歳を小児，18歳以上を成人とする．なお高齢者については，65～74歳，75歳以上に区分した．

・指標

エネルギー指標：エネルギーの過不足の回避を目的とした指標

栄養素の指標：3つの目的と5つの指標で構成されている．

〔3つの目的〕

① 摂取不足の回避，②過剰摂取による健康障害の回避，③生活習慣病とその重症化の予防

〔栄養素の5つの指標〕

1. 推定平均必要量（50%の人が必要量を満たす）
2. 推奨量（ほとんどの人が充足している量）
3. 目安量（推定平均必要量，推奨量が算定できない場合，摂取量分布の中央値など）
4. 目標量（生活習慣病発症予防のための当面の量）
5. 耐容上限量（健康障害をもたらす危険がないとされる摂取量の上限量）

エネルギー産生栄養素バランス（%エネルギー，%E）

エネルギー産生栄養素バランスとは，「たんぱく質，脂質，炭水化物（アルコールを含む）が総エネルギー摂取量に占めるべき割合」（%E，PFC比）で，各種栄養素の摂取不足の回避，生活習慣病の発症予防とその重症化予防を目的とする指標である．一方，たんぱく質は推定平均必要量が算定され，また不足を回避する目的で推奨量が決められ，これを下回らないことが勧められている．脂質は%Eで目標が決められ，とくに生活習慣病予防のため飽和脂肪酸は7%E以下と目標量が定められている．このバランスを考えに入れ，食事計画を立てる．

・手順

たんぱく質量の決定 → 脂質エネルギー比を決定 → 残りを炭水化物でとる

（この場合，アルコールはエネルギーを産生するが栄養素を含まないので，炭水化物の中に入れ計算する）

エネルギー産生栄養素バランス（%エネルギー）

	目標量[1,2]（男女共通）			
		脂質[4]		
年齢等	たんぱく質[3]	脂質	飽和脂肪酸	炭水化物[5,6]
1～2（歳）			—	
3～14（歳）	13～20		10以下	
15～17（歳）			8以下	
18～49（歳）		20～30		50～65
50～64（歳）	14～20		7以下	
65～（歳）	15～20			

[1] 各必要なエネルギー量を確保した上でのバランスとすること．
[2] 範囲に関しては，おおむねの値を示したものであり，弾力的に使用すること．
[3] 65歳以上の高齢者について，フレイル予防を目的とした量を定めることは難しいが，身長・体重が参照体位に比べて小さい者や，とくに75歳以上であって加齢に伴い身体活動量が大きく低下した者など，必要エネルギー摂取量が低い者では，下限が推奨量を下回る場合があり得る．この場合でも，下限は推奨量以上とすることが望ましい．
[4] 脂質については，その構成成分である飽和脂肪酸など，質への配慮を十分に行う必要がある．
[5] アルコールを含む．ただし，アルコールの摂取を勧めるものではない．
[6] 食物繊維の目標量を十分に注意すること．

（日本人の食事摂取基準（2020年版）より）

事例　PEM（たんぱく質・エネルギー失調症）の栄養ケアプラン・評価

年齢：75 歳
性別：女性
実施期間：3 か月
既往歴：5 年前脳梗塞．軽い片麻痺がある．

アセスメントの主な結果

身長：145 cm
体重：35 kg（通常体重 38 kg，体重減少率 3 か月 8%）
BMI：16.6
上腕周囲長（AC）：21.1 cm
上腕三頭筋部皮下脂肪厚（TSF）：10.2 cm
%上腕筋囲（AMC）：80%
ヘモグロビン（Hb）：10.0 g/dL
総たんぱく質（TP）：6.0 g/dL
血清アルブミン（Alb）：3.1 g/dL
トリグリセリド（TG）：56 mg/dL
総コレステロール（TC）：120 mg/dL
血圧：120/80 mmHg
リンパ球数：1,080 個 /μL
食事摂取量：主食 70%
　副食 30%
義歯：不適合

短期目標（4 週間）

目標

一次目標
- 血清アルブミン値改善 3.5 g/dL
- 体重増加 1 か月で 1 kg
- アルブミン値増を中心とする

対策
- 栄養補助食品導入
- 食事回数
- 本人の希望する献立，形態に注意
- 食事摂取量確認

二次目標
貧血の改善
- ヘモグロビン値改善

対策
- 鉄付加の補助食品導入

目標達成の状況（短期）
- 血清アルブミン値：3.4 g/dL
- 体重：36 kg
- ヘモグロビン値：11 g/dL
- 食事摂取状況：主食，副食 80%
- 義歯の改善はできていない

推定エネルギー必要量
- 基礎代謝量 20.7 kcal × 38 kg（UBW）× 1.5（PAL）× 1.2（ストレス係数）≒ 1,400 kcal

ケアプラン

給与食事摂取量
- エネルギー：1,400 kcal
- たんぱく質：53 g（エネルギー比 15%）（RDA）50 g
  うち，栄養補助食品で
  エネルギー：200 ～ 300 kcal；2 回使用
  たんぱく質：10 ～ 15 g
- 水分：1,300 mL
- 間食：2 回（1 回 100 ～ 150 kcal）
- 形態：軟食
- 食事摂取量調査：毎食

エネルギー計算：Harris-Benedict の式を用い目標体重で計算
　身体活動レベル：1.2（ほとんど歩行なし）
　食事摂取が 100%見込めないので必要量の 10%増とした

たんぱく質量（g）
　成人：（0.72 × 1.25 ×目標体重）× 1.1
　高齢期：（0.85 × 1.25 ×目標体重）× 1.1
　　0.72：体重 1 kg あたり必要量（成人）
　　0.85：体重 1 kg あたり必要量（高齢期）
　　1.25：推定量算定係数
　　1.1：付加量（10%増）

水分の計算
　35 mL ×現体重

栄養カウンセリング（本人，家族）
- 低栄養であることを説明，低栄養ではどのような障害が起きる可能性があるかを，理解してもらい，ケアプランを立てる
- 栄養補助食品の使用目的について説明，了解を得る
- 食べやすいもの，好きなものを，できるだけ献立に入れるので，全量食べるように，栄養士との連携をお願いする

その他，専門家によるサポート
- 歯科医師から義歯の改善
- 調理師（家族）から食品の軟らかさに注意
- 介護者から水分，食事の全量摂取，とくに食事時間が長くならないように注意する

低栄養のリスク指標
p.236 付表 1，p.239 付表 3 参照

高齢者の BMI 評価の留意点
高齢者低栄養では，浮腫や脱水を伴うことが多いので，BMI と合わせて TSF，AMC，AMA で筋肉量を評価することが望ましい．

アルブミン，プレアルブミンは栄養状態を反映しないことがある
炎症がありエネルギー代謝が亢進すると，たんぱく質異化が亢進してこれら二者の値は低下する．つまり栄養状態よりも基礎疾患の重篤度を反映することに注意する必要がある．

長期目標（3か月） 目標	 ケアプラン	評価
①血清アルブミン値：3.5 g/dL ②体重：40 kg を目標とする ③ヘモグロビン値：11 ～ 12 g/dL 対策 ●義歯治療（歯科医師協力） ●対象者の ADL 向上（少しでも歩く，会話を楽しむ） ●家族の援助による生活改善	●エネルギー：1,500 kcal ●たんぱく質：60 g ●水分：1,300 mL 以上 ●間食：2 回 ●形態：普通	①血清アルブミン値：3.6 g/dL ②体重：40 kg ③ヘモグロビン：12 g/dL （目標値達成） **栄養摂取** エネルギー：1,500 kcal たんぱく質：60 g 間食：1 回 （以上 3 項目：継続可能となった） 栄養補助食品：中止
	●4 週間で少しずつ改善がみられたので，喫食率を 100%として，目標体重で計算 ●歩行ができるようになったので，身体活動レベルを 1.3 とした ●栄養補助食品は徐々に減らす ●ヘモグロビン値の改善がまだ十分でないので，鉄を付加した牛乳に変更する	●食欲が出てきて，食事を残さなくなり，欲しいものを正確に訴えるようになった **栄養カウンセリング** ●体調が改善した旨を，本人と家族に説明し，ケアプランを終了する ●栄養摂取の大切さを改めて理解させ，毎食の食事に注意することを再度説明する
	●食事摂取量調査：毎日	**その他の専門家によるサポート** ●顔色は赤味を帯び，表情の変化があり，発語回数も増加し，握力が増加した ●日常生活動作（ADL）の改善はあまりないが，少しずつ身の回りのことができるようにサポートする
	●本人・家族に対する支援を再度依頼する	**家族の評価** ●家族全員が食べることの大切さを理解し，食生活に気がつくようになった

栄養補助食品
毎日の食事だけでは十分なエネルギー・栄養素が摂取できない場合に，それらを補給するための食品．自己治癒力を高め，免疫力を向上させて疾病の回復に役立つ．栄養補助食品には，栄養素をバランスよく補給するもの（バランス栄養食），特定の栄養素を補給するもの（サプリメント）がある．

基礎編

第2章 一般治療食の基礎 —形態別治療食—

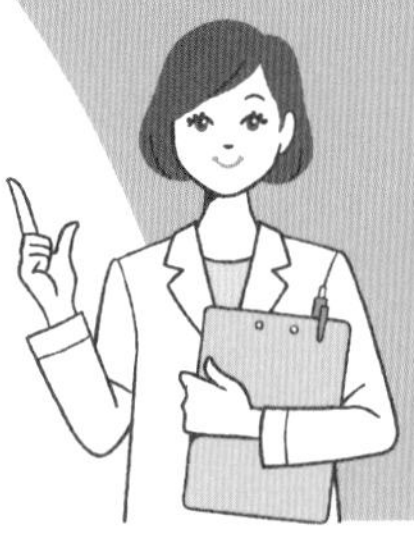

本章のねらい

- 形態別治療食は主食の形態により，流動食，軟食，常食に区分されている．
- この食事は一般治療食，特別治療食にも適応されるもので，特別治療食においては，疾患の種類，合併症，症状，対象者の年齢や生活習慣などにより，疾患別の特徴や栄養的な制約のなかでこれらの形態が選択され，栄養ケアプランが立てられるものである．したがってすべての疾患において，栄養ケア実施に向けて基礎的な考え方と技術を修得することをねらいとしている．
- 対象者の年齢，性別，身体活動レベル，喫食状況，咀嚼・嚥下の状況，病態やストレスに見合った適正な栄養ケアプランを立てる．

1 流動食

1…流動食の定義と適応

● 経口流動食

経口流動食（oral nutrition diet）とは流動体の食物もしくは口腔内ですみやかに流動体になる食物であって，消化されやすく，残渣がなく刺激の少ない食物のことをいう．

一般に水分が多く，また量的にも制限されるので，エネルギー源としての価値は非常に低く，主として水分の補給に用いられる．

使用期間はできる限り短期間とし，摂取可能な限り質的な配慮をする．

流動食は主として消化器系疾患の重症期，外科手術後，口腔・食道障害，筋麻痺・意識障害などに適応される．

長期にわたり摂取が必要な場合は，エネルギー・栄養素の不足を招くので栄養補助食品や経管栄養を併用することがある．

● 経管（腸）流動食

経管（腸）流動食（elemental nutrition; EN）はチューブを用いて胃・腸の消化管に流動食を補給する方法で，摂食・消化・吸収・意識障害のある場合に用いられる栄養補給法である．障害の程度，部位により流動物の内容が異なる．

2…流動食の種類

使用されている栄養成分や調整法などの相違により3つに分けられる（**表2-1**）．

表 2-1 流動食の種類

1. 普通流動食（経口）	普通流動食：基本型，濃厚型（ブレンダー食・ミキサー食）
2. 濃厚流動食（経口・経管）	天然（自然）食品の濃厚流動食 人工濃厚流動食 　半消化態栄養剤（食） 　完全消化態栄養剤（食） 　混合濃厚流動食（剤）
3. 特殊な流動食（経管・経口）	高たんぱく剤，高糖質剤，高脂質剤，繊維添加栄養剤，低・高たんぱく質流動食，低脂質流動食，低コレステロール流動食，低ナトリウム流動食，肝障害用栄養剤，腎障害栄養剤 など

● 普通流動食

疾患の種類や経過によって基本型と濃厚型（p.27 参照）に分けられる．基本型はできるだけ短期間とし，一般的には術後の早期に用いられる．長期にわたって流動食を摂取する場合は，栄養低下を防止するために濃厚型を用いる．

ブレンダー食やミキサー食はおもゆ，三分かゆ食，五分かゆ食，全かゆ食などをブレンダーやミキサーにかけて裏ごしして用いる．これは経口，経管栄養の両方に用いられる．経管栄養では，ブレンダー食をチューブの通過性が良好な粘度に調整する．

● 濃厚流動食

1 mL で 1 kcal 以上の栄養補給ができ，天然（自然）食品で作られた流動食で，経口・経管栄養の両方に用いられる．

また，食品を人工的に処理した半消化態・完全消化態栄養剤がある（p.12 表 1-5，p.243，244 付表 5，6 参照）．

● 特殊な流動食

特殊な流動食（経口，経管栄養）とは，表 2-1 に示すような特定の疾病・病状に合わせて栄養素などを調整したものである（p.243 付表 5 参照）．

3…食品の選択と調理の工夫

● 普通流動食

普通流動食は基本型と濃厚型のどちらも残渣が少なく刺激の少ない食品を選ぶ．濃厚型はたんぱく性食品を増やすことで栄養素量を増加させることができる（**表 2-2**）．

基本型

- 濃厚な味つけや，果実，ひき茶などさわやかな香りを取り入れ，後味が残らないこと．
- 消化管への刺激が少なく，下痢に注意すること．
- とくに温度に注意し，病状に合わせておいしく食べられる温度にすること．

濃厚型

- 少量で必要な栄養素のバランスがよいこと．
- 食べやすい濃度であること．
- 食品を混合する場合は，味，色の調和を考えること．
- ブレンダー食・ミキサー食にする場合は粘性が増加することがあるので，食べやすい濃度にすること．
- いろいろな料理を混合しないこと．とくに味，香り，色に注意すること．

表 2-2 普通流動食に適した食品と調理例

食品類別	基本型	濃厚型
穀 類（砂糖を含む）	おもゆ，そば，あめゆ	ミキサーかゆ
い も 類	くずゆ	じゃがいもピューレー
大豆製品	実なしみそ汁，豆乳	豆腐すり流し汁
魚 肉 類	スープ，ゼリー	白身魚のすり流し汁
卵 類	卵黄汁	温泉卵
乳・乳製品	牛乳，ヨーグルト，カルピス，アイスクリーム，ミルクセーキ，カスタードクリーム，ゼリー，バナナミルク	カスタードクリーム，クリームスープ
果 実 類	果汁	ピューレー
野 菜 類	スープ	ピューレー
藻 類	スープ	スープ
そ の 他		天然食品濃厚流動食（市販品）

4…給与食事摂取量と食品構成

普通流動食の給与食事摂取量を表 2-3 に，普通流動食（濃厚型）の食品構成を表 2-4 に示す．

表 2-3 普通流動食の給与食事摂取量

		基本型	濃厚型
エネルギー（kcal）		600 ～ 800	800 ～ 1,000
たんぱく質（g）		25 ～ 30	35 ～ 40
給与量（mL）	1 回量	400 ～ 500	
	一日量	1,400 ～ 1,700	
一日の回数		3 ～ 5 回食	

注：消化吸収能力が低下している場合は，1 回に与える食事の量や総量に注意して，食事回数を増やす．

表 2-4 普通流動食（濃厚型）の食品構成（例）

		摂取栄養量		
		エネルギー（kcal）	たんぱく質（g）	脂質（g）
食品	重量	1,000	40	35
おもゆ	400	84	1.2	0
でん粉	10	33	0	0
砂糖	20	77	0	0
卵	50	76	6.2	5.2
卵黄	17	66	2.8	5.7
牛乳	400	268	13.2	15.2
ヨーグルト（脱脂）	100	67	4.3	0.2
豆腐（絹ごし）	120	56	4.9	3.0
いも類（じゃがいも）	50	38	0.8	0.1
バター	5	37	0	4.0
果汁（りんご）	300	132	0.6	0.3
合計	1,452	934	34.0	33.7

MEMO

5…献立と調理例

献立

普通流動食（基本型）の献立例を**表 2-5** に，普通流動食（濃厚型）の献立例を**表 2-6** に示す．

表 2-5　普通流動食（基本型）献立（例）

エネルギー 600～800 kcal，たんぱく質 25～30 g

食事回数	料理名（食塩%）	材料名	重量（g）	1 人あたり容量（mL）
1	梅干し入りおもゆ（0.2%）	おもゆ	200	200
		梅干し	3～5	
	果汁	りんごジュース	200	200
2	みそ入りスープ（0.6%）	みそ	4	100
		野菜スープ	100	
	くずゆ	でん粉	7	160
		牛乳	150	
		砂糖	10	
	ゼリー	ゼラチン	5	100
		砂糖	5	
		果汁	100	
3	ミルクセーキ	牛乳	200	230
		卵黄	17	
		砂糖	10	
	果汁	オレンジジュース	100	100
4	おもゆ（0.3%）	おもゆ	200	200
		塩	0.6	
	牛乳	牛乳	150	150
	合計			1,440

必要に応じて高栄養流動食（市販）を追加する．

表 2-6　普通流動食（濃厚型）献立（例）

エネルギー 800～1,000 kcal，たんぱく質 35～40 g

食事回数	料理名（食塩%）	材料名	重量（g）	1 人あたり容量（mL）
1	おもゆ（0.3%）	おもゆ	200	200
		塩	0.6	
	半熟卵	卵	50	50
	バナナミルク	バナナ	50	150
		牛乳	100	
2	カスタードクリーム	牛乳	100	120
		卵黄	17	
		砂糖	5	
		でん粉	3	
	すり流しみそ汁（0.6%）	みそ	4	100
		豆腐	50	
		だし汁	50	
		かたくり粉	1	
	アイスクリーム	アイスクリーム	100	100
3	ポテトスープ（0.5%）	じゃがいも	50	250
		バター	3	
		小麦粉	5	
		鳥がらスープ	100	
		牛乳	100	
		塩	1	
	果汁	オレンジジュース	100	100
4	おもゆ（0.3%）	おもゆ	200	200
		塩	0.6	
	ヨーグルト	ヨーグルト	100	
	果汁	りんごジュース	100	100
				100
	合計			1,470

高栄養流動食（市販）により，エネルギー・栄養素量を上げることは可能．

調理例

おもゆ

材料

精白米	100 g
水	1,300 mL（米の重量の 13 倍，容量の 10 倍）

食塩：でき上がりおもゆ量の 0.3%

器具

厚手の深鍋

作り方

①米は水洗いし，30～60 分浸漬する
②①を火にかけ，沸騰するまでは強火，沸騰後はふきこぼれない程度の弱火にして 40 分間加熱する
③消火後直ちにこし，調味する
④おもゆの濃度は小麦粉 3.5%の糊液とほぼ同程度に作り上げる

応用

おもゆに混合する材料
卵黄，梅干し（裏ごし），のりつくだ煮，みそ，豆腐・白身魚（すり流し）
その他：煎り米，だし汁を用いる

米粒がよくはじけてつぶれているほうが濃厚なおもゆが取れる.

加熱容器は，厚手のふたで重い鍋がよい．大きさは，米と水の量が鍋の深さの1/2以下になるものがよい.

大量調理の場合は，熱源は蒸気がよく，スープケトルが適している．蒸気の場合は蒸発量が少ないため，水を減らして炊く.

くずゆ

材料		作り方
でん粉	10～12 g（水の5～6%）	①でん粉に水を加えて十分に膨潤させる
水	200 mL	②①に砂糖を加えてから，弱火で，透明になるまでかき混ぜながら加熱する
砂糖	15～20 g（水の7～10%）	

応用

くずゆに混合する材料（200 g につき）
ひき茶：0.5 g，脱脂粉乳：10～15 g，卵黄：17 g（1個，ただし，でん粉量を控える)，ココア末：3 g
水の代わりに利用する材料
果汁：水の1/2量，牛乳：水と同量，スープ：食塩相当濃度0.3%とする

でん粉の種類により糊化温度が異なるので十分に糊化するまで加熱する．糊化が悪いと消化がよくない．また糊化でん粉を放置すると老化しやすいので注意する.

果汁とスープ

果汁に適した材料：みかん，レモン，ぶどう，りんご，バナナなど.

野菜汁に適した材料：すいか，トマト，キャベツ，にんじんなど.

果汁（調整法による採取量と仕上りの状態を観察する）

一般に飲料として適する果汁のpHは3.0～4.0で，それ以下のものは希釈し，砂糖を添加して飲みやすく調整する．糖度は8～15%が飲みやすい.

ミックスジュース（例：仕上がり約200 mL）　ミキサー使用

例1		例2		例3		例4	
りんご	100 g	いちご	200 g	りんご	70 g	りんご	70 g
みかん	50 g	レモン汁	5 g	バナナ	30 g	みかん缶詰	30 g
もも缶詰	50 g	パイン缶詰	100 g	みかん	30 g	もも缶詰	30 g
（シロップ含む）		（シロップ含む）		水	70 mL	レモン汁	5 g
						水	70 mL

菜果汁（例：仕上がり約100 mL）　ジューサー使用

例1		例2		例3		例4	
トマト	130 g	キャベツ	100 g	キャベツ	80 g	にんじん	40 g
レモン汁	5 g	りんご	70 g	にんじん	20 g	みかん	70 g
				みかん	40 g	りんご	70 g
				りんご	40 g		

野菜スープ

野菜スープに適した食品：にんじん，はくさい，キャベツ，たまねぎ，かぶなどを用いる.

香りの出るもの：セロリ，パセリ，たまねぎ，にんじん，キャベツ

濃度のつくもの：じゃがいも，かぼちゃ，グリンピース

ミキサー（ブレンダー)，ジューサー，フードプロセッサーの特徴

- ミキサー：ブレンダーと同じ．容器の底の刃で食材を細かく刻んで攪拌する．水分を加えて作るので果汁100%のジュースはできない．食物繊維が残る.
- ジューサー：水分の少ない食材でも細かく砕いて水分だけを絞り出すので果汁100%ジュースができる．ジュースに食物繊維量が少ない.
- フードプロセッサー：食材だけの水分で使用可．大根おろし，肉や魚のミンチ，ペースト状やクリーム状にでき，パン生地のこねなども可．液体や一定の濃度のないものは攪拌できない.

うま味の出るもの：煎り米，だいず，こんぶ

あくの強いごぼう，れんこん，ほうれんそうなどは使わない．

野菜の煮汁をこしたスープ（コンソメタイプ）

例1　材料（2人分）

はくさい	70 g
にんじん	10 g
キャベツ	10 g
たまねぎ	10 g
だし汁	300 g

食塩：でき上がりスープ量の 0.5〜0.7%

作り方

①材料を細かく切る
②①を鍋に入れ，だし汁を加えて，液量が約 2/3 になるまで加熱する
③②をこして調味する

例2　材料（2人分）

じゃがいも	20 g
にんじん	20 g
キャベツ	20 g
だいこん	20 g
たまねぎ	20 g
鳥がらスープ	300 g

食塩：でき上がりスープ量の 0.5〜0.7%

作り方

例1の場合と同様に作る

野菜を裏ごしにかけて濃厚にしたスープ（ポタージュタイプ）

例1　材料

じゃがいも	60 g
たまねぎ	10 g
バター	5 g
無糖練乳	15 g
鶏がらスープ	150 g

食塩：でき上がりスープ量の 0.5〜0.7%

作り方

①じゃがいも，たまねぎを薄切りにして，バターで炒める
②①に水を加え，軟らかくなるまで加熱する
③②をミキサーまたは裏ごしにかける
④③を加熱し，無糖練乳を加え，調味する

例2　材料

トマト	80 g
たまねぎ	20 g
にんじん	10 g
バター	10 g
小麦粉	6 g
牛乳	50 g
鳥がらスープ	150 g

食塩：でき上がりスープ量の 0.5〜0.7%

作り方

①トマトの皮，種子を除き，刻む．たまねぎ，にんじんは薄切りにする
②バターで①を炒め，小麦粉を加えて炒める．鳥がらスープを加えて 30 分加熱する
③野菜を裏ごしまたはミキサーにかける
④②に③を入れ，牛乳を加えて調味する

温泉卵

温泉卵の作り方はいろいろあるが，卵黄，卵白ともに半熟であることが望ましい．殻つき卵を 65 〜 70℃ で 20 分保つと卵白は半流動性の半熟，卵黄は粘稠性の高いゲルを形成した温泉卵ができる．

乳製品

- 牛乳（乳製品）に卵黄を加えた飲み物：ミルクセーキ
- 牛乳（乳製品）に果汁を加えた飲み物：フルーツヨーグルト，フルーツ牛乳
- 牛乳（乳製品）にでん粉を加えた料理：カスタードクリーム，ブラマンジェ
- 牛乳（乳製品）にその他のものを加えた料理：クリームスープ，ババロア，ココア，ミルクゼリー

トマトスープと牛乳たんぱく質の凝固

トマトの pH は 4.4 〜 4.6 である．トマトの量が多いとスープの pH は下がり，カゼインの等電点 4.6 〜 4.8 になると加熱しなくても牛乳は凝固する．トマトスープを作るときは，ルウで濃度をつけてからよく加熱して，揮発性の有機酸を除去し，最後に牛乳を加え，長く加熱しない．

牛乳の加熱と皮膜

牛乳は加熱により 60℃以上になると被膜ができる．スープを作る場合は軽くかき混ぜるか，仕上げにバターを加えると皮膜を防ぐことができる．

カスタードプディング

材料（4 人分）

牛乳	250 g
卵	100 g
砂糖	60 g
バニラエッセンス	少々
バター	少々
カラメルソース	
砂糖	30 g
水	15 g

作り方

①牛乳，卵，砂糖，バニラエッセンスを混ぜ合わせる
②バターを塗った型に①を流し込み，蒸す
③カラメルソースを②の上にかける

ババロア

材料（4 人分）

ゼラチン	10 g
水	50 g
牛乳	200 g
生クリーム	100 g
砂糖	70 g
卵黄	35 g
バニラエッセンス	少々
いちごソース	
いちご	100 g
砂糖	20 g

作り方

①水にゼラチンを入れ，膨潤させ，湯煎にする
②卵黄に砂糖を混ぜ，湯煎にかけながらかき混ぜる
　そこに温めた牛乳を加え，①も加えて混ぜる
③②を冷水に当てながら混ぜ，五分立ての生クリームを加えて混ぜ，型に流し込む
④いちごソースを作る．いちご，砂糖をミキサーにかける

その他

ピーチゼリー

材料（4 人分）

水	300 g
砂糖	60 g
ゼラチン	9 g
つぶしもも	150 g

作り方

①ゼラチンを水の一部で膨潤させる
②残りの水に砂糖を加え，加熱して砂糖を溶かす
③②に①を加え，ゼラチンを溶かした後，ももを加えて型に流して固める

冷やししるこ

材料（4 人分）

こしあん	200 g
水	200 g
砂糖	50 g
くず粉	7 g

作り方

こしあん，水，砂糖を混合し，なめらかになるまで加熱する．溶きくず粉を入れ，とろみをつける

2 軟食

1…軟食の定義と適応

食事形態が半流動体で消化がよく，刺激の少ないものを軟食という．軟食は主として，流動食より回復途上にある傷病者のための経過食，軽度の消化器系疾患，一般に熱の高い傷病者，離乳期の乳幼児，高齢者，食欲のない者，口腔・食道障害者などに適応される．

2…軟食の種類

疾患の症状や経過によって食事形態が異なる．

一般に米の調理形態による全かゆ，七分かゆ，五分かゆ，三分かゆ，おまじり（一分かゆ）など，かゆの濃度によって分類し，主食が全かゆの場合は全かゆ食，五分かゆの場合は五分かゆ食と区別される．なお，パン，うどん類なども適正に料理すれば用いられる．また，咀嚼，嚥下の程度により刻み食，とろみ食がある．

3…食品の選択と調理の工夫

一般に症状がまだ完全に回復していない時期は，消化能力が衰えているので，胃に余分な負担をかけない食物，すなわち消化のよいもの，胃内滞留時間の短いもの，胃壁に大きな刺激を与えない食品を選ぶ（表2-7，表2-8）．

表2-7 軟食に適した食品と調理法

食品群	おまじり食	三分かゆ食	五分かゆ食	七分かゆ食	全かゆ食	不適切な食品と調理法
穀類	パンがゆ，オートミール	フレンチトースト（耳を取る），うどんのくたくた煮	トースト（耳を取る），うどんの軟らか煮，ホットケーキ	煮込みうどん	トースト，マカロニグラタン	とうもろこし，くるみ，ピーナッツ
いも類	ピューレー	つぶし煮	軟らか煮	軟らか煮	含め煮	こんにゃく
油脂類	バター	マヨネーズ	サラダ油，ドレッシング			ヘット，ラード
豆，豆製品	豆腐のすり流し汁，みそ汁	豆腐の煮物	凍り豆腐，ゆばの煮物，裏ごし金時豆，納豆	凍り豆腐，焼き豆腐	煮豆，金時豆，うずら豆	丸大豆，おから，油揚げ
魚介類	すり流し汁，でんぶ	脂質の少ない煮魚のほぐし，はんぺん，かきのクリーム煮	脂質の少ない蒸し魚，さしみ，かまぼこ	脂質の少ない煮魚	脂質の少ない焼き魚	たこ，いか，うなぎ，さば，いわし，まぐろ脂身，さんま，かき以外の貝類，塩辛，くんせい，フライ，てんぷら
獣鳥肉類	スープ，ゼラチン		脂質の少ないとり肉，ひき肉の煮物	脂質の少ないひき肉の煮物，ささ身の煮物，蒸し物	脂質の少ない獣鳥肉の煮物，バター焼，プレスハム	脂身の多い肉，硬い肉，ロースハム，ソーセージ，ベーコン
卵類	プリン，実なし茶碗蒸，卵豆腐，半熟卵	ポーチドエッグ，かき玉汁，ふわふわオムレツ	スクランブルエッグ，プレーンオムレツ	卵焼き，ゆで卵の裏ごし	目玉焼き，ゆで卵	魚卵
果実類	ジュース，ピューレー	つぶしバナナ，コンポート		生果物（少量）		パイナップル（生）干果
野菜類	スープ，ピューレー	おろし煮，ほうれんそう，はくさい葉先の軟らか煮	刻み煮，おろし煮（だいこん，きゅうり），トマト（皮，種子は除く）	軟らか煮，のりのつくだ煮	浸し，和え物，生野菜（少量）	梅干し以外の漬物，ごぼう，たけのこ，れんこん，ぜんまい，きのこ，ふき，わかめ，こんぶ，寒天
菓子類	ブラマンジェ，ボーロ，ウエハース	カステラ				揚げ菓子，つぶあん，フライドポテト
飲料						コーヒー，コーラ，アルコール飲料

表 2-8　各食品の胃内滞留時間

食品名	重量(g)	滞留時間
水	200	1°30′
せん茶	200	1°30′
麦茶	200	1°45′
砂糖水	200	1°45′
水あめ	100	2°15′
くずゆ	200	2°
白かゆ	100	1°45′
みそ汁	200	2°30′
牛乳	200	2°
コンデンスミルク	200	2°45′
米飯	50	1°45′
〃	100	2°15′
〃	200	3°15′
もち	100	2°30′
〃	200	3°15′
そうめん	100	2°15′
うどん	100	2°45′
そば	100	2°30′
白パン	100	2°45′
麦飯	50	2°
えんどう（煮）	100	3°
そらまめ（煎・剥皮）	100	2°31′
あずき	100	2°15′
さつまいも（焼）	100	3°
〃　（蒸）	100	3°
半熟卵	100	1°15′
生卵	100	2°30′
卵巻焼	100	3°
ゆで卵	100	3°15′
生卵黄	100	2°45′

食品名	重量(g)	滞留時間
雄どり（すき焼き）	100	3°
牛肉（すき焼き）	100	2°45′
ビーフステーキ	100	4°15′
豚肉（すき焼き）	100	4°15′
かれい（さしみ）	100	2°30′
〃（煮）	100	2°45′
〃（塩焼）	100	3°
たい（煮）	100	3°
〃（塩焼）	100	3°15′
〃（みそ漬）	100	3°30′
〃（さしみ）	100	2°45′
さわら（さしみ）	100	2°45′
〃（煮）	100	3°
〃（塩焼）	100	3°
〃（みそ漬）	100	3°15′
あじ（さしみ）	100	2°45′
〃（煮）	100	3°15′
〃（塩焼）	100	3°15′
はまぐり	100	3°45′
かずのこ	100	4°15′
こい（さしみ）	100	2°15′
〃（煮）	100	2°45′
うなぎ	100	4°15′
せんべい	100	2°15′
ようかん	100	2°30′
カステラ	100	2°45′

食品名	重量(g)	滞留時間
ビスケット	100	3°
りんご	100	1°45′
みかん（袋除く）	100	1°45′
みかん（袋あり）	100	2°15′
ぶどう	100	1°45′
もも	100	2°
すいみつとう	100	1°45′
なし	100	2°
びわ	100	2°30′
ごしょがき	100	2°30′
だいこん	100	2°
干しだいこん（戻し）	100	2°45′
かぶ	100	2°
ほうれんそう	100	2°
なす	100	2°
とうがん	100	2°
れんこん	100	2°15′
にんじん	100	2°30′
じゃがいも	100	2°30′
とろろいも	100	2°30′
ごぼう	100	2°30′
たまねぎ	100	2°30′
きゅうり	100	2°30′
すいか	100	2°30′
ゆりね	100	2°45′
かぼちゃ	100	2°45′
ねぎ	100	2°45′
たけのこ	100	3°15′
わかめ（戻し）	100	1°45′

（湯川玄洋．日本消化器病学会雑誌，1962 を一部改変）

消化のよい食物

① 本書に示す食品群別荷重平均成分値（p.15）の食品群の大豆・大豆製品①，緑黄色野菜①，その他の野菜①の食物繊維の少ない食品を用い，食物繊維の少ない野菜類を選ぶ．具体的には以下のような食物繊維の多いものは使用しない：藻類，豆類や穀類の皮，こんにゃく，きのこ類，山菜など．

② 脂質含有量の少ない魚介類①，②，獣鳥肉類①を用い，また硬い肉類（肉類の結合組織），貝類，た

こ，いかなどを避け，消化のよいものを選ぶ.

③ 切り方，加熱方法など調理操作が適切であること.

・食品の種類により異なるが，裏ごし，すりつぶし，おろし，刻み，ほぐし，ミキサーなどの調理操作により，消化液の作用を受けやすくする.

・もみのり，煮干し粉，きな粉など粉化によって消化液に触れる面を大きくする.

・軟らかくなるまで加熱することで消化がよくなる.

④ 胃内滞留時間の短い食品，調理法を選ぶ（表 2-8）：胃の中の滞留時間は，一般に炭水化物食品は2～3時間，たんぱく質食品は3～4時間，脂質の多い食品は4～5時間である．ただし乳化脂肪（バター，マヨネーズ）は滞留時間が短く肉脂（ヘッド，ラード）は長い.

同じ食品であっても調理方法によって滞留時間が異なる．鶏卵の調理では，半熟卵，生卵，ゆで卵の順に，魚類では，さしみ，煮魚，焼き魚，みそ漬の順に長くなる.

⑤ 消化液の作用を受けやすい脂質を利用する．主として牛乳や卵黄を用いる油脂は，植物油より乳化型バターやマヨネーズのほうがよい.

刺激の強い食物

刺激の強い食品は避ける.

① 刺激の強い香辛料：こしょう，わさび，からし，カレー粉，とうがらし粉など.

② 刺激の強い野菜（刺激臭を含む）：とうがらし，しょうが，ピーマン，せりなど.

③ その他：非常に熱いもの，冷たいもの（アイスクリームなどは口の中でよく溶かしてから食べるようにする).

4…給与食事摂取量と食品構成

軟食は，主食で占めるエネルギーが少ないが，たんぱく質量は減らさずエネルギー比率を多くする（**表 2-9**）．消化のよい乳化型の脂肪（**表 2-10**）を用いることが望ましい.

表 2-9 給与食事摂取量

	エネルギー (kcal)	たんぱく質 (g)	脂肪エネルギー比率 (%E)
全かゆ食	1,500～1,600	60～65	20～30
五分かゆ食	1,300～1,400	55～60	20～30
三分かゆ食	1,100～1,200	50～55	20～30

MEMO

刻み食の種類
①極刻み（ごま大），②刻み（小豆大），③粗刻み（大豆大）

肉を軟らかくするコツ
食材中のたんぱく質分解酵素を利用して食肉を軟らかくすることができる．パパイヤ，パインアップル，キウイフルーツ，いちじく，しょうがなどを用いると肉質が軟らかくなる.

貝類などの加熱
貝類，いか・たこ類には肉基質たんぱく質が多く含まれているので加熱すると硬くなる.

表 2-10 軟食の食品構成表（例）

全かゆ食食品構成表（例）

給与食事摂取量

エネルギー 1,500 ～ 1,600 kcal　　たんぱく質 60 ～ 70 g

食品群	重量 (g)	エネルギー (kcal)	たんぱく質 (g)	脂質 (g)	備考
全かゆ	400	284	4.4	0.4	200 × 2
パン類	80	211	7.4	3.5	
いも類	70	50	0.8	0.1	
砂糖類	15	55	0	0	
油脂類	15	130	0	14.1	
大豆・大豆製品①	100	88	7.9	5.0	
みそ類	10	19	1.3	0.6	
魚介類②	60	82	13.1	2.9	
獣鳥肉類②	40	61	8.7	2.6	
卵類	50	75	6.4	5.0	
生乳類	200	134	7.0	6.2	
果実類	200	124	1.2	0.6	
緑黄色野菜①	100	38	1.8	0.3	
その他の野菜①	200	40	1.6	0.2	
菓子	40	128	2.5	1.8	カステラで算出
合計		1,520	64.1	43.3	

P，F，C（%E）＝ 17，26，57，動たん比率＝ 55%

五分かゆ食食品構成表（例）

給与食事摂取量

エネルギー 1,300 ～ 1,400 kcal　　たんぱく質 55 ～ 60 g

食品群	重量 (g)	エネルギー (kcal)	たんぱく質 (g)	脂質 (g)	備考
五分かゆ	400	184	3.2	0.4	200 × 2
パン類	50	132	4.7	2.2	
いも類	50	36	0.6	0.1	
砂糖類	15	55	0	0	
油脂類	8	60	0	6.5	(バター)
大豆・大豆製品①	100	88	7.9	5.0	
みそ類	10	19	1.3	0.6	
魚介類②	60	82	13.0	2.9	
卵類	100	151	12.8	9.9	
生乳類	300	201	10.5	9.3	
果実類	200	124	1.2	0.6	
緑黄色野菜①	50	19	0.3	0.1	
その他の野菜①	150	30	1.2	0.2	
菓子	40	128	2.5	1.8	カステラ
合計		1,309	59.1	39.6	

P，F，C（%E）＝ 18，27，55，動たん比率＝ 61%

三分かゆ食食品構成表（例）

給与食事摂取量

エネルギー 1,100 ～ 1,200 kcal　　たんぱく質 50 ～ 55 g

食品群	重量 (g)	エネルギー (kcal)	たんぱく質 (g)	脂質 (g)	備考
三分かゆ	300	108	1.5	0	150 × 2
パン類	40	106	3.7	2.0	
いも類	50	36	0.6	0.1	
砂糖類	15	55	0	0	
油脂類	5	37	0	4.0	(バター)
大豆・大豆製品①	100	72	6.6	4.2	とうふで算出
みそ類	10	19	1.3	0.6	
魚介類①	60	59	11.5	1.0	
卵類	100	151	12.8	9.9	
生乳類	300	201	10.5	9.0	
果実類	200	132	0.6	0.2	りんごストレートジュースで算出
緑黄色野菜①	50	19	0.9	0.2	
その他の野菜①	100	20	0.8	0.1	
菓子	40	128	2.5	1.8	カステラ
合計		1,143	53.3	33.1	

P，F，C（%E）＝ 19，26，55，動たん比率＝ 65%

5. 献立と調理例

献立

全かゆ食，五分かゆ食，三分かゆ食の献立例を表 2-11 ～ 13 に示す．

表 2-11 全かゆ食献立（例）―エネルギー 1,500 kcal，たんぱく質 60 ～ 65 g

区分	料理名（食塩%）	材料名（g）	食品群	全かゆ（g）	パン類（g）	いも類（g）	砂糖類（g）	油脂類（g）	大豆・大豆製品（g）	みそ類（g）	魚介類（g）	獣鳥肉類（g）	卵類（g）	乳・乳製品（g）	果実類（g）	緑黄色野菜（g）	その他の野菜（g）	菓子（g）
朝	かゆ（0.3%）	全かゆ	200	200														
		食塩	0.6															
	卵とじ[*1]（0.7%）	卵	30										30					
		ほうれんそう	60													60		
		たまねぎ	20														20	
		だし汁	20															
		しょうゆ	6															
		砂糖	3				3											
	みそ汁（0.7%）	みそ	10							10								
		じゃがいも	20			20												
		きくな	10													10		
		だし汁	150															
	果物	みかん	100												100			
昼	かやくうどん[*2]（だし汁の 1.2%）	うどん	200		200													
		とり肉[*3]	40									40						
		葉ねぎ	20													20		
		かまぼこ	10								10							
		卵	20										20					
		砂糖	5				5											
		しょうゆ	16															
		だし汁	200															
	サラダ（0.8%）	りんご	50												50			
		きゅうり	40														40	
		トマト	30													30		
		にんじん	10													10		
		サラダ油	5					5										
		酢	10															
		食塩	1															
間食	牛乳	牛乳	200											200				
	カステラ	カステラ	40															40
夕	かゆ（0.3%）	全かゆ	200	200														
		食塩	0.6															
	蒸し魚のマヨネーズソースかけ（1.0%）	たら	50								50							
		食塩	0.3															
		マヨネーズ	10					10										
		たまねぎ	5														5	
		レモン	5												5			
	ゆでキャベツ	キャベツ	40														40	
	粉ふきいも（0.4%）	じゃがいも	50			50												
		食塩	0.4															
	煮物（1.0%）	なす	70														70	
		焼き豆腐	100						100									
		しょうゆ	12															
		砂糖	5				5											
		だし汁	50															
	果物	りんご	50												50			
合計				400	200	70	13	15	100	10	60	40	50	200	205	130	175	40
食品構成による参考量				400	80	70	15	15	100	10	60	40	50	200	200	100	200	40

注：パンをうどんにした．
[*1]：卵とじの食塩濃度は，材料＋だし汁の 0.7%．
[*2]：うどんのだし汁は，めんと同量，食塩濃度は汁の 1.2%，砂糖 2 ～ 3%．
[*3]：若鶏，手羽皮なし．

表 2-12　五分かゆ食献立（例）—エネルギー 1,300 ～ 1,400 kcal，たんぱく質 55 ～ 60 g

区分	料理名（食塩%）	材料名（g）	食品群	五分かゆ(g)	パン類(g)	いも類(g)	砂糖類(g)	油脂類(g)	大豆・大豆製品(g)	みそ類(g)	魚介類(g)	獣鳥肉類(g)	卵類(g)	乳・乳製品(g)	果実類(g)	緑黄色野菜(g)	その他の野菜(g)	菓子(g)
朝	トースト	パン	50		50													
		バター	8				7	8										
		ジャム	7															
	ポーチドエッグ	卵	50										50					
	(0.6%)	食塩	0.3															
	果物	りんご	100												100			
	牛乳	牛乳	200											200				
昼	かゆ	五分かゆ	200	200														
	(0.3%)	食塩	0.6															
	煎り豆腐[*1]	卵	50										50					
	(1.0%)	豆腐	100						100									
		にんじん	20													20		
		砂糖	3				3											
		しょうゆ	8															
		だし汁	15															
	吉野煮[*2]	しろうり	60														60	
	(0.8%)	でん粉	2															
		砂糖	2				2											
		しょうゆ	5															
		だし汁	50															
	みそ汁	みそ	10							10								
	(0.7%)	ゆば（干し）	3						(15)									
		だし汁	150															
間食	牛乳	牛乳	100											100				
	カステラ	カステラ	40															40
	果物	もも	100												100			
夕	かゆ	五分かゆ	200	200														
	(0.3%)	食塩	0.6															
	さしみ	ひらめ	60								60							
	おろしきゅうり	きゅうり	40														40	
	(0.8%)	しょうゆ	5															
	浸し	はくさい葉先	50														50	
	(0.7%)	はるさめ(干し)[*3]	2			(10)												
		花かつお	1															
		しょうゆ	3															
	煮物	かぼちゃ	30													30		
	(0.8%)	じゃがいも	40			40												
		砂糖	3				3											
		しょうゆ	4															
		だし汁	50															
合計				400	50	50	15	8	115	10	60		100	300	200	50	150	40
食品構成による参考量				400	50	50	15	8	100	10	60		100	300	200	50	150	40

*1：煎り豆腐は，だし汁を含めて材料の 1.2%．豆腐の絞り方は 60%とする．
*2：吉野煮は，だし汁を含めて 110 g にする(0.8%)．
*3：はるさめは，戻し重量に対して調味．（　）内は戻した重量．

表 2-13 三分かゆ食献立（例）―エネルギー 1,100 ～ 1,200 kcal，たんぱく質 50 ～ 55 g

区分	料理名（食塩%）	材料名（g）	食品群	五分かゆ (g)	パン類 (g)	いも類 (g)	砂糖類 (g)	油脂類 (g)	大豆・大豆製品 (g)	みそ類 (g)	魚介類 (g)	獣鳥肉類 (g)	卵類 (g)	乳・乳製品 (g)	果実類 (g)	緑黄色野菜 (g)	その他の野菜 (g)	菓子 (g)
朝	ミルクトースト	パン	40		40													
		牛乳	30											30				
		バター	5					5										
		砂糖	3				3											
	半熟卵	卵	50										50					
		食塩	0.3															
	マッシュポテト（0.7%）	じゃがいも	50			50												
		牛乳	20											20				
		食塩	0.4															
		砂糖	3				3											
	ホットミルク	牛乳	150											150				
昼	かゆ（0.3%）	三分かゆ	150	150														
		食塩	0.5															
	月見豆腐*1	豆腐	100						100									
		卵黄	20										20					
	あん 3%塩 8%砂糖	しょうゆ	8															
		だし汁	40															
		砂糖	3					3										
		でん粉	2															
	かぼちゃマッシュ（0.5%）	かぼちゃ	50													50		
		砂糖	5				5											
		食塩	0.3															
		だし汁	20															
	煮物（1.2%）	はくさい葉先	50														50	
		ゆば*2	3						(15)									
		しょうゆ	4															
		砂糖	1															
		だし汁	10															
間食	果汁*3	りんご	100												100			
	牛乳	牛乳	100											100				
	果汁*3	みかん汁	100												50			
		菓子	40															40
夕	かゆ（0.3%）	三分かゆ	150	150														
		食塩	0.5															
	ほぐし煮（0.8%）	ひらめ	60								60							
		砂糖	2				2											
		しょうゆ	4															
	おろし煮（0.8%）	だいこん	50														50	
		しょうゆ	3															
		砂糖	1				1											
	みそ汁（0.7%）	みそ	10							10								
		卵	30										30					
		だし汁	150															
合計				300	40	50	17	5	115	10	60		100	300	150	50	100	40
食品構成による参考量				300	40	50	15	5	100	10	60		100	300	200	50	100	40

*1：月見豆腐のあんは，だし汁の 3%食塩，8%砂糖，3%でん粉．あんは具の 30%．
*2：ゆばは戻し重量に対して調味．（ ）内は戻した重量．
*3：果汁は，果実 1/2 で計算した．

調理例

かゆ

かゆの状態は，米粒がつぶれないで十分に膨れ，周りに濃厚なおもゆが付着している．でき上がり重量は全重量（米＋水）の約 80%が望ましい．加熱容器には，厚手の深鍋を用いる．

分かゆの濃度は，本来はおもゆと全かゆの配合割合によって決められるものであるが，少量の場合は作りにくいので，米の段階で水量を変えて，それに近いものを作る．

全かゆ

材料

精白米	100 g
水	500 g（米の重量の 5 倍）
食塩	好みで 0.3%

作り方

①米を水洗いし，水に 30～60 分浸漬する
②①を火にかけ，沸騰するまで強火，沸騰後は弱火で 40 分加熱する
③でき上がるまで混ぜない

応用

かゆに混合する材料〔かゆ 200 ～ 250 g につき〕
梅干し：食塩 0.3%に調整
卵：50 g
いも：さつまいも 50 ～ 70 g
野菜：野菜総量 30 ～ 40 g．軟らかく煮た野菜を細かく切って入れる
調味料などの変化
しょうゆ，みそ，こんぶ，かつお節，茶（0.3%食塩添加）

注：分かゆの別名
5 倍かゆ，7 倍かゆとは米（重量）の何倍の水を入れるかを意味する．10%かゆ，20%かゆとは，水 100%に対して米が何パーセント入っているかを意味する．
注：かゆの調理上の留意点
全かゆは 100 g 中，米 20 g 相当量を含むものとする．
水の量は蒸発量を考慮に入れること（器具，火力によって異なる）．

分かゆ

大量調理の場合	配合（重量比）	
	おもゆ	全かゆ
おまじり（一分かゆ）	9	1
三分かゆ	7	3
五分かゆ	5	5
七分かゆ	3	7

少量調理の場合	配合（重量比）	
	水	米
おまじり	15	1
三分かゆ	12.5	1
五分かゆ（10 倍かゆ，10%かゆ）	10	1
七分かゆ（7 倍かゆ，15%かゆ）	7.5	1
全かゆ（5 倍かゆ，20%かゆ）	5	1

パンがゆ

材料

パン	40 g
牛乳	200 g
砂糖	少々（入れなくてもよい）

作り方

①パンは耳を取り，1 cm 角のさいの目に切る
②①に牛乳と砂糖を加え，さっと煮る．牛乳の代わりにスープを用いてもよい

卵料理

卵は半熟状態に調理することが消化，味の両面で優れている．

卵豆腐 （三分かゆ食から適応）

材料

卵	50 g
だし汁	50～70 g（卵の1～1.5倍）
食塩（しょうゆ）	全材料の0.6%

作り方

だし汁で薄めた卵液をこし，器に入れてすの入らないように蒸す

応用

おろしにんじん，ゆでほうれんそうの葉先や，かにのほぐし身を混ぜる（適応全かゆ食）

泡立てオムレツ （五分かゆ食から適応）

材料

卵	50 g
食塩	0.3 g（卵の0.5%）
バター	2.5 g（卵の5%）

作り方

①卵を卵白，卵黄に分ける
②卵白は硬く泡立て，卵黄を混ぜて調味する
③フライパンにバターを熱し，半熟程度に焼く

注：卵白の泡立ち

卵白を泡立てる場合，少量の酢を加えると泡が立ちやすい．これはオボアルブミンの等電点pH4.6～4.7に近くなるためである

卵とじ （三分かゆ食から適応）

材料

卵	50 g
ふ	3 g（戻し30 g）
だし汁	30 g（戻しふと同量）
砂糖	2 g（だし汁，卵と戻しふの2%）
しょうゆ	5 g（塩味はだし汁，卵と戻しふの0.8%）

作り方

①ふを水に戻し，だし汁で煮込んで調味する
②溶きほぐした卵を①の沸騰したところにまんべんなく流し，火を止めて余熱で半熟にする

豆腐料理

豆腐は，加熱方法により，すが立ちやすい．水煮をするとすが立ちやすいので，でん粉糊液（水の1%くらいのでん粉を入れる）を沸騰させ，その中に入れて煮るとすが立ちにくい．またゆでるときも，塩水（0.5%塩）か，でん粉糊液でゆでるとよい．

あんかけ豆腐 （三分かゆ食から適応）

材料

豆腐	100 g
だし汁	50 g
砂糖	2 g（だし汁の4%）
しょうゆ	5 g（塩味はだし汁の1.5%）
でん粉	2 g（だし汁の4%）

作り方

だし汁を調味し，沸騰したら豆腐を入れて煮る．最後にでん粉の水溶きを加えてとろみをつける

おろし凍り豆腐の卵とじ （三分かゆ食から適応）

材料

凍り豆腐	15 g（戻し90 g）	
卵	50 g	
だし汁	50 g	
砂糖	10 g	
しょうゆ	3 g	塩味は戻し凍り豆腐と卵の0.8%
食塩	0.5 g	

作り方

①凍り豆腐を戻してよく絞り，おろしがねでおろしてだし汁を入れ，調味する
②煮上がったら溶き卵を流し，火を止め余熱で半熟にする

応用

おろし野菜（にんじん，だいこん，刻みほうれんそう）を上記と同時に煮る

卵の凝固温度に影響する副材料

高くするもの：水（だし汁），砂糖，牛乳，油
低くするもの：塩

魚料理

さけの豆乳ソースグラタン （全かゆ適応）

材料

さけ	30 g
じゃがいも	30 g
たまねぎ	40 g
ブロッコリー	40 g
豆乳	80 g
コーンスターチ	6 g
コンソメスープ	1 個（2 g）
マヨネーズ	8 g
食塩	0.7 g
こしょう	少々

作り方

①一口大に切ったじゃがいも，ブロッコリーをゆでる
②さけに酒をふり，焼き色がつくまで焼き，一口大に切る
③櫛（くし）型に切ったたまねぎをフライパンに入れ，大さじ 2 の水を入れて乾煎りする．塩，こしょうをして，①を加え，豆乳とコンソメを加える
④③が沸騰したら，水溶きコーンスターチを加え，とろみが出るまで加熱する．②を加え混ぜ，グラタン皿に盛る．マヨネーズを波状にかけ，220 ℃で焦げ目がつくまで焼く

注：さけの代わりに白身魚でも応用できる

でんぶ （おまじり食から適応）

材料

白身魚（ひらめ）	70 g
砂糖	魚の 7%
食塩（しょうゆ）	魚の 1%
酒	10%

作り方

①魚の切身をゆでて，たばねた箸で身をほぐす
②皮や骨を除き，布巾で包んで水中で筋肉組織をほぐしながら洗い絞る→そぼろ
③②を二重鍋に入れて，湯煎のままたばねた箸でかき混ぜながらほぐす．ほぐれたところで調味してふわふわの糸状になるまでかき混ぜる

注：でんぶ・そぼろに適した魚
①筋繊維が太い，②筋形質たんぱく質が少ない，③身がほぐれやすい，といった条件を満たす，たい，たら，ひらめなどが適している．かつおでんぶは筋形質たんぱく質が多いのでかつお節から作る．

肉料理

とり団子の煮物 （五分かゆ食から適応）

材料

とりささ身ひき肉	70 g
たまねぎ	10 g
卵	10 g
でん粉	2 g
食塩	0.4 g（だんご材料の 0.5%）
きゅうり	50 g
だし汁	100 g
砂糖	3 g（だし汁の 3%）
しょうゆ	6 g（だし汁の 1.0%食塩）
でん粉	2 g（だし汁の 2%）

作り方

①とり肉，おろしたまねぎ，でん粉，卵，塩を入れてよくすり，団子にして蒸すかゆでる
②きゅうりは皮，種子を取り，約 1 cm の角切りにし，だし汁で煮て調味する
③②にとり団子を入れ，水溶きでん粉を加えてとろみをつける

マカロニグラタン （全かゆ適応）

材料

たまねぎ	25 g
とり肉（胸身）	40 g
にんじん	10 g
マカロニ	10 g（戻し 30 g）
ホワイトソース（市販）	60 g
バター	2 g
食塩	たまねぎ，とり肉，にんじん，マカロニ（戻し）の 0.4%
こしょう	少々
粉チーズ	2 g
油	2 g

作り方

①たまねぎはスライスし，にんじんはいちょう切り，とり肉は一口大に切る
②鍋に油を引き，①の材料を焦がさないように炒める
③ホワイトソースにゆでたマカロニを加えて，適度な濃度になるまで混ぜながら加熱する
④仕上げにバターとチーズを加え，塩，こしょうで味を調える

とりささ身の湯引き（全かゆ食から適応）

材料			作り方
とりささ身	（中）1本	50g	①ささ身は筋を取って，湯引いて，氷水に取り，薄づくりにして器に盛る
きゅうり		10g	②さらしねぎ，刻みきゅうり，トマトは皮と種を取る
長ねぎ		5g	③①に②をのせて，たれをかけて食べる
トマト		30g	
たれ			
酢		8g	
しょうゆ		3g	
だし		4g	

マッシュポテト（三分かゆ食から適応）

材料		作り方
じゃがいも	100 g	①じゃがいもは水からゆでて，熱いうちに裏ごしする
牛乳	20 mL	②鍋にバターを溶かし，①を加えて調味し，牛乳を加えて練りあげる
バター	10 g	
食塩	0.5 g	

野菜料理

野菜は繊維が多いので使い方を工夫する．

① 野菜の一定部分を選んで使用するもの．
- 葉先だけ：はくさい，ほうれんそうなど
- 皮，種子を除く：トマト，きゅうりなど

② おろして使用するもの：やまのいも，にんじん，だいこん，きゅうりなど．

③ 細かく刻んで使用するもの：キャベツ，はくさい，ほうれんそう，にんじん，だいこん，トマトなど．

④ 含め煮として使用するもの：ゆりね，きゅうり，とうがん，かぶ，だいこん，カリフラワー，やまのいも，さといも，じゃがいも，にんじんなど．

3 常食

1…常食の定義と適応

食形態が飯で，一般健康人や成人とは別に，傷病者，高齢者，小児，妊婦，授乳婦に適する食事で，エネルギー・栄養素や塩の制限がなく，食事内容が症状に直接影響を与えない食種である．食事は給与食事摂取量を充足し，さらに使用食品の比率のバランスを考慮に入れる．傷病者は健康人のように食欲がなく，精神的にも不安定なので，献立の内容，料理の形態に注意を払い，高齢者，妊婦，授乳婦，小児ではそれぞれの特殊性を考慮に入れた食事内容でなければならない．

2…給与食事摂取量と食品構成

病院など集団を対象とする場合は食品群別荷重平均成分値を用いて給与栄養量を決めている．この項では集団だけを扱う．

常食利用者の性・年齢別人員構成を用いた食品群別荷重平均成分値から全体の荷重平均エネルギー量

を算出する（**表 2-14**）．

入院傷病者の身体活動レベルは平均として 1.3 を用いる．

これをもとに各施設の内容に合わせて 3 ～ 4 段階の給与エネルギー目標量を設定し，食品構成表を作成する（**表 2-15**）．この場合，200 ～ 300 kcal/ 日の許容範囲の幅に入るようにする．

体格・身体活動レベルなど個人情報が得られる場合は，これらを考慮してエネルギー量を算出すること．

表 2-14　荷重平均エネルギー量の算出（例）【体格・身体活動レベルなど個人情報が把握できない場合】

年齢区分	男性		女性	
	人数	エネルギー量	人数	エネルギー量
18 ～ 29	10	1,989 × 10＝19,890	8	1,443 × 8＝11,544
30 ～ 49	18	1,989 × 18＝35,802	7	1,508 × 7＝10,556
50 ～ 64	20	1,924 × 20＝38,480	15	1,443 × 15＝21,645
65 ～ 74	10	1,820 × 10＝18,200	26	1,404 × 26＝36,504
75 ～	3	1,664 × 3＝ 4,992	15	1,313 × 15＝19,695
合計	61	117,364	71	99,944

217,308（kcal）÷ 132（人）≒1,650（kcal）
最高約 2,000 kcal，最低約 1,300 kcal の範囲で 3 段階量のエネルギー量を決める．下記に一例として 2,000kcal（区分 1），1,750 kcal（区分 2），1,500 kcal（区分 3）の 3 種類の給与エネルギー目標量を設定して食事計画を立てる．ほかの栄養素についてはエネルギー量をベースに決めることとする．

表 2-15　常食特定多数人対象区分による食品構成表（例）

食品群	摂取栄養基準 区分 1 エネルギー：2,000 kcal たんぱく質：65 g				区分 2 エネルギー：1,750 kcal たんぱく質：60 g				区分 3 エネルギー：1,500 kcal たんぱく質：60 g			
	分量 (g)	エネルギー (kcal)	たんぱく質 (g)	脂質 (g)	分量 (g)	エネルギー (kcal)	たんぱく質 (g)	脂質 (g)	分量 (g)	エネルギー (kcal)	たんぱく質 (g)	脂質 (g)
飯	500	840	12.5	1.5	400	672	10.0	1.2	340	571	8.5	1.0
パン類	80	211	7.4	3.5	80	211	7.4	3.5	60	158	5.6	2.6
いも類	100	71	1.2	0.2	100	71	1.2	0.2	100	71	1.2	0.2
砂糖類	15	55	0	0	10	37	0	0	10	37	0	0
油脂類	15	130	0	14.1	15	130	0	14.1	10	87	0	9.4
大豆・大豆製品②	70	83	6.1	5.0	70	83	6.1	5.0	70	83	6.1	5.0
みそ類	10	19	1.3	0.6	10	19	1.3	0.6	10	19	1.3	0.6
魚介類③	60	94	11.5	4.3	60	94	11.5	4.3	60	94	11.5	4.3
獣鳥肉類③	50	105	7.9	7.6	50	105	7.9	7.6	50	105	7.9	7.6
卵類	50	75	6.4	5.0	50	75	6.4	5.0	50	75	6.4	5.0
生乳類	200	134	7.0	6.2	200	134	7.0	6.0	200	134	7.0	6.2
果実類	150	93	0.9	0.4	100	62	0.6	0.3	100	62	0.6	0.3
緑黄色野菜②	120	37	1.6	0.3	120	37	1.6	0.3	120	37	1.6	0.3
その他の野菜②	230	52	2.1	0.4	230	52	2.1	0.4	230	52	2.1	0.4
きのこ類	20	4	0.5	0	20	4	0.5	0	20	4	0.5	0
藻類（乾）	2	3	0.3	0	4	5	0.5	0.1	4	5	0.5	0.1
	合計	2,007	66.7	49.1	合計	1,792	64.1	48.6	合計	1,595	60.8	43.0
	P，F，C（%E）＝13，22，65 動たん比率＝49% 主食エネルギー比率＝52%				P，F，C（%E）＝14，24，62 動たん比率＝51% 主食エネルギー比率＝49%				P，F，C（%E）＝15，24，61 動たん比率＝54% 主食エネルギー比率＝46%			

区分は表 2-14 参照．

演習問題

下記の常食の献立を基本にして，全かゆ食，五分かゆ食，三分かゆ食とそれぞれに適した献立を考え，実習しなさい．食材，切り方，調理法などを必要最小限に変化させること．

考え方 常食→全かゆ→五分かゆ→三分かゆ

魚フライ→焼き魚→煮魚→ほぐし煮

形態別一連献立

区分	常食		全かゆ食		五分かゆ		三分かゆ	
	調理・材料名	可食量（g）	調理・材料名	可食量（g）	調理・材料名	可食量（g）	調理・材料名	可食量（g）
朝	パン	80						
	バター	5						
	牛乳	200						
	ゆで卵	50						
	せん切りキャベツ	30						
昼	飯	200						
	さばの塩焼き							
	まさば	60						
	しじみのみそ汁							
	しじみ	10						
	赤みそ	10						
	だし汁	150						
	ほうれんそうの浸し							
	ほうれんそう	70						
	ごま	2						
	しょうゆ	3						
	塩こんぶ	10						
夕	飯	200						
	ビーフシチュー							
	牛肉	60						
	たまねぎ	50						
	じゃがいも	70						
	にんじん	20						
	グリンピース	5						
	牛乳	90						
	洋風だし	70						
	バター	6						
	小麦粉	6						
	野菜サラダ							
	レタス	15						
	トマト	30						
	きゅうり	30						
	ドレッシング	15						
	ピクルス							
	きゅうり	20						

基礎編

第3章 特別治療食の基礎 —栄養成分管理別治療食—

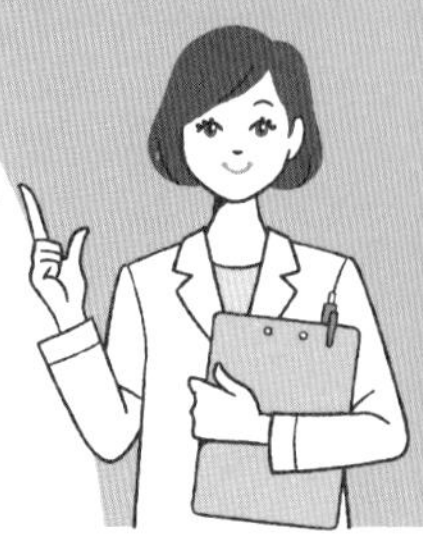

本章のねらい

- 臨床栄養の食事管理は疾病の種類に合わせ，エネルギー，栄養素量の増減や調理の形態によって計画的に実施されるものである．
- 臨床時の食事は，栄養，食品，調理形態や味つけ，さらに1回の量など日常食と異なる場合がある．
- 栄養成分コントロール別にさまざまな制約のなかで適した食品の配分や調理法，味つけの方法，食品の栄養成分など，効果的な栄養ケアを目指して解説するもので，実習経験を通じて習得する．
- 応用編の病態別治療食ケアプラン，栄養ケアの実施に役立てるためにまとめて収録している．

1 エネルギーコントロール食

1…基本的な考え方

一日の総摂取エネルギーを高エネルギーあるいは低エネルギーに調節した食事を目指し，エネルギーをコントロールすることが最も有効な治療食となる疾患に適応される．エネルギー付加食は慢性閉塞性肺疾患（chronic obstructive pulmonary disease; COPD）や甲状腺機能亢進症，低栄養状態などが適応であり，病状に応じて一般の1.2～1.4倍のエネルギーを必要とする．一方，エネルギーを制限すると治療効果が上がる疾患は糖尿病，高血圧症などがある．この項では低エネルギー食を中心に取り上げる．

エネルギーの適正摂取の原則は，摂取と消費のバランスをとり，BMI（body mass index）を指標とする．

エネルギーの構成栄養素のたんぱく質（P），脂質（F），炭水化物（C）の構成割合，すなわちPFC比（エネルギー産生栄養素バランス）は，健康保持のために重要である．通常は成人でたんぱく質は，18～49歳が13～20％E，50～64歳が14～20％E，65歳以上が15～20％Eが適正比率とされており，脂質は成人で20～30％E，炭水化物は成人で50～65％Eが適正比率とされている．低エネルギー食にする場合は身体を構成するたんぱく質，必須脂肪酸の必要量を確保し，主として炭水化物およびその他の脂質を制限し，体たんぱく質を減らさずに体脂肪を減ずることで改善を図るのが低エネルギー食の原則である．さらに低エネルギーにすると微量栄養素の不足を招くことがあるのでとくに注意する．

目標とするBMIの範囲（18歳以上）[1,2]

年齢（歳）	目標とするBMI（kg/m^2）
18～49	18.5～24.9
50～64	20.0～24.9
65～74[3]	21.5～24.9
75以上[3]	21.5～24.9

（日本人の食事摂取基準（2020年版））

[1] 男女共通．あくまでも参考として使用すべきである．
[2] 観察疫学研究において報告された総死亡率がもっとも低かったBMIを基に，疾患別の発症率とBMIの関連，死因とBMIとの関連，喫煙や疾患の合併によるBMIや死亡リスクへの影響，日本人のBMIの実態に配慮し，総合的に判断し目標とする範囲を設定．
[3] 高齢者では，フレイルの予防および生活習慣病の発症予防の両者に配慮する必要があることも踏まえ，当面目標とするBMIの範囲を21.5～24.9 kg/m^2とした．

2…適応症

低エネルギー食の適応症には，肥満症，糖尿病，脂肪肝，脂質異常症（高脂血症），高血圧症，高尿酸血症・痛風，甲状腺機能低下症などがある．

高エネルギー食の適応症には，甲状腺機能亢進症，低栄養状態（PEM），慢性閉塞性肺疾患（COPD）などがある．

3…食品の選択と調理の工夫

● 低エネルギー食

1）エネルギーの低い食品を選ぶ（日本食品標準成分表2020年版（八訂））

① 同一食品群内の違い

食品例　(kcal/100 g)

食パン	248	普通牛乳	61
トースト（バター10 g）	339	濃厚牛乳	70
トースト（りんごジャム15 g）	299	低脂肪牛乳	42
フランスパン	289	脱脂乳（粉乳11.0 g＋水100 mL）	39
クロワッサン	406	プレーンヨーグルト（全脂無糖）	56
		ヨーグルト（脱脂加糖）	65

② 同一食品の部位による違い

食品例　(kcal/100 g)

若鶏（胸肉）	皮なし	105	豚肉	ヒレ	118
	皮つき	133		ロース（脂身つき）	248
牛　肉	もも（脂身つき）	235	ベーコン	ばら	400
	ばら	472		ショルダー	178
	ヒレ	207	まぐろ	とろ（黒まぐろ）	308
	サーロイン（皮下脂肪なし）	422		赤身（黒まぐろ）	115
				びんなが	111

③ 砂糖・脂質の多い加工食品に注意する

食品例　(kcal/100 g)

アイスクリーム（普通脂肪）	178	クリームパン	286
アイスクリーム（高脂肪）	205	デニッシュペストリー	382
カステラ	313	ショートケーキ	318
大福餅	223	ポテトチップス	541
即席ラーメン（揚）1袋（87 g）	369	ドーナッツ	379

2）低エネルギーで「かさ」の多いものを選ぶ

繊維の多いものや汁の多い料理を用い，かさを増やして満腹感をもたせる．食物繊維は保水性があり，満腹感を与えエネルギーの過剰を防ぐ．過食者は食べすぎることが多いので，食事の初めに汁物を与えるとよい．

魚介類の種類によるエネルギーの比較（可食部100 gあたりのエネルギー：kcal）（日本食品標準成分表2020年版（八訂））

ぎんざけ	188	ひらめ養殖	115	しじみ	54	くらげ	21
まさば	211	まだら	72	あさり	27	ブラックタイガー	77
さんま	287	きす	73	かき養殖	58	甲いか	64
ぶり	222	いとより	85	ほたて貝柱	82	まだこ	70
ぎんだら	210	まあじ	112	はまぐり	35	なまこ	22

表 3-1 A に食物繊維の多い食品を食品群別に示した．食物繊維の種類・成分と機能性については表 3-1 B 参照のこと．

表 3-1 A　食物繊維を多く含む食品

食品群	食品名	総量 (g)	水溶性 (g)	不溶性 (g)
穀　類	大麦	10.3	6.3	4.0
	オートミール	9.4	3.2	6.2
	ポップコーン	9.3	0.2	9.1
	ライ麦パン	5.6	2.0	3.6
	そば（半生）	3.1	1.1	2.0
	玄米	3.0	0.7	2.3
	スイートコーン（生）	3.0	0.3	2.7
	コーンフレーク	2.4	0.3	2.1
豆　類	きなこ（全粒）	18.1	2.7	15.4
	いんげんまめ（ゆで）	13.6	1.5	12.0
	ひよこまめ（ゆで）	11.6	0.5	11.1
	おから（生）	11.5	0.4	11.1
	グリンピース（生）	7.7	0.6	7.1
	納豆（糸引き）	6.7	2.3	4.4
いも類	板こんにゃく（生）	3.0	Tr	3.0
	さつまいも（皮つき）	2.8	0.9	1.8
	〃　　（皮むき）	2.2	0.6	1.6
	やまといも（生）	2.5	0.7	1.8
	さといも（皮むき，生）	2.3	0.8	1.5
きのこ類	きくらげ（ゆで）	5.2	0	5.2
	エリンギ（ゆで）	4.8	0.1	4.7
	えのきたけ（ゆで）	4.5	0.3	4.2
	しいたけ（ゆで）	4.4	0.2	4.2
	まいたけ（ゆで）	4.3	0.2	4.1
	ほんしめじ（ゆで）	3.3	0.1	3.2
種実類	白ごま（いり）	12.6	2.5	10.1
野菜類	らっきょう（生）	20.7	18.6	2.1
	えだまめ（冷凍）	7.3	1.4	5.9
	〃　（生）	5.0	0.4	4.6
	にんにく（生）	6.2	4.1	2.1
	ごぼう（生）	5.7	2.3	3.4
	ブロッコリー（生）	5.1	0.9	4.3
	オクラ（生）	5.0	1.4	3.6
	西洋かぼちゃ（生）	3.5	0.9	2.6
	にんじん（皮つき）	2.8	0.7	2.1
	〃　（皮むき）	2.4	0.6	1.8
	ほうれんそう（生）	2.8	0.7	2.1
	大豆もやし（生）	2.3	0.2	2.1
	れんこん（生）	2.0	0.2	1.8
	サニーレタス（生）	2.0	0.6	1.4
果実類	アボカド	5.6	1.7	3.9
	きんかん（生）	4.6	0.6	2.0
	キウイフルーツ（生）	2.6	0.7	1.8
	パパイア（完熟，生）	2.2	0.7	1.5
	いちじく（生）	1.9	0.7	1.2
	パインアップル（生）	1.2	0.2	1.0
	りんご（皮むき，生）	1.4	0.4	1.0
	いちご（生）	1.4	0.5	0.9
	もも（生）	1.3	0.6	0.7
	バナナ（生）	1.1	0.1	1.0
	ネーブル（生）	1.0	0.4	0.6
海藻類	乾燥わかめ（素干し，水戻し）	5.8	—	—
	ほしひじき（ゆで）	3.7	—	—

（日本食品標準成分表 2020 年版（八訂）より）

表 3-1 B　食物繊維の種類とその機能性

	主成分	食品	機能性
水溶性	水溶性ペクチン	熟した果物，野菜	胃腸内で水分を吸収して粘性をもつため，胃腸内をゆっくり移動し食べ過ぎを防ぐ．糖の吸収をゆるやかにし血糖値の急上昇を抑えたり，コレステロールを吸着して体外への排泄を促す．便の水分を増やし便通を改善する．不溶性食物繊維よりも腸内細菌に分解されやすく，腸内の善玉菌を増やし，整腸効果が高い．
	アルギン酸	海藻	
	フコイダン	海藻	
	グルコマンナン	こんにゃく	
不溶性	セルロース	果物，野菜，豆類，穀類	よく噛んで食べることから食べ過ぎを防ぎ，あごの発達を促す．便のかさを増やすため排便を促す．水溶性食物繊維と同様，大腸内で発酵・分解されるため，善玉菌を増やし，整腸効果をもつ．
	ヘミセルロース	ごぼう，小麦ふすま，大豆類	
	不溶性ペクチン	未熟な果物，野菜	
	リグニン	豆類，果物	
	キチン・キトサン	えびやかにの殻	

調理の工夫

① 同じ主材料で調理法を変える

同じ主材料でも調理法によりエネルギー量は変わる．各料理の平均的なエネルギー量を知って活用するとよい．

食品例　**ひらめ（養殖）70 g を使った各種料理によるエネルギーの比較（kcal）**

さしみ	88	
カルパッチョ	182	オリーブ油 10 g，ワイン 3 g
天ぷら（天つゆを含む）	201	小麦粉 5 g，卵 3 g，みりん 3 g，植物油 9 g（吸油量 15%）
ムニエル	148	小麦粉 3 g，バター 5 g，ケチャップ 10 g
から揚げ	145	小麦粉 3 g，油 5 g
煮物	96	砂糖 2 g
蒸し物	88	

② 油の使い方

揚げ物と吸油量

- **油を吸収しやすい材料**：豆腐，いも，なす，スパゲッティ，パン，飯，卵の花（おから）
- **揚げ物の種類と吸油量**：紙包み揚げ 2%，素揚げ，から揚げ 5 ～ 10%，天ぷら，フリッター，中国風揚げ物 15 ～ 20%，フライ 15 ～ 20%，かき揚げ 30 ～ 35%
- **衣のつけ方と吸油量**：衣が薄いほど，量が少ないほど吸油量は少ない．材料の水気をよく拭くと衣や粉がつきにくい．
- **衣の量と吸油量**：かき揚げ用せん切りにんじん各 10 g に対して衣を 10 g，20 g，40 g の 3 通りつけて揚げる．吸油量は 1：1.5：2（衣 10 g を 1 とした場合の比率）．
- **材料の大きさと吸油量**：表面積が小さいと吸油量は少ない．

吸油量を減らす例

- 1 切れをフライにした後 4 切れに切ると吸油量 10%，4 切れに切り，フライにすると吸油量 18%になる．
- パネソテー（フライパンに，やや多めの油を入れ，揚げ焼き）にするとコロッケ，カツなどの吸油量はやや下がる．
- 古い油は粘性が高くなり，吸油量はやや増す．また，冷凍半調理品は吸油量が増す．
- ムニエルの場合は，小麦粉の量が増えると焼き油の量が増える．
  ①魚肉 100 g の水を拭かず小麦粉をつけた場合（小麦粉 8 g，焼き油 15 g）
  ②魚肉 100 g の水を拭き，小麦粉をつけた場合（小麦粉 2 g，焼き油 5 g）
- 野菜炒めの場合は，水分を十分除いて炒めると吸油量は減る（5%以下になる）．

煮物と油量

肉の煮込み料理の脂質は，煮汁表面に浮き上がる．これを取り除くか，または冷やし固めて除くと低エネルギーになる．しゃぶしゃぶなどは脂質が除去されやすい．

器具の使い方と油量

- フッ素樹脂加工のフライパンを使用すると油の使用量は少なくなる．
- 電子レンジ，オーブン，オーブントースターの利用は，油量を減らすことができる．

成人の推定エネルギー必要量（EER）
（日本人の食事摂取基準（2020 年版））

EER [kcal] =（基礎代謝基準値×参照体重 [kg]）× 身体活動レベル

身体活動レベル						
レベル 1	18 ～ 64 歳	1.50	65 ～ 74 歳	1.45	75 歳以上	1.40
レベル 2		1.75		1.70		1.65
レベル 3		2.00		1.95		－

身体活動レベルは病態により別の指数を用いる場合がある（p.237 付表 1 参照）

③ 甘味料の使い方

低エネルギー甘味料を使用することでエネルギー量を減らし，豊かな料理を作ることができる．また砂糖の添加方法を変えることで甘味を強く感じることができる．

低エネルギー甘味料の種類と甘味度，エネルギー量を**表 3-2** に示す．

表 3-2　低エネルギー甘味料の種類

糖類	甘味度（しょ糖に対する比率）	エネルギー（kcal/g）	備考
オリゴ糖（少糖）			オリゴ糖は主にビフィズス菌の増殖を促し，腸内細菌の改善に役立つ．血糖の上昇には影響を与えない．甘味度が低いため多量の使いすぎに注意する
フラクトオリゴ糖（ネオシュガー）	0.25～0.35	2	しょ糖に酵素を作用させ，しょ糖にフルクトースを結びつけたもの
ガラクトオリゴ糖	0.25～0.35	2	乳糖とガラクトースが 1～4 個ついているもの
大豆オリゴ糖	0.70～0.75	3	ガラクトオリゴ糖の一種
糖アルコール			
エリスリトール	0.75	0	ワイン，きのこ，清酒など発酵食品に含まれる．糖アルコールの中ではエネルギーが最も低い．酸に強く褐変を起こしにくく，吸湿性が低い．摂取しても血糖値の上昇や，インスリンの分泌に影響を与えない
マルチトール（還元麦芽糖）	0.70～0.80	2	マルトースが原料で，水素添加して還元したもの．非う蝕性である．小腸では糖としてはほとんど吸収されない．一部が大腸で腸内細菌の作用で発酵し，短鎖脂肪酸となって吸収され，エネルギーとして代謝される．大量に使用すると下痢を起こす．限度は 0.5 g/kg（体重）である（商品名マービーとして市販されている）．
非糖質甘味料			
ステビア	200～300	0.04	ステビアはキク科の植物．天然の甘味料で，その成分はステビオサイドとレバウディオサイド A．
アスパルテーム	200	4	アミノ酸の一種のアスパラギン酸とフェニルアラニンの化合物．アミノ酸系の甘味料で非常に甘い．熱に弱く，加熱すると苦みが出る（商品名パルスイートカロリーゼロなどが市販されている）
羅漢果（高純度エキス）	300～400	0	羅漢果が原料．腸で吸収されず血糖値への影響はない（商品名ラカント S として市販されている）

（国立健康・栄養研究所発表「健康食品」の素材情報データベースを参考に作成）

市販品

商品名	甘味度（しょ糖に対する比率）	エネルギー（kcal/g）	備考
マービー	0.8	2	マルチトール 100％である．賞味期限 3 年．一度の多量摂取は便がゆるくなりやすい
パルスイートカロリーゼロ	3.0	0	スティック 1 本（1.8 g）が砂糖 5 g と同じ甘さ（アスパルテームとエリスリトールの混合）
ラカント S	1.0	0	羅漢果エキスにエリスリトールを約 99％加えたもの

低エネルギー甘味料（マービーおよびラカントS）を使用した調理例

フルーツかん　エネルギー 46 kcal／砂糖使用 97 kcal

材料

寒天	0.8 g	
水	100 g	
カルピス	10 g	上からかける
水	10 g	上からかける
パインアップル（缶）	20 g	
マービージャム	5 g	（砂糖 15 g）

作り方

①寒天を水で煮溶かし固める
②カルピスを水と混ぜて寒天の上からかけ，パインアップルとマービージャムを添える

いもようかん　エネルギー 38 kcal／砂糖使用 73 kcal

材料

さつまいも	30 g	
寒天	0.9 g	
水	40 g	
ラカントS	9 g	（砂糖 9 g）

作り方

①さつまいもはゆで，裏ごしする
②寒天を水で煮溶かし，さつまいも，ラカントSを混ぜ固める

筑前煮　エネルギー 122 kcal／砂糖使用 124 kcal

材料

とり肉（胸肉）	30 g	油	5 g（材料の 3〜5%）
さといも	30 g	だし汁	50 g
にんじん	10 g	うすくちしょうゆ	6 g
さやいんげん	10 g		（材料の 1.2%食塩）
こんにゃく	30 g	マービー	5 g
			（砂糖 3 g；材料の 3%）

作り方

①一口大の肉，さといもとこんにゃく，にんじんを油で炒める
②だし汁，しょうゆ，砂糖（またはマービー）を加え，煮汁がなくなるまで煮る．最後にゆでたさやいんげんを加える

酢の物　エネルギー 35 kcal／砂糖使用 46 kcal

材料

きゅうり	70 g	酢	10 g（材料の 10%）
わかめ（戻し）	20 g	食塩	0.8 g（材料の 0.8%）
しらすちりめん	10 g	砂糖	3 g（材料の 3%）
		ラカントS	3 g

作り方

①きゅうりは小口切りする．わかめは水で戻し，2〜3 cm に切る
②しらすちりめんを加え調味する

砂糖の使い方と甘味の感じ方の例

わらび餅

どちらの例が甘味を強く感じるか．砂糖の使い方を工夫する

材料（6 人分）

①	わらび粉	50 g	
	水	250 g	（粉の 5 倍）
	砂糖	20 g	中に入れる
②	わらび粉	50 g	
	水	250 g	
	砂糖 20 g でシロップを作り，上からかける		

注：同じ砂糖量を使って，①のわらび餅より②のわらび餅のほうが甘く感じることを体験する

プリン

中に甘味をつけるより，外側を甘く

材料

牛乳		40 g
卵		20 g
バニラエッセンス		
カラメルソース	マービー（液）	5 g
	水	5 g
	水	10 g

注：甘味は全体に混合するよりは，外側に重点的に砂糖を用いるほうが甘く感じる
カラメルソース；マービーに水 5 g を加えて色づくまで加熱して，水でのばす

④ かさを増やす工夫

飯のかさを増やす例

炊き込みご飯　エネルギー 214 kcal

材料

米	50 g	乾しいたけ	3 g
こんにゃく米	25 g	みつば	2 g
にんじん	10 g	酒	8 g
ごぼう	10 g	うす口しょうゆ	7 g
さといも	20 g		（飯・具の 0.6%食塩）
		だし汁	135 mL

作り方

①乾しいたけは水に浸す（約 5 倍に増える）
②にんじんはせん切り
　ごぼうはささがき
　さといもは一口大に切る
③浸漬した米とだし汁，調味料とみつば以外の具を加えて炊飯する
④蒸した後，みつばを加える

注：こんにゃく米を使用せず米だけを使用の場合 296 kcal
　こんにゃく米は乾燥こんにゃくで計算

卯の花ずし　エネルギー 325 kcal

材料

飯	120 g	芝えび（むきえび）	20 g
卯の花	40 g	たけのこ	30 g
卵	20 g	にんじん	10 g
すし酢		生しいたけ（菌床）	20 g
食塩：1 g		こんにゃく	20 g
（上記材料の 0.6%）		＜具の調味＞	
砂糖：5 g		うすくちしょうゆ：6 g	
（上記材料の 3%）		（1.0%食塩）	
米酢：10 g		砂糖：3 g（3%）	
（上記材料の 6%）		だし汁：50 mL	
		紅しょうが	3 g

作り方

①卯の花を煎り卵と混ぜ，火を通し，飯と混ぜる
②合わせ酢を作り，すし飯を作る
③具をだし汁で煮て調味し，すし飯と混ぜる

1 品を増やす例

しらたきとたらこの煎りつけ　エネルギー 25 kcal

材料

しらたき	80 g
からしめんたいこ	15 g
こいくちしょうゆ	2 g

作り方

①からしめんたいこは焼きほぐし，しらたきをゆで，乾煎りをして，たらことしょうゆを加え混ぜる

山菜酢のもの　エネルギー 51 kcal

材料

ほんしめじ	30 g	
生しいたけ	5 g	
えのきたけ	30 g	
まいたけ	20 g	
ふき（缶）	20 g	
だし汁	30 g	
ごま（白）	2 g	調味酢
酢	8 g	調味酢
食塩	1.0 g	調味酢
砂糖	3 g	調味酢

作り方

①しめじ，生しいたけ，えのきたけ，まいたけ，ふきをだし汁で煮て水気を切る．
②調味酢で和える．ごまをかける

わかめスープ　エネルギー 17 kcal

材料

干しわかめ	0.4 g	とりがらスープ	150 g
生しいたけ(菌床)	4 g	＜調味＞	
ねぎ	2 g	食塩	1.0 g（汁の 0.7%）
ごま油	0.4 g	こしょう	少々

作り方

①生しいたけはせん切りにし，とりがらスープ，塩，こしょうでさっと煮る
②その後，戻したわかめ，斜めせん切りのねぎを加える．最後にごま油を入れる

注：献立に汁物を加えると満腹感が出る

きのこと野菜のマリネ　エネルギー 46 kcal

材料

しめじ	15 g	漬汁	
えのきたけ	15 g	酢	10 g
たまねぎ	40 g	砂糖	3 g
にんじん	15 g	塩	0.6 g
赤パプリカ	15 g		

作り方

①漬汁を煮立て，くし型に切ったたまねぎがしんなりしてきたら，短冊に切ったにんじんを加え，次にせん切りのパプリカを加え，一煮立ちしたら火を止める
②しめじ，えのきを加え，余熱できのこに火を通す

副菜 100 kcal 前後の例

豆腐サラダ　エネルギー 104 kcal

材料

木綿豆腐	70 g	ソース	
にんじん	15 g	しょうゆ	5 g
みずな（サラダ用）	25 g	酢	6 g
リーフレタス	20 g	だし	4 g
ほんしめじ	20 g	粒入りマスタード	少々
		ごま油	3 g

作り方

①豆腐はゆでる
②しめじは石づきを取り，さっとゆでる
③レタスをしき，せん切りのにんじんと 4 cm 幅に切ったみずなを添え，①と②を盛り合わせ，ソースをかける

はくさいのえびあんかけ　エネルギー 78 kcal

材料

はくさい	100 g	だし	70 g
ブラックタイガー	20 g	みりん	10 g
にんじん	10 g	しょうゆ	8 g
さやいんげん	20 g	かたくり粉	3 g

作り方

①はくさいをさっとゆでて，水気を切り，ざく切りにする
②ブラックタイガーの殻と背わたを取り，粗みじんに切る
③にんじん，さやいんげんをせん切りにして湯引く
④だしと調味料を一煮立ちさせ，水溶きかたくり粉でとろみをつけ，③の野菜を加える
⑤ ①のはくさいを器に盛り，④の野菜あんをかける

高エネルギー食

・とくに脂肪量に注意し，脂肪の適正エネルギー比率を保つ．
・かさを増やさないように少量でエネルギー量の多い食品を選ぶ．
・間食や分食で補うよう食事計画を立てる．

演習問題

次の基本食を変化させて，低エネルギー食を工夫しなさい．

基本料理（g）		エネルギー（kcal）	低エネルギー料理	エネルギー（kcal）
ご飯	200	312		
焼肉				
牛肉かた（脂身つき）	70	181		
ししとうがらし	20	5		
じゃがいも	50	30		
野菜炒め				
キャベツ	70	15		
にんじん	10	4		
えび	20	18		
もやし	30	5		
油	5	44		
けんちん汁				
生揚げ（厚揚げ）	30	43		
ごぼう	10	6		
にんじん	5	2		
ねぎ	5	2		
油	3	27		
かたくり粉	3	10		
合計		701	合計	

2 たんぱく質コントロール食

1…基本的な考え方

たんぱく質コントロール食は量の増減だけではなく，たんぱく質のアミノ酸組成，必須アミノ酸量とそのバランスを考えに入れなければならない．とくにたんぱく質を制限する場合は，体たんぱく質がエネルギー源に利用されることを防ぐために，エネルギーを十分にとることが必要である．また，たんぱく質を付加する場合は脂質量の増加に注意する．

一般的にたんぱく質エネルギー比率は 18 ～ 49 歳が 13 ～ 20% E，50 ～ 64 歳が 14 ～ 20% E，65 歳以上が 15 ～ 20% E が適正とされているが，高たんぱく質食では，約 17 ～ 20% E（体重あたり 2 g を上限とする），低たんぱく質食では 8 ～ 12% E とし，脂質エネルギー比率は成人で 20～30% E とすることが望ましいが，30% E を超えないようにする．

たんぱく質を付加する場合

たんぱく質の代謝は主に肝臓で行われており，肝臓の機能が低下してたんぱく質の合成が不十分な場合や，手術後などにたんぱく質の付加が必要な場合，また，たんぱく質の異化が進み低たんぱく血症（hypoproteinemia）がみられる場合に適応する．

たんぱく質を制限する場合

腎臓の機能が障害されると血中尿素窒素（blood urea nitrogen; BUN）などのたんぱく質の代謝産物の貯留により高窒素血症を生じるので，たんぱく質の異化を防ぐため十分なエネルギーを確保しながら低たんぱく質食とする．また肝性脳症の場合はアンモニア源となるたんぱく質を制限する．さらに高尿酸血症の場合も尿酸の排泄過剰により腎臓に負担をかけるので，たんぱく質の過剰摂取を防ぐ．

2…適応症

高たんぱく質食

肝臓疾患（再生期）および低たんぱく血症，重度外傷，火傷を呈するものや，術前・術後の回復期，低栄養．

低たんぱく質食

腎疾患，肝硬変非代償期，肝不全．

3…食品の選択と調理の工夫

高たんぱく質食品の選択

同一食品でも脂質の少ない部位を選ぶことが大切である．魚の種類，肉の部位，乳製品などを考えて用いる．たんぱく質性食品を増やすことにより脂質が増加するので，脂質エネルギー比率 20 ～ 30% E の食品を選ぶ．

たんぱく質性食品の増やし方

茶碗蒸し	→牛乳を入れる
だいこんなます	→油揚げを入れる
わらび餅	→スキムミルクを入れる
野菜サラダ	→ハム，ゆで卵，だいずなどを入れる

かさを増やさない工夫としては，汁物や汁の多い調理に注意する（あんかけ）．いも類，かぼちゃなどは調理によってかさが増えるので一品で多く用いない．

調理例　(kcal/100 g)

焼魚		60 g	→	焼魚	80 g
浸し	ほうれんそう	70 g		ほうれんそう	60 g
	ごま	2 g	→	ごま	2 g
				かまぼこ	10 g
煮物	さといも	60 g		さといも	40 g
	にんじん	20 g	→	にんじん	20 g
	凍り豆腐	10 g		凍り豆腐	10 g
				とり肉	20 g

注：一種のたんぱく質性食品で増やすより，多品目で増やすほうが食べやすい．

低たんぱく質食品の選択

たんぱく質性食品を減らすのでこれらに由来するエネルギー量を確保するために，たんぱく質が少なくエネルギー量の多い食品を選ぶ．油や砂糖，たんぱく質の少ないでん粉食品を上手に用いる．また低甘味調味料（**表 3-3**）として粉あめ（**表 3-4**）や消化のよい油脂（マクトン）**表 3-5** を用いる．

表 3-3　低甘味料の甘味度（しょ糖 100 に対して）

種類	しょ糖	果糖	ブドウ糖	乳糖	麦芽糖	転化糖	水あめ	粉あめ
甘味度	100	120～150	50～70	16～28	33～60	80～130	30 前後	30

表 3-4　粉あめの組成（100 g 中）

食品名	エネルギー (kcal)	たんぱく質 (g)	脂質 (g)	炭水化物 (g)	水分 (g)	Na (mg)	K (mg)
粉あめ	397	(0)	(0)	97.0	3.0	Tr	Tr

（日本食品標準成分表 2020 年版（八訂））

表 3-5　マクトンの組成（標準値／100 g 中）

	エネルギー (kcal)	脂質 (g)	たんぱく質 (g)	炭水化物 (g)	水分 (g)	食物繊維 (g)	Na (mg)	K (mg)	Ca (mg)	P (mg)
マクトンゼロパウダー	789	78.5	0	20.5	1.0	0	－	0～3	4.6	1.2
マクトンオイル	900	100	0	0	－	－	－	－	－	－

（キッセイ薬品工業）

MEMO

1）油や砂糖を上手に取り入れ，エネルギーを増やす調理例

ジャーマンサラダ（食塩 0.5%）
エネルギー 213 kcal，たんぱく質 1.4 g

材料

じゃがいも	70 g
揚げ油	7 g
たまねぎ	10 g
にんじん	10 g
さやいんげん	10 g
マヨネーズ	15 g
食塩	0.3 g

作り方

①一口大のじゃがいもを素揚げする
②たまねぎ，にんじん，さやいんげんをゆで，①②をマヨネーズで和える

ながいものあめ煮（食塩無添加）
エネルギー 250 kcal，たんぱく質 1.5 g

材料

ながいも	100 g	
揚げ油	10 g	
油	2 g	あめ
砂糖	20 g	あめ
酢	4 g	あめ

作り方

①ながいもは一口大に切り，素揚げする
②油，砂糖，酢であめを作り①にからめる

注：ながいもを素揚げしてから，さらに砂糖を加えるのでエネルギーが高まる

さつまいものバター煮（食塩無添加）
エネルギー 332 kcal，たんぱく質 1.1 g

材料

さつまいも	100 g
砂糖	30 g
バター（無塩）	10 g
レーズン	5 g
レモン汁	少々

作り方

さつまいもは輪切りにし，砂糖，バター，レーズン，水とともに煮汁がなくなるまで煮る

揚げ豆腐の甘酢あんかけ（食塩 0.7%）
エネルギー 235 kcal，たんぱく質 7.1 g

材料

豆腐	100 g
でん粉	3 g
揚げ油	10 g
にんじん	10 g
乾しいたけ	2 g（戻し 10 g）
もやし	30 g
グリンピース	5 g
炒め油	2 g

甘酢あん

だし汁	100 mL
でん粉	4 g
酢	10 g
砂糖	5 g
うすくちしょうゆ	13 g
だし汁の 2%食塩	

作り方

①豆腐は水切りし，でん粉をつけて揚げる
②せん切りの野菜を炒めて 1/2 の甘酢あんと混ぜ，豆腐に残りのあんをかける

注：豆腐をうずら卵，とり肉団子，白身魚に代えてもよい
豆腐を油で揚げたものと油炒めした野菜を使うので油が多くなるが，甘酢あんをかけると食べやすい

2）低甘味調味料（粉あめ）を用い，エネルギーを増やす

甘味の低い甘味料を用いると一品に用いる量が増えるのでエネルギーを上げることができる（表 3-3）.

粉あめの調理性

- 粉あめは，でん粉の酸分解物．甘味は砂糖の約 1/3
- 溶けやすいので，加熱調理の終わりの段階で用いる

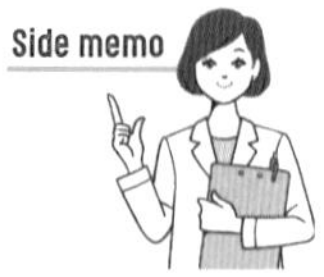

たんぱく質の算定基準

推定平均必要量（g/日）＝推定平均必要量算定の参照値（0.73）*1 ×参照体重（kg）
推奨量（g/日）＝推定平均必要量（g/日）×推奨量算定係数（1.25）*2

*1 推定平均必要量算定の参照値（g/kg 体重 / 日）＝たんぱく質維持必要量（0.66）÷消化率（0.90）＝ 0.73
*2 推奨量算定係数：1.25（個人間変動）

（日本人の食事摂取基準（2020 年版）より）

- 砂糖を使用する料理にはほとんど利用することができる．使用量が多いと味がくどく，継続使用しにくいので，使用量の上限に注意する．また砂糖と併用するほうがおいしい
- 煮物など照りを出したり，粘性を上げる料理に適する
- 粉あめ液の粘性を下げるためには熱湯に溶かす．添加後は強く攪拌しない．また加熱しすぎないよう注意する
- 甘味が低いので料理に多く使えるが，換水値に注意しないと料理全体の味が薄くなる（酢の物）．また，固まらないことがある（寒天寄せ）
- 吸湿性が高いので保存に注意する
- 粉あめを水分量の少ない料理に多量に用いると脱水して硬くなる（きんぴらごぼうなどの煮物）ので注意する

調理例

ワインゼリー
エネルギー 163 kcal，たんぱく質 0.3 g

材料

粉寒天	0.8 g
水	80 g
砂糖	10 g
粉あめ	10 g
ワイン（赤）	20 g
生クリーム	15 g
砂糖	3 g

作り方

①粉寒天を水で煮溶かし，砂糖，粉あめ，ワインを加え固める
②生クリーム，砂糖でホイップクリームを作り，上に飾る

フルーツクリーム
エネルギー 352 kcal，たんぱく質 0.9 g

材料

みかん缶詰	35 g
パインアップル缶詰	35 g（1 切）
チェリー缶詰	1 粒（4 g）
ホイップドクリーム	
生クリーム（高脂肪）	40 g
砂糖	5 g
粉あめ	30 g
バニラエッセンス	

作り方

①ホイップドクリームを作る
②パインアップルとみかんを置いて，ホイップドクリームをのせ，チェリーを飾る

冷やしくず湯 エネルギー 244 kcal，たんぱく質 0.3 g

材料

かたくり粉	10 g
砂糖	10 g
粉あめ	30 g
水	100 g
白桃缶詰	40 g
みかん缶詰	30 g

作り方

①かたくり粉，砂糖，水を火にかけ透明になったら粉あめを加え，冷やす
②白桃，みかんを添える

3）消化のよい油脂を用い，エネルギーを増やす

MCT（medium chain triglyceride，中鎖脂肪酸，中鎖トリグリセリド）は，炭素数 8 ～ 12 個の中鎖脂肪酸で構成されている油脂である．この油脂は消化吸収性に優れ，多量に油脂を使用する場合に適している（p.175 脂質異常症の項参照）．MCT として開発されたものにマクトン製品がある．マクトンはパウダーとオイルの 2 種類がある．マクトンの組成を表 3–5 に示す．

マクトンゼロパウダー：MCT だけを主成分とするたんぱく質ゼロの O/W 型乳化状態の分散液を乾燥して得られた乳白色の粉末油脂（微小脂肪球）である．

- 温度に左右されず簡単に水に溶けるので，あらゆる料理のエネルギーアップに利用でき，食物の保水性を増す．ただし，そのまま使うと“だま”ができやすく，また料理が白濁するので注意が必要である
- 塩を直接入れると乳化が壊れて分離する

- 砂糖を入れると砂糖の親水性により水に溶けやすくなりペースト状になる
- 酢を入れるとpHが低下して乳化性が失われ分離する
- サラダ油を入れると，油量が少ないときはペースト状になって溶けず，油量が多いと，分散して沈殿する

マクトンオイル：MCTに植物油を15%加えたもので，MCT単独より熱安定性（抗加水分解性が10倍も高い）に優れた液状の油脂である．食味も普通の油よりさっぱりしている．

- そのまま使うときは普通の油と同様で，むしろさっぱりした味である．ただし，マヨネーズは乳白濁しないので，直接作るよりも市販のマヨネーズに添加して使うほうが簡単にエネルギーアップできる
- 熱に対する性質は低分子であるため，重合を起こしにくいが，一般の調理油よりも熱安定性が悪いので次の温度に注意して調理の工夫をする

  発煙点140℃，引火点223℃，発火点227℃

マクトンを用いた調理（例）

カルピスゼリー

エネルギー154 kcal，たんぱく質0.3 g

材料

粉寒天	0.7 g
砂糖	10 g
カルピス	15 g
マクトンゼロパウダー	10 g
水	90 g
レモン汁	少々

作り方

①粉寒天を水で煮溶かし，砂糖，マクトンゼロパウダーを加えて溶かす
②カルピス，レモン汁を加えて固める

シチュー　エネルギー254 kcal，たんぱく質1.7 g

材料

たまねぎ	50 g
じゃがいも	60 g
にんじん	15 g
油	5 g
水	180 g
スープストック	2 g（食塩1 g）
食塩	0.3 g
マクトンゼロパウダー	10 g
ケチャップ	20 g（食塩0.6 g）
ルウ	
バター	5 g
低たんぱく質小麦粉	5 g

作り方

①たまねぎ，にんじんを油で炒める
②マクトンゼロパウダーを入れ少量の水で溶き，①とじゃがいもを入れ，90 mLの水にスープストックを加えて煮込む
③バターと低たんぱく質小麦粉と90 mLの水でルウを作る
④③に②を入れ，ケチャップを入れ，味つけする

けんちん汁

エネルギー146 kcal，たんぱく質4.2 g

材料

木綿豆腐	50 g
油	5 g
だいこん	20 g
にんじん	10 g
こんにゃく	10 g
さといも	10 g
ねぎ	3 g
だし汁	100 g
うすくちしょうゆ	8 g
酒	5 g
マクトンゼロパウダー	5 g

作り方

①だいこん，にんじん，こんにゃく，さといもを油で炒め，半量のだし汁，しょうゆ，酒を加えて軟らかくなるまで煮る
②マクトンゼロパウダーを溶かした半量のだし汁，豆腐，ねぎを加える

焼き飯　エネルギー581 kcal，たんぱく質4.5 g

材料（2人分）

低たんぱく質飯(ゆめごはん1/5)	180 g
たまねぎ	40 g
ピーマン	20 g
えび	20 g
油	20 g
マクトンゼロパウダー	10 g
食塩（飯＋具→0.7%）	1.8 g

作り方

①低たんぱく質飯とマクトンゼロパウダーを混ぜておく
②油でたまねぎ，ピーマン，えびを炒め，飯を加えてさらに炒め塩で味つけする

4）低たんぱく質調整食品（低たんぱく質飯・小麦粉）を用い，たんぱく質を減らす

低たんぱく質飯，低たんぱく質小麦粉などを使用することにより，主食に由来する植物性たんぱく質比率が低下して，良質の動物性たんぱく質比率が増加し，アミノ酸のバランスを改善することができる．

低たんぱく質小麦粉，低たんぱく質飯の組成は**表 3-6**，**表 3-7** に示す．

低たんぱく質飯は，米にたんぱく質分解酵素を添加してたんぱく質を減らしたものである．ごはんの形でレトルトパックとして販売されている．たんぱく質 1/8，1/10，1/25 などもある．

高エネルギー低たんぱく質食品としてドリンク飲料やゼリータイプのもの，また，ようかん，クッキー，せんべいなどマクトンや粉あめを使った食べやすいものが市販されている．間食に用いることでエネルギーの補給に役立つ．

表 3-6　低たんぱく質小麦粉の組成（100 g 中）

食品名	エネルギー (kcal)	たんぱく質 (g)	脂質 (g)	炭水化物 (g)	水分 (mL)	Na (mg)
薄力粉	349	8.3	1.5	75.8	14.0	Tr
T・T 小麦粉*1（低たんぱく質）	355	5.3	0.9	81.4	12.1	3.5
中力粉	337	9.0	1.6	75.1	14.0	1
強力粉	337	11.8	1.5	71.7	14.5	Tr
NR でんぷん小麦粉*1	350	0.3	0.4	86.3	12.9	6.8
でんぷん ホットケーキミックス*2	382	0	4.0	87.0	13.0	0.6*3

*1：グンプン，*2：オトコーポレーション，*3：食塩相当量（g）

（＊1，＊2 以外は日本食品標準成分表 2015 年版（七訂））

表 3-7　主食に用いられる低たんぱく質製品の組成（100 g 中）

栄養素 種類	水分 (g)	エネルギー (kcal)	たんぱく質 (g)	脂質 (g)	炭水化物 (g)	Na (mg)	K (mg)	P (mg)
ゆめごはん 1/5	60.0	162	0.5	0.4	39.1	1.0	0.2	15.0
ゆめごはん 1/10	60.0	162	0.2	0.4	39.4	1.0	0.2	15.0
ゆめごはん 1/25	60.0	162	0.1	0.4	39.5	1.0	0.2	15.0
ゆめごはん 1/35	59.2	166	0.07	0.5	40.3	2.0	0.2	12.0
でんぷん米（げんたくん）	—	355	0.3	0.8	86.7	52.0	34.0	25.0
げんたそば	12.5	354	2.9	0.8	83.7	3.6	93.0	51.5
げんたうどん	13.1	352	1.9	1.0	83.8	21.8	29.8	42.6
でんぷんスパゲティ*	13.2	349	0.3	0.5	85.9	6.1	6.1	25.7
ゆめベーカリー たんぱく質調整								
食パン	41.4	260	0.5	5.9	52.1	26.3	15.8	25.0
丸パン	34.2	292	0.4	6.6	58.8	44.0	16.6	27.4

たんぱく質調製パンは，たんぱく質を調製した米粉を使用している．

*：グンプン，＊以外はキッセイ薬品工業

「主食」として低たんぱく製品を用いる場合の注意

近年，技術開発の進展により，主食に用いられる飯，パンなどのたんぱく質量を大幅に減らすことができるようになり，その量を副食に回すことで豊かな食事づくりができる．しかしその結果，動物性たんぱく質や飽和脂肪酸エネルギー比率が上がるので，これらの適正比に留意しなければならない．

低たんぱく質調整食品を使用した調理（例）

低たんぱく質パン

エネルギー 685 kcal，たんぱく質 6.0 g

材料（でき上がり量約 2 人分）

低たんぱく質小麦粉	100 g
砂糖	10 g
粉あめ	10 g
バター	30 g
生イースト	3 g
レーズン	10 g
水	35 g

作り方

①水，砂糖，粉あめ，バターを溶かし，生イーストを加える
②小麦粉に①を加えてよく練り，約 30 分間発酵させる
③必要数に切り，丸める
④好みの形に整えて鉄板にのせ，ふたたび発酵させる（約 30 分間）
⑤オーブンに入れ，210 ℃で 20 分間焼く

低たんぱく質スパゲッティナポリタン

エネルギー 245 kcal，たんぱく質 1.1 g

材料

低たんぱく質スパゲッティ	50 g
たまねぎ	30 g
にんじん	10 g
マッシュルーム	30 g
トマトピューレー	10 g
植物油	5 g

作り方

①スパゲッティをゆでる
②油でたまねぎ，にんじん，マッシュルームを炒め，トマトピューレー，塩で味を調え，スパゲッティと混ぜ合わせる
食塩は材料の 0.5%（スパゲッティはゆでた重量で計算）

注：低たんぱく質スパゲッティは粘りが弱いため，ゆでる時間や炒め方に注意しないと団子になりやすい

クッキー

エネルギー 202 kcal，たんぱく質 1.1 g

材料

低たんぱく質小麦粉	20 g
無塩バター	10 g
砂糖	10 g
粉あめ	5 g
シナモン	

作り方

①無塩バターを泡立て器で混ぜ，砂糖，粉あめを加えてさらに混ぜる
②小麦粉とシナモンを加えて混ぜ合わせた後，成形してオーブンで焼く

注：粉あめの量が多いとあめ状になって成形ができなくなる

蒸しパン

エネルギー 662 kcal，たんぱく質 0.7 g

材料（でき上がり量約 2 人分）

米でん粉	100 g
水	90 g
無塩バター	10 g
砂糖	20 g
ベーキングパウダー	4 g
レーズン	20 g
りんご	50 g
砂糖	10 g

作り方

①りんごと砂糖でコンポートを作る
②無塩バター，砂糖を混ぜ，水を加えてさらに混ぜ合わせる．でん粉，ベーキングパウダー，ラムレーズン，コンポートを加えて混ぜ合わせ，型に流し蒸す

注：りんごのコンポートを作り，ほかの材料と混合して蒸す

低たんぱく米を使ったチキンリゾット

エネルギー 512 kcal，たんぱく質 7.2 g

材料（約 2 人分）

でんぷん米（げんたくん）（たんぱく質 0.2 g/100 g）	85 g
とりひき肉	40 g
たまねぎ	60 g
ピーマン	15 g
※ 1 バター	15 g
※ 2 固形ブイヨン	2 g（食塩 0.8 g）
食塩	1.2 g
トマトジュース（無塩）	50 g
水	250 g

作り方

①厚手の鍋にバターを溶かし，たまねぎ（みじん切り），とり肉，ピーマン（みじん切り）を炒める
②水，固形ブイヨン，トマトジュース，塩を加え，攪拌しながらでん粉米を加え，中火で時々攪拌する．沸騰後は弱火にして数分加熱し，火を止め，10 分蒸らす

※ 1 有塩バター　食塩 1.9 g/100 g
※ 2 固形ブイヨン 1 個 4 g あたり食塩 1.6 g

⑤たんぱく質の少ない食品を用い，かさを増やす

たんぱく質性食品を減らすために料理の総量が減るので，かさを増して一食が豊かになるよう工夫が必要である．

調理例

煮魚	魚	60 g	→	魚	30 g
				さといも	50 g
カツ	豚ヒレ肉	60 g	→	串カツ	
				豚ヒレ肉	30 g
				ねぎ	20 g
				生しいたけ	20 g
あんかけ くずあん（50 g）	豆腐	100 g	→	豆腐	50 g
				野菜あん（100 g）	
				たけのこ	30 g
				乾しいたけ	2 g
				にんじん	10 g
				だし汁	50 g
				かたくり粉	2 g

演習問題

基本料理を低たんぱく質食と高たんぱく質食に変更しなさい．

低たんぱく質食（g）	たんぱく質量（g）	基本料理（g）		たんぱく質量（g）	高たんぱく質食（g）	たんぱく質量（g）
		焼肉				
		牛肉（かた脂身つき）	70	12.4		
		ししとうがらし	20	0.3		
		生しいたけ	30	0.6		
		野菜炒め				
		キャベツ	70	0.6		
		にんじん	10	0.1		
		ハム（ボンレス）	20	3.2		
		もやし	30	0.4		
		けんちん汁				
		木綿豆腐	30	2.0		
		ごぼう	10	0.1		
		ねぎ	5	0.1		
		にんじん	5	0		
		油	3	0		
		かたくり粉	2	0		
合計		合計		19.6	合計	

3 脂質コントロール食

1…基本的な考え方

脂質コントロール食は脂質の量と質をコントロールする食事のことである.

脂質の量の制限は，必要なエネルギー量を確保し，必要な栄養素のバランスを保つことである．また消化管への刺激を緩和させるために働く脂質は，エネルギー源として重要なだけではなく，脂溶性ビタミンの吸収を助け，また性ホルモンやステロイドホルモンの材料になる重要な役割をもっているので病態に合わせてコントロールする必要がある.

脂質摂取量の減少は炭水化物，たんぱく質の量に影響される．低脂肪で高炭水化物食は食後血糖値および血中中性脂肪を増加させ，冠動脈性心疾患のリスクを高くする．炭水化物エネルギー比，血中HDLコレステロール，LDLコレステロール，総コレステロール，血中中性脂肪濃度を適正に保つためには，成人においては脂肪エネルギー比率を20～30%Eにするのがよいとされている.

極端な脂質の制限は食品中のたんぱく質の不足やエネルギーの不足を招く.

質の調節は必須脂肪酸を確保し，適正な脂肪酸比率を保ち，コレステロールの適正量に注意する．これにより脂質代謝の改善，脂質異常症の予防や進展を抑えることができる．S：M：Pは3：4：3またはn-6：n-3は3～4：1を目安とし，コレステロールは適正量をとることが望ましい．多価不飽和脂肪酸は体内の過酸化物を生成しやすいため，ビタミンE，ビタミンC，β-カロテンなどの抗酸化物を合わせて摂取する.

2…適応症

● 脂質の量を制限する疾患

急性・慢性膵炎，胆嚢炎，急性肝炎黄疸期，脂肪肝，脂質異常症.

● 量に加えて質のコントロールを重視する疾患

脂質異常症，動脈硬化症.

3…食品の選択と調理の工夫

● 食品の選択

脂質の量を制限する場合（p.45低エネルギー食の項参照）

- 脂質の多い食品を避ける.
- 肉類は脂質の少ない部位を選ぶ.

脂質の質に注意する場合

- 病態によって脂肪酸のとり方に注意する

飽和脂肪酸（S），一価不飽和脂肪酸（M），多価不飽和脂肪酸（P）（n-6系，n-3系）コレステロールについては，各種血中リポたんぱく質やコレステロールの増加に配慮して適正に摂取するようにこころがける.

脂肪酸を含む身近な食品の脂肪酸構成を**表3-8**に示す.

HDLコレステロール
high-density lipoprotein cholesterol; 高密度〈比重〉リポたんぱく質コレステロール

LDLコレステロール
low-density lipoprotein cholesterol; 低密度〈比重〉リポたんぱく質コレステロール

S：M：P
saturated fatty acid; 飽和脂肪酸
monounsaturated fatty acid; 一価不飽和脂肪酸
polyunsaturated fatty acid; 多価不飽和脂肪酸

表 3-8　身近な食品の脂肪酸組成　(g/100 g 中)

食品	飽和脂肪酸（S）(g)	不飽和脂肪酸		
		一価（M）(g)	多価（P）	
			n-3(g)	n-6(g)
なたね油	7.06	60.09	7.52	18.59
大豆油	14.87	22.12	6.1	49.67
オリーブ油	13.29	74.04	0.6	6.64
ごま油	15.04	37.59	0.31	40.88
パーム油	47.08	36.70	0.19	8.97
即席中華めん（油揚げ乾燥）	8.43	7.21	0.07	2.09
ソフトマーガリン	23.04	39.32	1.17	11.81
有塩バター	50.45	17.97	0.28	1.86
牛乳（普通）	2.33	0.87	0.02	0.1
和牛ロース（かた脂身つき）	(12.19)	(20.16)	(0.04)	(1.01)
鶏卵（全）	3.12	4.32	0.11	1.32
くろまぐろ（脂身）	5.91	10.20	5.81	0.6
まさば	4.57	5.03	2.12	0.43
まだい（天然）	1.47	1.59	1.16	0.17
ラード	39.29	43.56	0.46	9.35

（日本食品標準成分表 2020 年版（八訂））

飽和脂肪酸

平成 28 年国民健康・栄養調査結果の報告では，日本人成人における飽和脂肪酸の摂取量（中央値）は男性の 18 ～ 49 歳は 7.6 ～ 7.1%E/ 日，女性の 18 ～ 64 歳は 7.2 ～ 7.5%E/ 日と目標量 7%E/日以上の量を摂取していることが認められている．とくに女性の摂取量は，約 50 年間にわたり過剰である．生活習慣病の発症と重症化は，総脂質量よりも脂質の質，すなわち脂肪酸の影響を大きく受けると考えられており，飽和脂肪酸の摂取量を下げると心筋梗塞罹患のリスクを少なくすることが示唆されているので，目標量は摂取量 7%E/日以下（18 歳以上）と設定されている．

n-6 系脂肪酸

生体内で合成できないので経口摂取する必要がある．「日本人の食事摂取基準（2020 年版）」では，多量摂取の安全性が危惧される．成人では安全性を考慮して，目安量は，男性 18 ～ 29 歳 11 g/ 日，30 ～ 64 歳 10 g/ 日，65 ～ 74 歳 9 g/ 日，75 歳以上 8 g/ 日，女性 18 ～ 74 歳 8 g/ 日，75 歳以上 7 g/ 日としている（p.64 脚注参照）．

n-3 系脂肪酸

生体内で合成されない（必須脂肪酸）ため欠乏すると皮膚炎などを発症する．植物性調理油由来の α-リノレン酸と魚由来の EPA（IPA），DHA などが含まれる．「日本人の食事摂取基準（2020 年版）」では，n-3 系脂肪酸の目安量は男性 2.0～2.4 g/日，女性 1.6～2.0 g/日としている（p.64 脚注参照）．n-3 系脂肪酸はいろいろな生理作用を介して血栓の予防に役立つ．魚油，とくに青魚やえごま油，あまに油に多く含まれる（**表 3-9**）．ただし，酸化されやすいため，鮮度のよいものを使用する．

食事性コレステロール

飽和脂肪酸ほど虚血性心疾患の罹患率には影響はないが，多量の食事性コレステロール摂取により LDL コレステロール値が増加し，動脈硬化の進展の可能性がある．

低コレステロール血症では脳出血などを発症する可能性がある（**表 3-10**）．

EPA（IPA）
(e)icosapentaenoic acid; (エ)イコサペンタエン酸

DHA
docosahexaenoic acid; ドコサヘキサエン酸

卵（鶏卵）
卵（鶏卵）はコレステロールの含有率が高く，また日常の摂取量も多い．卵の摂取量と疾患のリスクとの関係は種々関連が調べられている．しかし卵の摂取量と動脈硬化性罹患・脳卒中罹患との関連は，日本人を対象とした研究においても，1 日に卵を 2 個以上摂取した群でも死亡率との関連は認められていない．

表 3-9 EPA と DHA を多く含む食品（mg/ 可食部 100 g）

食品名	EPA	DHA	食品名	EPA	DHA
まいわし（生）	780	870	はまち（養殖，切り身）	450	910
まいわし（丸干し）	540	510	ぶり（生，切り身）	940	1,700
まあじ（生）	300	570	くろまぐろ（赤身，切り身）	27	120
まさば（生）	690	970	くろまぐろ（脂身，切り身）	1,400	3,200
さんま（生）	1,500	2,200	うなぎ（かば焼き）	750	1,300
まだい（天然，生）	300	610	輸入（からふと）ししゃも（生干し）	740	650
まだい（養殖，生）	520	780			

（日本食品標準成分表 2020 年版（八訂））

表 3-10 コレステロールの多い食品（100 g 中）

食品名	コレステロール (mg)	食品名	コレステロール (mg)
卵黄	1,200	するめいか	250
卵	370	するめ	980
イクラ	480	うなぎ	230
かずのこ	370	牛レバー	240
たらこ	350	にわとりレバー	370
		バター	210

（日本食品標準成分表 2020 年版（八訂））

EPA（IPA），DHA の生理作用

① 血小板凝集抑制作用があり，血栓の予防，動脈硬化症の予防や治療に効果がある．

② VLDL 合成抑制による VLDL 低下作用がある．

- 抗酸化作用のある食品（ファイトケミカル）を選ぶ

n-3 系脂肪酸は酸化されやすく過剰摂取により人体に有害な過酸化脂質の増加が考えられるので，ビタミン C，ビタミン E，β-カロテン（**表 3-11**），その他フラボノイド類：カテキン（緑茶），ポリフェノール（赤ワイン），セサミノール（ごま）などを摂取する．

表 3-11 ビタミン E，C，β-カロテンを多く含む食品（抗酸化食品）（100 g）

ビタミン E (mg) (α-トコフェロール)		ビタミン C (mg)		β-カロテン (μg)	
とうがらし	8.9	なのはな	130	モロヘイヤ	10,000
たらこ（生）	7.1	ブロッコリー	140	にんじん	6,700
かずのこ（生）	5.1	とうがらし	120	とうがらし	6,600
西洋かぼちゃ	4.9	かき（果実）	70	しゅんぎく	4,500
うなぎ（かば焼き）	4.9	キウイフルーツ	71	ほうれんそう	4,200
アボカド	3.3	いちご	62	西洋かぼちゃ	3,900
ほうれんそう	2.1	ネーブル	60	だいこん葉	3,900
		じゃがいも	28	にら	3,500
		西洋かぼちゃ	43	こまつな	3,100

（日本食品標準成分表 2020 年版（八訂））

ファイトケミカル（植物が作る化学物質）

ファイトケミカル（フィトケミカル）はギリシャ語で植物を表すファイト（phyto）と英語の化学を組み合わせた造語．これまでに判明している成分は約 1,500 種類で，代表はポリフェノール（アントシアニン，イソフラボン，カテキン，リグナンなど），このほかカロテノイド，イオウ化合物，糖関連化合物，香り成分などがある．生理作用は抗酸化作用，免疫細胞を増やす働きを高める，がんの発生や増殖抑制である．

調理の工夫

脂質量を減らす工夫

①油を使わない工夫

- 卵料理　目玉焼き→ホイルに卵を落として焼く
  オムレツ→だし巻き，千草焼き
  スクランブルドエッグ→和風炒り卵
- 肉料理　揚げ物→焼き物，冷しゃぶ
  炒め物→網焼き
- 魚料理　揚げ物→焼き物，煮物，蒸し物
  ムニエル→ホイル焼き
  揚げ魚→蒸し魚のあんかけ
  揚げ魚の酢しょうゆ漬→焼魚の酢しょうゆ漬
- 野菜料理　炒め物→煮物，和え物，浸し物，酢の物
  サラダ→酢の物，浸し物
- バタートーストパン→ジャム・シナモンシュガー
- 飲物　牛乳→低脂肪牛乳→トマトジュース・紅茶

②油を減らす工夫（p.47 油の使い方の項参照）

- ドレッシングの工夫
  ① みじん切りたまねぎ・トマト・きゅうりなどを入れたラビゴットドレッシング
  ② レモン・しょうゆドレッシング，ごま，からしドレッシング
  ③ ピーナッツドレッシング（ピーナッツバター，レモン，マッシュルーム）
- マヨネーズの工夫
  ヨーグルトマヨネーズ，しそマヨネーズ，オーロラソース
- 脱脂粉乳の工夫
  ①脱脂粉乳で作ったドリンク
  　ドリンクは脱脂粉乳 22 g を白湯（60℃）200 mL で溶くのが一般的であるが，飲みにくいので副材料を添加（全乳 200 mL につき）して工夫する．
  ・砂糖，はちみつ（5 ～ 10 g），カルピス，濃縮ジュース（20 mL）
  ・風味を添えるバニラ，レモンエッセンス，紅茶
  ・バナナ，果物の缶詰をミキサーにかける
  ②脱脂粉乳を使った料理
  ・マッシュポテト：じゃがいも 100 g に脱脂粉乳 10 g を加える．
  ・ゼリー：脱脂粉乳に風味を添えるため果物入りゼリーがよい．
  ・ピューレースープ：脱脂乳とピューレーを混ぜて作る．

脂質の質に注意する工夫

- 肉類の調理法は，網焼き，しゃぶしゃぶなど脂を加熱時に少なくできる方法を選ぶ（飽和脂肪酸を減らす）．
- 植物ステロールを使用したマヨネーズを利用し，コレステロールを低下させる（特定保健用食品）．

かきのコレステロール

かきにはコレステロールが多いが，血中コレステロールを低下させるタウリンや n-3 系脂肪酸が多いので，普通量ならさしつかえない．

- その他の調理の工夫
  たいのムニエル・バター→さばのムニエル・オリーブ油がよい（飽和脂肪酸を減らす）
  マヨネーズ和え→ドレッシング和え（えごま油，あまに油を用いる）

油脂の性質

- えごま（荏胡麻）油：n-3 系（オメガ 3）脂肪酸である α-リノレン酸が 58,000 mg/100 g 含まれている．
- あまに（亜麻仁）油：α-リノレン酸が 57,000 mg/100 g 含まれている．
- オリーブ油：n-9 系（オメガ 9）脂肪酸であるオレイン酸を豊富に含んでいる．オレイン酸はリノール酸と比較して酸化安定性が高いため，揚げ物や炒め物に用いるとよい．ただし，エキストラバージンオリーブオイルはポリフェノール類が多く加熱により失われやすいので，生で食べる調理法（サラダ，マリネ，カルパッチョなど）に用いるとよい．

  ※ n-3 系脂肪酸と n-6 系脂肪酸の使用量はバランスが重要（日本人の食事摂取基準（2020 年版）参照）．

改善例

例 1

オムレツ（248 kcal）

卵	100 g
牛乳	15 g
食塩	0.6 g
こしょう	少々
バター	10 g
サラダ油	3 g

➡

千草焼き（127 kcal）

卵	50 g
生しいたけ	10 g
たけのこ	10 g
にんじん	10 g
かに缶	20 g
食塩	0.8 g
みりん	3 g
サラダ油	3 g

例 2

あじのフライ（371 kcal）

あじ	100 g
食塩	0.6 g
こしょう	少々
小麦粉	10 g
卵	12 g
パン粉	20 g
揚げ油	15 g
レモン	

➡

あじのたたき（119 kcal）

あじ	100 g
ねぎ	5 g
おろししょうが	少々
青しそ	少々
かいわれだいこん	10 g
こいくちしょうゆ	4 g
だし汁	5 g

例 3　サラダドレッシングの工夫

フレンチドレッシング（91 kcal）

サラダオイル	10 g
酢	10 g
食塩	0.7 g
こしょう	少々

➡

梅しそドレッシング（5 kcal）

梅干し	1/2 個
青しそ	1 枚
酢	10 g
だし汁	20 g

ヨーグルトドレッシング（8 kcal）

プレーンヨーグルト	10 g
酢	7 g
食塩	0.7 g
こしょう	少々

脂質目標量（日本人の食事摂取基準（2020 年版））
総脂質
男女共通：20 ～ 30%E
飽和脂肪酸
男女共通：7.0% E 以下

n-6 系脂肪酸・目安量（g/日）

年齢	男性	女性
18 ～ 29 歳	11	8
30 ～ 49 歳	10	8
50 ～ 64 歳	10	8
65 ～ 74 歳	9	8
75 歳以上	8	7

n-3 系脂肪酸・目安量（g/日）

年齢	男性	女性
18 ～ 29 歳	2.0	1.6
30 ～ 49 歳	2.0	1.6
50 ～ 64 歳	2.2	1.9
65 ～ 74 歳	2.2	2.0
75 歳以上	2.1	1.8

料理例

カリカリパン粉コロッケ（油で揚げないコロッケ）

材料

じゃがいも	70 g
牛ひき肉	20 g
たまねぎ	40 g
酒	5 g
パン粉	30 g
油	5 g
食塩	1.0 g
こしょう	少々
キャベツ	20 g
くし型レモン	1 個

作り方

①じゃがいもをゆでて，つぶす
②酒をフライパンに入れ，みじん切りたまねぎ，牛ひき肉を炒め，塩，こしょうをする（油を入れない）
③①と②をよく混ぜ合わせ，小判型にする
④パン粉に油を均等に振りかけ，フライパンできつね色になるまで煎る．バットに広げ，③を置き，パン粉を押さえるようにして均等につける
⑤せん切りキャベツとレモンを添える

注：通常のコロッケより調理油 20 g 分（180 kcal）をカットできる

サフランライス（油で炒めないバターライス）

材料

白米	70 g
水	110 mL
サフラン	少々
バター	2 g
赤ピーマン	10 g
食塩	1.0 g（0.6%食塩）

作り方

①米を洗い，水切りする．水とサフランを入れ 30 分浸漬し，塩を加え炊飯器で炊く
②赤ピーマンを菱形に切り，油を少量入れた湯でゆでておく（色を美しくするため）
③炊き上がった①にバターを入れてよく混ぜ，ライス型に入れて皿に盛り，赤ピーマンをライスの中央上に，放射状に飾る

注：バターを仕上げに混ぜるだけのピラフなので，オイルを 10 g（90 kcal）カットできる

演習問題

基本料理を工夫して，低脂肪食を考えなさい．

基本料理				低脂肪食			
料理名	材料	重量(g)	脂質量(g)	料理名	材料	重量	脂肪量
トンカツ	豚肉（かたロース）	70	12.9				
	小麦粉	7	0.1				
	卵	8	0.7				
	パン粉	18	1.1				
	油	10	9.7				
マカロニサラダ	マカロニ	20	0.3				
	きゅうり	10	0				
	卵	10	0.9				
	たまねぎ	5	0				
	マヨネーズ	15	10.9				
スープ（ポタージュ）	じゃがいも	90	0				
	たまねぎ	70	0				
	牛乳	80	2.8				
	生クリーム	10	4.0				
合計			43.4	合計			

4 食塩制限食

1…基本的な考え方

日本人の食塩摂取量は諸外国に比べ多い．一日の食塩必要量は 1.5 g（ナトリウムで 600 mg）/ 日前後といわれているが，日本人の現在の摂取量や食生活を考慮し「日本人の食事摂取基準（2020 年版）」で成人の目標量（男性 7.5 g 未満，女性 6.5 g 未満）が示されている．

食塩制限食は，食事の食塩含有量を減らして食塩をコントロールすることを指すが，一日の食塩摂取量は 6 g 未満をもって食塩制限食と定義している．治療上の食塩制限食は病態の程度により食塩量が定められる．

日本人にとって食塩制限食は，高血圧症や動脈硬化症などの生活習慣病予防のために，また腎疾患，心疾患など浮腫を伴う疾患の治療のために重要である．

2…適応症

● 浮腫を伴う疾患

腎臓疾患，うっ血性心不全，肝硬変，低栄養（腹水のある場合）など．

● 食塩の制限が必要な疾患

高血圧，腎臓疾患，糖尿病，動脈硬化症，妊娠高血圧症候群など．

3…食品の選択と調理の工夫

● 食品の選択

食塩制限食では，食品中に含まれているナトリウム（Na）量は食塩量に換算して計算するが，調味料としての食塩や加工食品中の食塩だけをもって計算する場合もある．

ナトリウムの食塩換算法

食塩（NaCl）10 g 中にはナトリウムが約 4 g 含まれている．

Na の原子量 22.99

Cl の原子量 35.49

食塩（g）＝ Na（mg）× 2.54 ÷ 1,000

$$\text{ナトリウム換算係数} = \frac{\mathrm{NaCl}}{\mathrm{Na}} = \frac{58.48}{22.99} \fallingdotseq 2.54$$

①食品中のナトリウム量の少ないものを選ぶ

一般に日常の食事では，調味料としての食塩や加工食品中の食塩を除いて食品中のナトリウム量を食塩に換算すると一日 1 ～ 2 g 含まれているといわれているが，食品中のナトリウム量は，食品の種類によってかなり異なる（**表 3-12**）．植物性食品は少なく動物性食品に比較的多い．また炭水化物や脂質の多い食品は少なく，たんぱく質に富む食品に多い．したがって使用する食品の種類によっては，食塩量を一日 1 ～ 0.5 g 以下にすることができる．

②加工食品（パン，ハム，かまぼこなど）の食塩量に注意する（**表 3-13**）

浮腫の成因

浮腫とは細胞外液量の増えた状態である．種々の原因によって起こるが，主な原因は，①毛細血管圧の亢進，②血漿膠質浸透圧の低下，③ナトリウムの貯留，④リンパ管閉塞，がある．

WHO の減塩目標量

5 g/ 日未満

③食塩を制限しておいしく食べるには，とくに食品の鮮度，出回り時期に注意する．

④調味料の食塩量に注意する（**表 3-14**）．

表 3-12　食品中のナトリウム含量（mg/ 可食分 100 g）

食品名	ナトリウム量	食品名	ナトリウム量
精白米	1	牛乳	41
じゃがいも	1	豆腐（木綿）	21
あじ（生）	130	かぼちゃ	1
いか（生）	210	きゅうり	1
かき（生）	460	だいこん	17
かれい（生）	110	たまねぎ	2
さば（生）	110	にんじん	34
さんま（生）	140	ほうれんそう	16
ぶり（生）	32	りんご	Tr
牛肉（かたロース）	42	みかん	1

（日本食品標準成分表 2020 年版（八訂））

表 3-13　加工食品の食塩相当量（g/100 g）

食品名	食塩	食品名	食塩	食品名	食塩
あさりのつくだ煮	7.4	蒸しかまぼこ	2.5	あられ	(1.7)
しらす干し（半乾）	6.6	ロースハム	2.3	揚げせんべい	(1.2)
わかさぎのつくだ煮	4.8	ウインナーソーセージ	1.9	ポテトチップス	1.0
たらこ（塩蔵生）	4.6	牛肉の大和煮缶詰	1.8	こんぶのつくだ煮	7.4
さんまのみりん干し	3.6	プロセスチーズ	2.8	梅干し（塩漬）	18.2
まぐろの味つけ缶詰	1.9	そうめん（乾）	3.8	梅びしお	7.9
あじの開き干し	1.7	ゆでそうめん	0.2	たくあん（塩干）	3.3
あさりの水煮缶詰	1.0	フランスパン	1.6	はくさい漬け	2.1
ちくわ	2.1	食パン	1.2	バター	1.9
さつま揚げ	1.9	ぶどうパン	1.0		
はんぺん	1.5	パン粉	0.9		

（日本食品標準成分表 2020 年版（八訂））

表 3-14　調味料の食塩相当量

食品名	含有食塩 1 g に相当する重量（g）	食塩（g）100 g 中	食塩（g）100 mL 中	比重
こいくちしょうゆ	7（6）	14.5	17.1	1.18
うすくちしょうゆ	6（5）	16.0	18.9	1.18
淡色辛みそ（信州みそ）	8	12.4		
赤色辛みそ	8	13.0		
豆みそ（東海みそ）	9	10.9		
ウスターソース	12（10）	8.5	10.1	1.20
甘みそ（関西白みそ，西京みそ）	16	6.1		
濃厚ソース	18	5.6		
トマトケチャップ	30	3.1		
マヨネーズ（卵黄型）	43	2.0		
減塩しょうゆ	12	8.3		

注：減塩しょうゆは，普通しょうゆの食塩量を約 1/2 にしたもので，風味がよく，よく使われる．

（　）内 mL．トマトピューレーは調味料として用いられることがあるが添加食塩はない．

（日本食品標準成分表 2020 年版（八訂））

調理の工夫――食べやすい食塩制限食の食味テストによる検討

塩味調理においておいしく食べられる濃度は塩辛いものを除けば，ほとんどの料理の濃度は 0.6 ～ 2.0％の範囲である．これは甘味に比べて適応濃度の範囲が非常に狭いことが特徴であり，食塩制限調理の難しさである．

塩味を減らした場合は，薄味でもおいしく食べられる最低の濃度（塩味適応濃度）をまず調理別に把握することが大切である．これらの濃度は調理の方法や調味料の使い方，あるいは調理の工夫でさらに低下させることができる．また調味は塩味だけでなく，ほかの味（甘味，酸味）を混合することにより相互の味が関連し合って調和のとれた味を出すので，塩味を減らせばそれに合ったほかの調味料との配合もポイントである．そこで基本的調味を例に，食塩制限しても食味を下げずに食べられる調味濃度を確認するために食味テストにより検討を加える．

① 塩味適応濃度（塩味調味の場合）

- 普通の料理をどのくらいまで食塩を減らしても食べられるかを検討する．
- 食味テスト：3 段階の異なった食塩濃度で調味し，薄くても食べられる濃度を選び，さらに普通味と比較する．
- 塩味適応濃度について検討する．

料理名	材料	食塩制限味 食塩濃度（%）			作り方	普通の味（%）
すまし汁	だし汁	0.7	0.5	0.3	しょうゆで味つけする	0.6 ～ 0.8
浸し	ほうれんそう	0.7	0.5	0.3	ゆでて絞った重量に対する食塩%，味つけはしょうゆ	0.8 ～ 1.2
焼き魚	あじ	1.0	0.8	0.6	調理後の重量に対する食塩%，素焼き，しょうゆかけ	1.0 ～ 1.5
野菜ソテー	キャベツ	0.7	0.5	0.3	油は材料の 5%，塩で調味	0.6 ～ 0.8

減塩適応濃度に○印をつける．

② 食塩制限調理に適した他の調味料の配合

塩味と甘味を混合した場合（煮物）

- 塩味を減らした煮だいこんの甘味の適した配合について検討する．

食塩濃度（%）	砂糖濃度（%）	順　位	食味テスト
1.0	2		2 種類の食塩濃度でそれぞれ 3 段階の異なった砂糖の配合で作っただいこんの煮物についてである．どれが食べやすいか，食べやすい順位をつけ，さらに普通味と比較する． （作り方） だいこん 1 切 20 g の半月切りに，材料と同量の煮汁を入れ，煮汁が全部蒸発するまでゆっくり煮込む（材料＋鍋の重量を量っておくとよい）．
	3		
	4		
0.5	1		
	2		
	3		

食塩の役割

塩は，防腐，脱水，粘性を増す（すり身料理），弾力性（パン，めん），におい抜き（魚などの），色どめ，たんぱく質の凝固など，いろいろな役割を果たしている．減塩調理ではこれらの効果が得られないので，それに代わる対策が必要となり，普通の調理操作とは異なる方法や工夫が求められる．

塩味と酸味を混合した場合（二杯酢）

- 塩味を減らしたほうれんそう浸しの酸味の適した配合について検討する.

	食塩濃度（%）	食酢濃度（%）	順　位	食味テスト
普通	1.0	8		2種類の食塩濃度でそれぞれ3段階の異なった食酢の配合で作った酢の物について，どれが食べやすいか，食べやすい順位をつけ，さらに普通味と比較する.
		10		
		12		
食塩制限	0.5	4		（作り方） 試料のほうれんそうはゆでて絞る．その重量を量り，調味料の量を計算する.
		6		
		8		

調味料は材料に対する外割%.

塩味と酸味・甘味を混合した場合（三杯酢）

- ほうれんそう和え物の減塩適応濃度を三杯酢で比較検討する.

食塩（%）	三杯酢 砂糖（%）			三杯酢 酢（%）			食味テスト
0.8	3	2	1	8	6	5	ほうれんそうをゆでて絞り，3段階の食塩濃度で，三杯酢で和え物を作り，それぞれの減塩適応濃度に○印をつける
0.5	3	2	1	8	6	5	上記の調味料を適宜組み合わせてテストする
0.3	3	2	1	8	6	5	

③ 塩味適応濃度と調理方法

同じ食塩濃度で調理方法を変えた場合の適応濃度

魚料理　**食塩濃度 0.5%**

調理方法	材　料（g）	順　位	備　　考	食味テスト
焼　く	魚　100 しょうゆ　(3)		素焼き，しょうゆかけ	同じ食塩濃度で調理方法を変えてどれが食べやすいか検討する
揚げる	魚　100 小麦粉　5 食塩　(0.5)		魚に塩をしてから揚げ，後で何もつけない	
揚げる	魚　100 小麦粉　5 しょうゆ　(3)		魚に小麦粉をまぶしてから揚げ，しょうゆをかける	
煮　る	魚　100 しょうゆ　(3) 砂糖　3		煮汁を入れて，煮汁が蒸発するまでゆっくりと煮込む（鍋＋材料の重量を量っておく）	

魚は脂質の少ないものを使用すること.

切り方を変えた場合

- 同じ食塩濃度で切り方を変えて，どれが食べやすいか検討する.

じゃがいも　**食塩濃度 0.5%**

	作り方	順位	食味テスト
マッシュポテト	じゃがいもを蒸してマッシュにして0.5%の食塩を入れる		3種類の異なった切り方で，じゃがいもを煮て，食べやすい（塩味をよく感じる）順位をつける
粉ふきいも	4 cmの角切りにしてゆで，0.5%の食塩をまんべんなく振る		
粉ふきいも	2 cm角切りにしてゆで，0.5%の食塩をまんべんなく振る		

同じ料理で食塩の加え方を変えた場合

サンドイッチ　**食塩 1 g**

a. 無塩パンに挟む材料に塩を入れる		b. 有塩パンを用いる		食味テスト
無塩パン	80 g	パン（有塩）*	80 g	a，b どちらが食べやすいか記号に○印をつける
卵	100	卵	100	
マヨネーズ（無塩）	20	マヨネーズ（無塩）	20	
食塩	1	*パン 80 g 中に食塩 1 g が含まれている．		

和えものの工夫

きゅうり，だいこん，かぶなどは 1 ～ 2%の食塩を振り，脱水してから和えるが，食塩制限の場合の場合は，次の方法をとる（調理例参照）．

- 熱湯をかけ，絞ってから和える．
- おろして組織から出た水を除いてから味つけする．
- 普通の料理と同様に塩をしたときは水洗いしてよく絞ってから和える（この場合の食塩残留量は初めの振り塩の約 40 ～ 50%である）．
- 酢，砂糖にしばらく漬けておき絞ってから和える（無塩の場合）．
- できるだけ細く切って布巾に包み，しっかり絞ってから和える．

香辛料の効用の調理例

焼きとり　**食塩 0.5%，粉さんしょう使用**

材料

とり肉（皮，脂を除く）	80 g
おろししょうが	5 g
酒	2 g
こいくちしょうゆ	3 g
粉さんしょう	少々

注：普通味，1%食塩
　しょうが，粉さんしょうで香りをつける

カレー煮　**食塩 0.5%，カレー粉使用**

材料

とり肉（皮，脂を除く）	50 g
じゃがいも	40 g
にんじん	5 g
さやいんげん	5 g
スープストック（食塩相当量 /1 g）	2 g
水	100 g
カレー粉	1 g
ケチャップ（食塩相当量 0.1 g）	3 g

注：普通味（筑前煮），1.2～1.5%食塩
　カレー粉，スープストック，ケチャップなどで香りをつけて煮込む
　煮汁はなくなるものとして調味%を出す

ポテトサラダ　**食塩 0.3%，こしょう使用**

材料

じゃがいも	40 g
にんじん	10 g
たまねぎ	15 g
きゅうり	20 g
とりささ身	15 g
マヨネーズ（市販）	15 g（食塩は 2.3 g/100 g）
りんご酢	3 g
こしょう	少々

注：普通味（サラダ），0.6～0.8%食塩
　りんご酢で香りをつける

揚げなすの煮物　**食塩 0.5%，しょうが使用**

材料

なす	100 g
揚げ油	10 g
土しょうが（針しょうが）	5 g
こいくちしょうゆ	3 g
砂糖	1.5 g
だし汁	30 g
（だし汁がなくなるまで煮込む）	

注：普通味（なすの煮物），1 ～ 1.2%食塩
　しょうが，油の味で食べやすくする

焙焦フレーバーの効用の調理例

かやく飯の焼きおにぎり　食塩 0.4%

材料

米	70 g
にんじん	10 g
油揚げ	5 g
ごぼう	10 g
酒	5 g
こいくちしょうゆ	5 g
(飯＋具の 0.4%食塩)	

作り方

①米は洗ってざるに上げる．にんじんは 3 cm の長さにせん切り，油揚げは細切り，ごぼうはささがきにする
②調味料，水を加えて炊く．焼きおにぎりと焼かないものと塩味を比較する

注：普通味，飯＋具の 0.7%食塩

焼き魚　食塩 0.8%

材料

あじ	60 g
酒	5 g
こいくちしょうゆ	4 g (つけじょうゆとして使用)

作り方

あじには振り塩をしないで刷毛で酒をぬり，焼き目をつける

注：普通味，1.0 ～ 1.5%食塩
　塩味の感じ方の違いを，魚をオーブンで焼いたとき，直火で焼いて焦げ目をつけたときとで比較する

柑橘酢の効用の調理例

白和え　食塩 0.6%

材料

ほうれんそう	40 g
にんじん	5 g
乾しいたけ	2 g (戻した重量 10 g)
ごま	5 g
豆腐	30 g (材料の 50%)
砂糖	2 g (材料＋絞り豆腐の 3%)
食塩	0.4 g (材料＋絞り豆腐の 0.6%)
レモン汁	

作り方

①ほうれんそう，にんじんはゆでる．乾しいたけは戻し，せん切りにする
②和え衣を作る．ごまをすり潰し，水切りした豆腐（もとの重量の 50%まで絞る)，砂糖，食塩を加える
③和え衣で和える．レモン汁を食べる直前に上からかけるとよい

注：普通味，1.0 ～ 1.2%食塩
　ごまを多くし，食べる前にレモン汁をかけ塩味を引き立たせる

野菜の脱水での工夫（和え物）の調理例

きゅうりもみ　食塩 0.4%

材料

きゅうり	80 g
卵	20 g
酢	8 g
砂糖	3 g
食塩	1 g (水洗後 0.4 ～ 0.5 g)

作り方

①きゅうりは小口切りにして食塩を振り，軽くもみ，15 分放置後によく洗い，かたく絞る．卵は錦糸卵にする
②酢，砂糖で和える．無塩の場合は，きゅうりを酢水につけておいてから和える

注：普通味，1.0%食塩
　きゅうりを薄切りにして 1 g の食塩を振り，かたく絞って和える

MEMO

塩味調味料を使わない（食塩無添加）調理例

塩味調味料を使わず，甘味，酸味や香辛料などを用いる．食品中のナトリウムは計算に入れていない．一般的には一日分 0.5 ～ 1.0 g 食塩（換算値）を含んでいる．

揚げ豆腐のあんかけ

材料

豆腐	100 g
でん粉	10 g
揚げ油	10 g
あん	
砂糖	3 g
酢	5 g
だし汁	30 g
でん粉（だし汁の 3%）	
レモンの皮	

作り方

①豆腐を水切りし，でん粉をつけて揚げる
②あんを作り上からかける．レモンの皮を刻み添える．酢，砂糖の量を減らしてレモンの香りをつける

もやしの酢のもの

材料

もやし	40 g
にんじん	5 g
油揚げ	5 g
酢	5 g
砂糖	2 g
ごま油	2 g
ごま	1 g

作り方

①せん切りにしたにんじん，もやしはゆでる．油揚げはフライパンで焼いた後細切りにする
②酢，砂糖，ごま油で和える．上にごまをのせ，香りをつける

はくさいのサラダ

材料

はくさい	70 g
レーズン	10 g
みかん缶詰	30 g
ドレッシング（無塩）	10 g
酢：油＝2：1，こしょう，からし，砂糖	

作り方

①はくさいは 4～5 mm 幅のせん切りにし，水にさらす
②レーズン，みかんの缶詰とともにドレッシングで和える．甘味のきいたサラダでからしを入れて食べやすくする

南蛮漬

材料

あじ	70 g
小麦粉	5 g
揚げ油	
漬汁	酢：砂糖＝10：3，レモン，とうがらし

作り方

①あじに小麦粉をつけて揚げる（魚は小さめに切って味がつきやすいようにする）
②漬汁に漬ける．レモン，とうがらしを入れて香りをつける

4…食塩制限食調理の工夫のまとめ

● 調理のポイント

① 食塩制限における塩味適応濃度は平均的に普通調味の 60 ～ 70％程度が食べやすい
② 塩味を減らすと同じ料理に使用したほかの調味料も減らすほうが味は釣り合う
③ 同じ食塩制限味でも，材料，切り方，調理方法などの工夫で食べやすくなる
④ 調味料の使い方

- みそは白みそを使うと塩味が薄くても風味を感じる
- しょうゆはこいくちしょうゆを使う．色が濃く旨味・風味がある
- 食塩はほかの調味料に少し混ぜると相乗，相殺作用を示すが，食塩を使わない場合の味つけには以下のような注意が必要である
- ぜんざいなどの甘いものに食塩を少し入れるとより甘く感じるが，食塩制限，食塩無添加の場合は食塩を入れないで砂糖を少なくする
- 酢に少量の食塩を混ぜると酸味を和らげるが，食塩制限調理の場合は酢を薄めに使うかレモン，みかん，ゆずなどの香りをつける

- 食塩を使用しないでかぼちゃ，いもなどを煮る場合，だし汁は使わないほうが食べやすい

⑤ 魚肉類の煮物は焼いてから煮るほうが，味が薄くても食べやすい
⑥ 魚や肉などの下処理は，酒，しょうが汁，レモンなどで臭いを抜いてから調理する
⑦ 浸し，焼き魚，フライなどは調味料をかけないで，別に調味料を取り，つけて食べる
⑧ 味つけは中まで浸透させないで外側に強く味をつけるように調理する

5…食塩制限食の献立作成

食塩制限食の献立は，疾病の程度に合わせて食塩量が指示され，食品（ナトリウム量を食塩に換算）および調味料の合計食塩量により献立を作成する．しかし少ない指示食塩量をすべての料理に一様に添加すると全体が薄味で食欲が低下し，食べにくい．そこで献立には食塩無添加でも食べられる料理と，塩味をつけないと食べにくい料理を組み合わせ，塩味の濃淡をつけるのが効果的である．その例を**表3-15**に示した．

ただし，食塩の計算は，添加食塩だけで計算した例である．

演習問題

下記に示した基本料理（昼食）の材料中のNa量を調べ，食塩制限食（1日6g，昼食2.0～2.5g）に献立を変更しなさい．

基本料理				食塩制限食			
料理名	材料名	重量(g)	Na(mg)	料理名	材料名	重量(g)	Na(mg)
白飯	白飯	200					
さばの塩焼き	さば	80					
	塩	0.8					
	大葉	1					
しじみのみそ汁	しじみ	10					
	淡色辛みそ	13					
	だし汁	150					
こまつな煮浸し	こまつな	70					
	油揚げ	10					
	うす口しょうゆ	6					
	だし汁	50					
塩昆布	塩昆布	10					
Na合計（mg）				Na合計（mg）			
食塩換算量（g）				食塩換算量（g）			

表 3-15　食塩無添加料理と有塩料理の組み合わせによる献立例（食塩の計算は添加食塩だけで行った例）

	食塩無添加料理				食塩添加料理							
	一日食塩 0 g				一日食塩 3 g 未満				一日食塩 5 g 未満			
	調理名	材料名	重量 (g)	食塩 (g)	調理名 (食塩%)	材料名	重量 (g)	食塩 (g)	調理名 (食塩%)	材料名	重量 (g)	食塩 (g)
朝	おにぎり	飯	200		飯	飯	200		飯	飯	200	
		のり	1		浸し	ほうれんそう	70		浸し	ほうれんそう	70	
		きなこ	10		(0.7%)	ごま	2		(0.7%)	ごま	2	
		砂糖	10			しょうゆ(こいくち)	3	0.4		しょうゆ(こいくち)	3	0.4
	◦酢の物	ほうれんそう	70		卵焼き	卵	50		みそ汁	甘みそ	20	1.2
		ごま	2		(0.8%)	しょうゆ(うすくち)	2	0.3	(0.8%)	豆腐	30	
		しょうが	少々							ねぎ	5	
		酢	7							煮出し	150	
		砂糖	1						卵焼き	卵焼き	50	
	◦ゆで卵	卵	50						(0.8%)	しょうゆ（うすくち）	2	0.3
昼	飯	飯	200		飯	飯	200		飯	飯	200	
	◦揚げ魚の酢の物	あじ	60		焼き魚	あじ	60		焼き魚	あじ	60	
		でん粉	7		(0.8%)	しょうゆ(こいくち)	3	0.4	(1.0%)	しょうゆ(こいくち)	4	0.6
		レモン	5		はくさいサラダ	はくさい	70		はくさいサラダ	はくさい	70	
	◦はくさいサラダ	はくさい	70		(0.6%)	みかん缶詰	20		(0.6%)	みかん缶詰	20	
		みかん缶詰	20			無塩ドレッシング	10			無塩ドレッシング	10	
		無塩ドレッシン	10			食塩	0.5	0.5		食塩	0.5	0.5
		グ			◦ながいもの白煮	ながいも	60		ながいもの白煮	ながいも	60	
	◦ながいもの白煮	こしょう	60			りんご	20		(0.8%)	りんご	20	
		ながいも	20			砂糖	3			砂糖	3	
		りんご	3							食塩	0.5	0.5
		砂糖										
夕	飯	飯	200		飯	飯	200		飯	飯	200	
	◦とりささ身の酢の物	とりささ身	60		とりささ身の照り焼き	とりささ身	80		とりささ身の照り焼き	とりささ身	80	
		トマト	40		(0.7%)	しょうが	4		(0.7%)	しょうが	少々	
		レモン	10			トマト	40			トマト	40	
	◦野菜のてんぷら	生しいたけ	20			しょうゆ(こいくち)	4	0.6		しょうゆ(こいくち)	4	0.6
		にんじん	5		◦野菜のてんぷら	生しいたけ	20		野菜のてんぷら	生しいたけ	20	
		さつまいも	30			にんじん	5		(1.0%)	にんじん	5	
		小麦粉	5			さつまいも	30			さつまいも	30	
		粉さんしょう	少々			小麦粉	5			小麦粉	5	
		油	6			粉さんしょう	少々			粉さんしょう	少々	
	◦煮豆	金時豆	20			油	6			しょうゆ(こいくち)	4	0.6
						食塩	0.2	0.2		油	6	
					◦煮豆	金時豆	20		◦煮豆	金時豆	20	
計	合計			0	合計			2.4	合計			4.7

注：ドレッシング，しょうゆは mL で計量　◦は無塩料理　食品中に含まれるナトリウムは食塩に換算していない．

5 カリウムコントロール食

1…基本的な考え方

カリウム（K）は細胞内に多く存在し，細胞内酵素の活性化，神経・筋肉の興奮・伝導・収縮などに重要な役割を果たしている．血清カリウムの異常は，細胞膜の機能に支障をきたし，神経・筋の活動に障害を及ぼし，不整脈，筋力低下，麻痺性イレウス，知覚異常などを起こす．

高カリウム血症では，心筋の収縮に働き重篤な症状の発生原因となるのでカリウムを制限しなければならない．その際，摂取エネルギーが不足すると体たんぱく崩壊により細胞内にカリウムが放出され，血清カリウム値を上昇させるのでカリウム制限時にはエネルギー量を確保する必要がある．

低カリウム血症では，軽度であれば血圧の上昇，重度であれば筋肉の痙攣などが起こる．とくにナトリウムの摂取量の多い日本人は，高血圧の罹患率が高いのでナトリウムの尿中への排泄を促すカリウムの摂取は重要である．

2…適応症

● 低カリウム血症

飢餓，神経性食欲不振，下痢，嘔吐，高アルドステロン症など．

● 高カリウム血症

腎不全，うっ血性心疾患，アジソン病，低アルドステロン症など．

表 3-16 カリウムの多い食品（ゆで 100 g・生 100 g の比較）

食品の種類（ゆでた場合のカリウム残存率の群別平均）	食品名	カリウム含有量（mg/100 g） 生	ゆで	食品名	食品の分類	カリウム含有量（mg/100 g） 生	ゆで
いも類（87%）	さといも	640	560	野菜類（69%）	こまつな	500	140
	ながいも	430	430		しゅんぎく	460	270
	じゃがいも	410	340		はくさい	220	160
	やつがしら	630	520		ブロッコリー	460	210
果物類	いちご	170			ほうれんそう	690	490
	うんしゅうみかん	150			キャベツ	200	92
	キウイ	300			たけのこ	520	470
	りんご	120			だいこん	230	210
	メロン	350			さやいんげん	260	270
	バナナ	360			なす	220	180
きのこ類（95%）	なめこ	240	210		にんじん	270	240
	しいたけ（菌床）	290	200		たまねぎ	150	110
	マッシュルーム	350	310		とうもろこし	290	290
	まいたけ	230	110		かぼちゃ（西洋）	450	430
					れんこん	440	240

使用上の注意：「ゆで」とは生 100 g をゆでたものではない．ゆでるという操作は切り方，ゆで時間，水量などいろいろな条件で異なるので注意して使用すること．

（日本食品標準成分表 2020 年版（八訂））

カリウムの目標量・目安量

日本人の食事摂取基準（2020 年版），成人（mg/日）

	男性	女性
目標量	3,000 以上	2,600 以上
目安量	2,500	2,000

生体カリウム基準値

3.5～5.0 mEq/L

高アルドステロン症（aldosteronism）

副腎腺腫，悪性高血圧などによりアルドステロンを異常分泌する疾病．そのために高ナトリウム・低カリウム血症を伴う．

3…食品の選択と調理の工夫

●カリウムを増やす場合

野菜や豆類，いも類，きのこ類，果物などは，カリウムを多く含むので利用するとよい（**表3-16**）．食品中のカリウムは，親水性のため調理中に流出しやすい．しかし，熱に強いのでみそ汁やスープなど具を増やして煮汁とともに食べるとよい．

●カリウムを減らす場合

食品をゆでると水中にカリウムが溶出するので，水にさらしたり，ゆで液を捨てた後，調理するとよい．調理時間，調理時の形状（小さく切って表面積を大きくする），調理方法などにより除去量は異なる．

一般にゆでることにより約1/3量除去できると考えて栄養量計算をするが，食品により差異があるので注意する必要がある．カリウムを減らす調理の工夫を以下に示す．

焼飯

材料	作り方
飯 牛肉 たまねぎ ピーマン にんじん	①たまねぎは粗みじんに切り，水でさらす ②ピーマン，にんじんは粗みじんに切り，ゆでる

注：たまねぎは肉の臭みを取るのでゆでないほうがよい

かぼちゃの煮物

材料	作り方
かぼちゃ さやいんげん	かぼちゃは小さめの角切り，さやいんげんは斜め切りにしてゆでて，ゆで汁を捨てて，新たに煮汁を入れ煮る

てんぷら

材料	作り方
さつまいも えび ごぼう｝かき揚げ にんじん｝ 生しいたけ	①さつまいもは薄切りにしてゆで，水にさらす ②ごぼう，にんじんはせん切りにして水にさらす ③生しいたけはそのまま使用する

注：かき揚げの材料はゆでると水が多く揚げにくい
生しいたけはゆでてもカリウム量はあまり減らない

なます

材料	作り方
だいこん にんじん	だいこん，にんじんはせん切りにして，ゆでてから和える

コンポート

材料	作り方
りんご シナモン	りんごは薄切りにしてゆでる．ゆで汁を捨て水を入れないで砂糖を加えて煮る

注：切り方を指示するとよい

アジソン（Addison）病

副腎結石やがんなどにより慢性副腎機能不全に陥り，副腎皮質ホルモン不足を起こす．そのために低ナトリウム・高カリウム血症を伴う．

市販の低カリウム野菜

洗わずに生食できる低カリウムの野菜（ほうれんそう1/3，レタス1/5，リーフレタス1/2）が富士通ホーム＆オフィスサービスKKより流通している．

演習問題

次の献立を低カリウム食に変更して，その工夫を書きなさい．

基本食				低カリウム食				調理の工夫
料理名	材料名	重量(g)	カリウム(mg)	料理名	材料名	重量(g)	カリウム(mg)	
焼き飯	飯	150						
	ハム	20						
	たまねぎ	40						
	にんじん	10						
	グリンピース	5						
	油	10						
	食塩	1.5						
煮物	かぼちゃ	80						
	さやいんげん	20						
	しょうゆ	5						
	砂糖	3						
青果	りんご	100						
合計				合計				

料理方法の訂正を調理の工夫に書き入れなさい．

6 水分コントロール食

1…基本的な考え方

水は，飲料水および食物中に含まれる水分として摂取され，小腸で栄養素が，大腸で水が吸収される．また体内で栄養素が分解されて生じる代謝水は，炭水化物 100 g から 55.5 mL，脂質 100 g から 102 mL，たんぱく質 100 g から 43.3 mL で，一般に混食摂取では 1 日 250 ～ 300 mL 程度であるといわれている．

体内水分の適正量の補給は重要で，体内水分の 10%が喪失すると機能障害が出現し，20%では生命維持が不可能となる．

一方，水は尿，不感蒸泄などの形で体内から失われ，水の出納は**表 3-17** のように常に体液の量と組成がほぼ一定になるように維持されている．

疾患により水の出納バランスが乱れ，疾患が増悪する場合は，有効な食事療法と，水分制限時には体液中に存在する電解質のバランスも同時に調節する必要がある．

表 3-17　人体における水の出納（成人）

水摂取	水排泄	
飲料（最低一日約 600 mL，普通 1,200 mL 以上） 食物中の水分（一日約 1,000 mL） 代謝水（消費エネルギー 100 kcal につき 12 mL） 一日約 300 mL	随意尿 不感蒸泄 糞便	1,500 mL 900 mL 100 mL
合計　2,500 mL	合計　2,500 mL	

0.5mL/kg/ 時間(成人)，1.0mL/kg/ 時間(小児)

2…適応症

① 腎疾患，心疾患など浮腫のある場合．

② 肝疾患，その他腹水がある場合．

③ その他，栄養障害，急性膵炎．

3…食品の選択と調理の工夫

① 食品群別水分量の概算値を参考にする（表 3-18）．

② 水分の少ない主食を選ぶ（表 3-19）．

③ 乾物類は戻し重量に注意する（表 3-20）．

④ 濃厚な味つけなどで口喝を感じやすいものや，後味の残るものは注意する．

⑤ 調理過程で水分の増減に注意する．

⑥ 水分を絞ったり蒸発させたりする調理法を献立に組み入れる．

● 水分を制限する場合

① 加熱による蒸発：焼き物，揚げ物，炒め物，煎り煮など．

② 乾燥による脱水：干物，干果など．

表 3-18　食品群別水分量（%）

豆　　類	13～16
いも類（生）	70～80
魚　類（生）	70～80
魚　類（乾）	15～60
肉　類（生）	65～74
葉菜類（生）	92～97
根菜類（生）	79～96
果実類（生）	85～90
果　物（乾）	15～25
ジ　ャ　ム	35～50

表 3-19　主食の水分量

食品名	1 食分 (g)	水分 (g)	水分 (%)	エネルギー (kcal)
米飯	200	120	60.0	312
全かゆ	200	(166)	83.0	130
五分かゆ	200	(183)	91.5	66
食パン	80	31	38.0	198
もち	100	45	44.5	223
ゆでうどん	200	150	75.0	190

（日本食品標準成分表 2020 年版（八訂））

表 3-20　乾物類の調理吸水後の倍率

食品名	もとの重量の倍率	食品名	もとの重量の倍率
乾めん	3.0	ひじき	6～6.5
マカロニ・スパゲッティ	2.5	わかめ	6～15
米	2.3	しいたけ	5～5.5
豆類	2.5	かんぴょう	6.5～7
はるさめ	3～5	凍り豆腐	5.5～6
ゆば	4	ふ	5～6
切干しだいこん	5		

③ 物理的な脱水：絞るなど.

水分を付加する場合

① 汁物：スープ，みそ汁，すまし汁.
② 煮汁の多い煮物：あんかけ，シチュー，カレー，鍋物.
③ 乾物の吸水：凍り豆腐の含め煮，ひじきの煮物，切干し大根の煮物.
④ その他：茶碗蒸し，水ようかん，ゼリー.

4…献立

常食の水分は一日 1,200 ～ 1,500 mL（汁物などの水分を含む）で，かゆ食では 1,500 ～ 2,000 mL である．水分の制限食は一日 800 ～ 1,000 mL 範囲のものが多い．一日の献立は水分の多いものと少ないものを組み合わせ，汁物や飲み物で水分を補わないでよいように工夫する．すなわち主食がパンの場合には冷たい果物，ヨーグルトなどを少量添えるようにする．

水分制限食の献立例を**表 3-21** に示す．

演習問題

次の献立の水分量を，調理操作に必要な加水量や脱水量を考慮して計算しなさい．

料理名	材料名	重量（g）	水分（g）	備考
かやくめし	米	80		
	油あげ	20		
	ごぼう	15		
	にんじん	5		
	しょうゆ	5		
煮物	とり肉	40		
	凍り豆腐	10		
	乾しいたけ	3		
	ふき	20		
	しょうゆ	6		
	砂糖	4		
ひたし	ほうれんそう	60		
	ごま	2		
	しょうゆ	3		
合計				

表 3-21　水分制限献立例

区分	調理名（食塩%）	材料名	重量（g）	水分（g）	備考
朝	トーストパン	無塩パン	120	46	
		いちごジャム	10	4	
	目玉焼き	卵	50	38	
	（0.4%）	サラダ油	2	0	高糖度
		食塩	0.2	0	
		パセリ	5	4	
	野菜サラダ	キャベツ	50	46	
	（0.2%）	さやいんげん	20	18	
		干しぶどう	10	2	
		にんじん	10	9	
		マヨネーズ	10	2	
	牛乳	牛乳	100	87	
		小計		256	
昼		飯	220	132	
	炒飯	豚肉	30	20	
	（0.5%）	たけのこ	10	9	かた，脂身つき
		ピーマン	10	9	水煮
		乾しいたけ	2（10）	8	
		サラダ油	10	0	（　）内は戻した重量
		食塩	1.4	0	
		さつまいも	50	33	
	茶巾しぼり	砂糖	20	0	練り上げているので水分減少
		ほうれんそう	70	45	
	酢のもの	とりささ身	20	15	ゆで絞り 30%水分除去
	（0.8%）	しょうゆ	4	3	
		酢	4	4	
		小計		278	
夕	飯	飯	220	132	
	きすの磯辺揚げ	きす	60	49	
	（0.8%）	のり	少々	0	
		小麦粉	6	1	
		揚げ油	10	0	
		食塩	0.5	0	
	なすの素揚げ	なす	50	47	
		油	7	0	
	おろしだいこん	レモン汁	5	5	
	（0.4%）	だいこん	30	14	
		しょうゆ	3	2	
	白和え	豆腐	100	57	水絞り 50%除去
	（0.8%）	きゅうり	40	26	
		油揚げ	10	6	30%水分除去
		食塩	0.6	0	塩もみ→水洗→絞り 30%減
		砂糖	2	0	
	果物	干しがき	30	7	
		小計		346	
		水分合計		880	

調理加熱により蒸発する分は計算に入れていない．

応用編

応用編のねらい

応用編は各種疾病別に疾患の発生機序，病態生理，臨床症状，生理，生化学的検査などの相互関係をよく理解し，栄養補給法について，その意義と実践の方法を学ぶことを目的としています．

したがって，第１章で学んだ栄養管理システムに従い病態に適した栄養ケアプラン，栄養ケアの実施のあり方を解説しました．

とくに栄養ケアの実施にあたっては，第２章および第３章を参考にして，その手法と技術を実習経験を通じて学びます．

各種疾病は栄養成分管理別に収録しました．

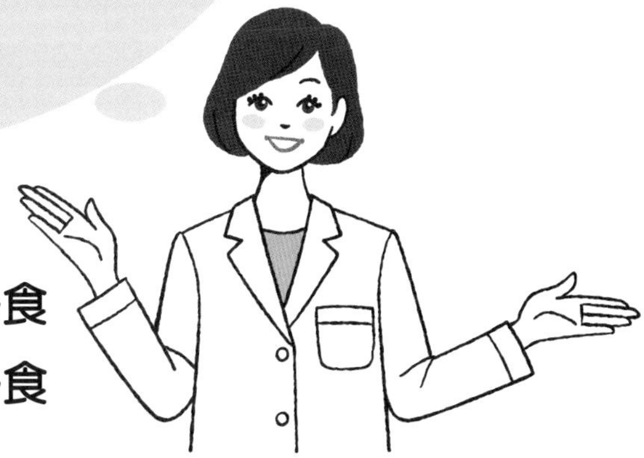

第４章　エネルギーコントロール食

第５章　たんぱく質コントロール食

第６章　脂質コントロール食

第７章　易消化食（胃腸疾患）

第８章　その他の治療食
—鉄欠乏性貧血，骨粗鬆症，食物アレルギー，摂食・嚥下調整食—

第９章　その他の栄養管理
—術前・術後の栄養管理，合併症および疾病別一連献立の管理—

応用編

第4章 エネルギーコントロール食

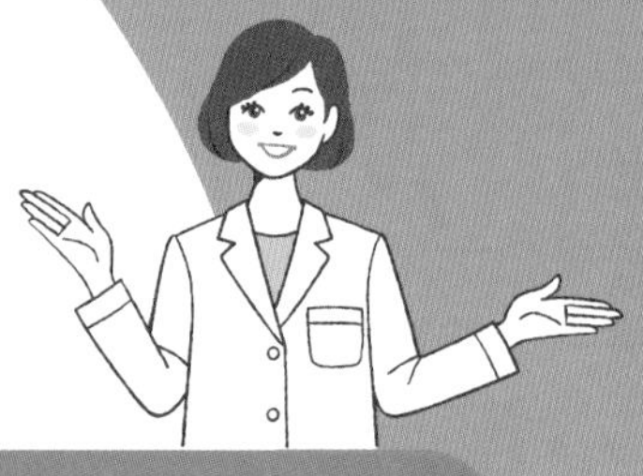

1 糖尿病 Diabetes mellitus ; DM

1…糖尿病の成り立ち

糖尿病とは膵臓の内分泌腺から分泌される**インスリンの不足**や**作用障害**によって**慢性的高血糖**を引き起こし，かつ糖尿病特有の合併症を併発する**代謝異常疾患**である．

このインスリンの作用が不十分になると**図 4-1** のような物質代謝異常が起こり，筋肉や脂肪組織などにおいて**ブドウ糖利用障害**を生じる．そのため肝臓では**糖新生**が高まり，その結果高血糖状態がもたらされ，**腎尿細管**での再吸収の**閾値**を超えると糖が尿中に排泄される．高度の障害では，口渇，多飲，多尿，体重減少（糖尿病の判定基準の対象となる），**ケトアシドーシス**，**高浸透圧性昏睡状態**が起こる．

また，高血糖が長期間持続することにより血管障害をはじめ種々の合併症が起こりやすい．

●合併症

合併症は，血糖のコントロールが悪い状態が続くと，過剰のブドウ糖が血中のたんぱく質・ヘモグロ

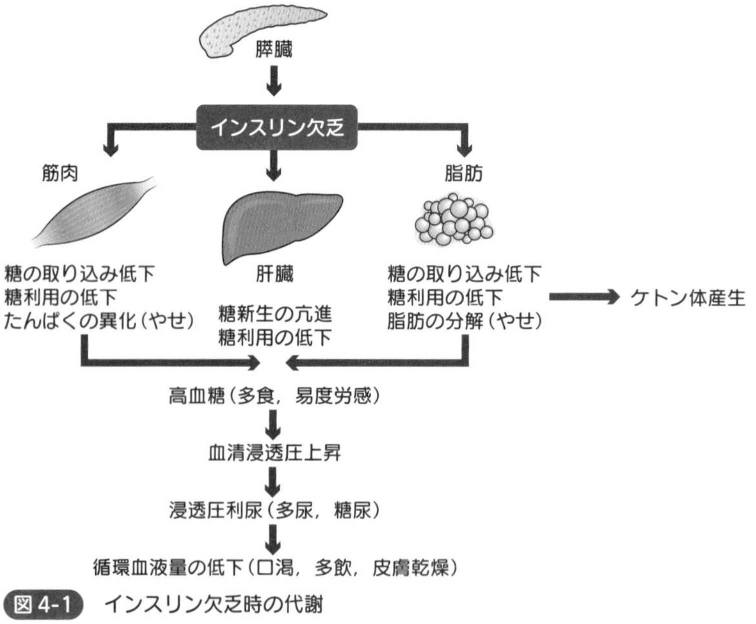

図 4-1 インスリン欠乏時の代謝

（山川　満ほか，編．ビジュアル臨床栄養百科第 6 巻：小学館；1996．p11 より改変）

ケトアシドーシス

血中グルコースを細胞内に取り込めないと，細胞は脂質をエネルギー源として利用し，代謝産物のケトン体が血中に増えるため酸性に傾く．症状は吐気，嘔吐，頻脈，血圧低下などである．放置すると昏睡に至り，死亡することもある．

糖尿病足病変（しびれ，壊疽）の成因

・神経障害による知覚低下
・動脈硬化による血流低下
・高血糖による免疫能低下

ビンに結合し，血管障害を生じる．血管障害は，次の2系列に分けられる．

大血管障害（大血管症）：動脈硬化（冠動脈疾患，脳血管障害），末梢動脈疾患

微小血管障害（細小血管症）：糖尿病性腎症*，糖尿病網膜症*，糖尿病性神経障害*

（*日本糖尿病学会の表記による）

下記 a ～ c の疾患を**糖尿病の三大合併症**といい，その他に動脈硬化性疾患（心筋梗塞，脳梗塞，末梢動脈疾患），**糖尿病足病変**，手の病変，**歯周病**，**認知症**などがある．

a．糖尿病網膜症

初期の**網膜症**では，小さい出血や血管の詰まった部分（毛細管瘤）がみられる（**単純網膜症**）．さらに毛細血管の詰まったところへは新しい血管ができるが，このような血管はもろく，やぶれやすく，大出血につながる（**増殖網膜症**）．黄斑に症状が出ると視力障害を伴う（**黄斑症**）．

b．糖尿病性腎症

高血糖が続くと糸球体の血管周囲の結合組織であるメサンギウムが増加し，糸球体機能障害が起こる．本来糸球体のフィルターを通過しないはずのたんぱくが尿中へもれる．たんぱく尿，とくに**アルブミン尿**は**糖尿病性腎症**の早期からみられる重要な所見である．現在，透析患者の原因疾患は，糖尿病性腎症が第1位である（p.146 糖尿病性腎症の項参照）．

c．糖尿病性神経障害

典型的な症状は足の先からのしびれである．糖尿病では手よりも足の末梢神経のほうに障害が起こる．足は靴をはくことによる血流障害や，ちょっとした外傷や火傷がきっかけとなって，足指の切断に至る例が少なくない．生活指導の一端として，足のケア（フットケア）の指導が必要である．

これら合併症の予防には，① 食事療法や運動療法を確実に続けて血糖をできるだけ正常範囲に保つこと，② 肥満に注意すること，③ 高血圧，脂質異常症の予防，が重要である．

● 分類

糖尿病は主として，2つの型に分けられる．

1型糖尿病は，自己免疫によって**膵β細胞**が破壊・消失される**自己免疫疾患**で，インスリンが合成・分泌ができなくなった状態である．免疫系の基本的な働きは，細菌・ウイルスなどが侵入した際に抗体を生産して，それを排除することであるが，時に誤って自分の体の一部を非自己と判断して攻撃してしまうことがある（**自己免疫疾患**）．

2型糖尿病は，遺伝的素因＋生活習慣（過食，高脂肪食，運動不足，肥満，ストレス）に加齢が加わり発症するものであり，インスリン分泌低下のほかに，**インスリン抵抗性**からも発症する（p.92 サイドメモ参照）生活習慣病である．その他，遺伝子異常，膵病変，肝疾患，薬剤などから二次的に発症するもの，妊娠中に発病するものがある．

2…栄養アセスメント

① 身体計測（適正体重の維持）

65歳未満：目標 BMI ＝ 22 kg/m^2，65歳以上：目標 BMI ＝ 22 ～ 25 kg/m^2 とするが，75歳以上の高齢者では現体重に基づき，フレイル，（基本的）ADL 低下，合併症，身長の短縮，摂食状況や代謝状態の評価を踏まえ，適宜判断する（糖尿病治療ガイド 2022-2023）．その他，腹囲，体組成などを計測して評価するとともに，20歳頃から現在に至るまでの体重変化を確認する．

糖尿病患者は歯周病発症リスクが3～4倍

高血糖になると，①細胞が脱水状態になり，唾液分泌量が減少する．②歯肉中の糖分が高くなり，口腔内に細菌が増加する．③血管が弱くなる．④免疫力低下に伴う炎症が起こりやすい．

また，炎症が起きるとサイトカインが分泌され，インスリン効力が低下し，糖尿病を悪化させるという負の連鎖が起きる．

② 診断基準

血糖値から正常型，境界型，糖尿病型を判定する（**表 4-1**）．さらに糖尿病型の詳しい判定に**図 4-2**を用いる．

③ 生理・生化学検査

表 4-2 に示す検査項目に従って糖尿病の病態や合併症を判定する．

④ 食生活・生活習慣調査

日常の食生活としてとくに 3 食の喫食量とその内容，時間や利用食品の状況，間食，夜食，アルコール摂取や摂食行動などを調査する．また，勤務状況，運動，生活活動の状況，喫煙，ストレスなどについて調査する．

表 4-1 糖代謝異常の判定区分と判定基準

正常型：血糖値〔①早朝空腹時 <110 mg/dL（100 ～ 109 mg/dL は正常高値とする），② 75 gOGTT 2 時間値 <140 mg/dL〕
境界型：糖尿病型にも正常型にも属さないもの
糖尿病型：血糖値（①早朝空腹時≧ 126 mg/dL，② 75 gOGTT 2 時間値≧ 200 mg/dL，③随時≧ 200 mg/dL），④ HbA1 c ≧ 6.5%；①～④のいずれかが確認された場合

（日本糖尿病学会編・著．糖尿病治療ガイド 2022-2023：文光堂；2022．p24 より改変）

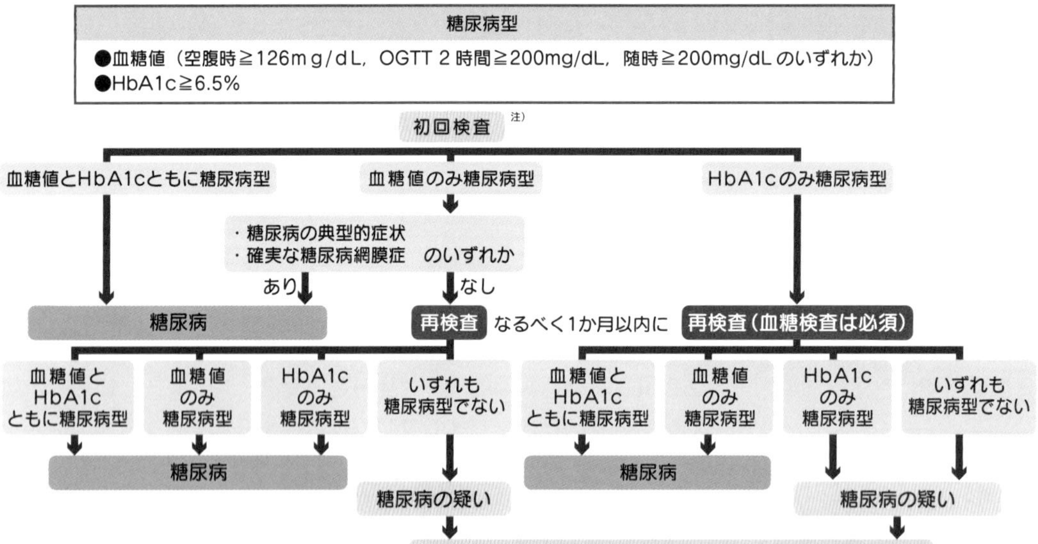

注）糖尿病が疑われる場合は，血糖値と同時に HbA1c を測定する．同日に血糖値と HbA1c が糖尿病型を示した場合には，初回検査だけで糖尿病と診断する．

図 4-2 糖尿病の臨床診断のフローチャート

（日本糖尿病学会糖尿病診断基準に関する調査検討委員会．糖尿病の分類と診断基準に関する委員会報告（国際標準化対応版）．糖尿病 2022：55(7)；494 より）

糖尿病患者は（非糖尿病患者に対して）認知症発症リスクが 2.4 倍

糖尿病患者では脳の血管がもろくなり，脳血管性認知症の発症リスクが高くなるうえに，アルツハイマー型認知症の特徴である老人斑（老廃物アミロイドβ）ができやすい．正常な人では，このアミロイドβはインスリンを分解する酵素が分解する．しかし，血糖値の高い糖尿病では，インスリンの分解のためにこの酵素が使い果たされるため，アミロイドβが脳に過剰に蓄積される．

表 4-2　糖尿病の生理・生化学検査

	検査項目		糖尿病	備　考
糖検査	空腹時血糖値（FPG・FPS）	血液	↑	●朝食前の空腹時血糖．110 mg/dL 以上は糖尿病の可能性が高い
	経口ブドウ糖負荷試験（OGTT）	血液	↑	●75 g OGTT を行い，0′，30′，60′，120′ の各血糖値を測定する
	ヘモグロビン A1 c（HbA1 c）	血液	↑	●基準値：4.6 ～ 6.2%．1 ～ 2 か月間の平均血糖値を反映している．ブドウ糖は赤血球膜を自由に通過し，非酵素的に Hb と結合する．赤血球が破壊するまで（寿命は 120 日）血中に存在する．よって血糖値が高いとき HbA1 c は上昇する．貧血時，低値を示すので注意．
	グリコアルブミン（GA）	血液	↑	●基準値 11～16%．2 週間の平均値を反映する．ネフローゼなど体外にたんぱく質が失われ，たんぱく質の半減期が短いと低値を示す．
	1.5-アンヒドログリシトール（AG）	血液	↓	●基準値 140 μg/mL 以上，糖代謝の急激な変化を反映する．尿糖の排泄値と相関して低下する．アルボース，SGLT2 阻害薬使用下では異常低値を示すので注意．
	血中インスリン（IRI）	血液	↓	●OGTT を行い，インスリンの分泌量を測定する．負荷 30′（ΔIRI/ΔBS = 0.5 以下）のインスリン反応が正常者より低く，時間経過につれて上昇する傾向がある（遅延増大型）．インスリン療法の患者はインスリン測定の代わりに C ペプチド（CPR）を測定する ●C ペプチド濃度が血中空腹時 1 ng/mg 以下，尿中 1 日の排泄量 20 μg 以下の場合はインスリン分泌能が枯渇しているためインスリン療法が適応される
	インスリン分泌指数（II）		↓	●OGTT 30 分後のΔIRI/ΔFPG 比から求める．0.4 未満は糖尿病への進展率が高い
	インスリン抵抗性（HOMA-IR）		↑	●空腹時インスリン（μU/mL）× 空腹時血糖値（mg/dL）/405 = 1.6 以下は正常，2.5 以上はインスリン抵抗性と判定
	尿糖（US）	尿	↑	●血糖値が 160 ～ 180 mg/dL 以上になると尿糖が出現する．尿細管の再吸収能の低下により出現する尿糖は腎性糖尿と呼ばれる
	ケトン体	尿	↑	●アセト酢酸 1.8 ～ 8.3 μmol/g，3-ハイドロキシ酪酸 106 μmol/g，アセトンからなるケトン体が増加しているときは，体内におけるブドウ糖利用がかなり低下し，脂肪の分解異常を示す
合併症の検査	腎機能			糸球体濾過量（GFR），BUN など
	脂質異常			TG，HDL- コレステロール，LDL- コレステロールなど
	血圧			腎臓疾患，脂質異常症の項参照

3…栄養ケアプラン

●基本方針

栄養ケアプランはアセスメントの結果に従い改善内容を明確にし，短期・長期の目標を設定する．とくに適正体重と血糖値管理を中心として合併症の予防に注意する．1 型糖尿病はインスリン療法の意義が大きいが，2 型糖尿病の治療は食事・運動・薬物療法といわれる．食事療法をおろそかにして，薬だけ飲んでいても決してよくならないのが糖尿病であり，管理栄養士，栄養士の役割は大きい．高齢者の対応については，その特性を考慮してケアプランを立てる必要がある（p.93 サイドメモ参照）．

① 適正体重維持

BMI 22 を目標とする．肥満の場合は 3 か月で 3 kg の減量を目標とする．

② 血糖コントロール

空腹時血糖値は代謝状態を示す指標としては比較的安定しており有用である．食後 2 時間血糖値は食事の量や質および治療法などにより変動しやすい．HbA1 c は 1 ～ 2 か月の平均血糖を示す．

表 4-3 A　血糖コントロール目標（HbA1c 値）

<table>
<tr><th rowspan="2">目標</th><th colspan="3">コントロール目標値 注4)</th></tr>
<tr><th>血糖正常化を目指す際の目標 注1)</th><th>合併症予防のための目標 注2)</th><th>治療強化が困難な際の目標 注3)</th></tr>
<tr><td>HbA1c（%）</td><td>6.0 未満</td><td>7.0 未満</td><td>8.0 未満</td></tr>
</table>

治療目標は年齢，罹病期間，臓器障害，低血糖の危険性，サポート体制などを考慮して個別に設定する．
注 1）適切な食事療法や運動療法だけで達成可能な場合，または薬物療法中でも低血糖などの副作用なく達成可能な場合の目標とする．
注 2）合併症予防の観点から HbA1c の目標値を 7%未満とする．対応する血糖値としては，空腹時血糖値 130 mg/dL 未満，食後 2 時間血糖値 180 mg/dL 未満をおおよその目安とする．
注 3）低血糖などの副作用，その他の理由で治療の強化が難しい場合の目標とする．
注 4）いずれも成人に対しての目標値であり，また妊娠例は除くものとする．
（日本糖尿病学会，編・著．糖尿病治療ガイド 2022-2023：文光堂；2022．p34 より）

表 4-3 B　高齢者糖尿病の血糖コントロール目標（HbA1c 値）

<table>
<tr><td colspan="2">患者の特徴・健康状態 注1)</td><td colspan="2">カテゴリーⅠ
①認知機能正常
かつ
②ADL 自立</td><td>カテゴリーⅡ
①軽度認知障害～軽度認知症
または
②手段的 ADL 低下，基本的 ADL 自立</td><td>カテゴリーⅢ
①中等度以上の認知症
または
②基本的 ADL 低下
または
③多くの併存疾患や機能障害</td></tr>
<tr><td rowspan="2">重症低血糖が危惧される薬剤（インスリン製剤，SU 薬，グリニド薬など）の使用</td><td>なし 注2)</td><td colspan="2">7.0%未満</td><td>7.0%未満</td><td>8.0%未満</td></tr>
<tr><td>あり 注3)</td><td>(65 歳以上
75 歳未満)
7.5%未満
（下限 6.5%）</td><td>(75 歳以上)
8.0%未満
（下限 7.0%）</td><td>8.0%未満
（下限 7.0%）</td><td>8.5%未満
（下限 7.5%）</td></tr>
</table>

治療目標は，年齢，罹患期間，低血糖の危険性，サポート体制などに加え，高齢者では認知機能や基本的 ADL，手段的 ADL，併存疾患なども考慮して個別に設定する．ただし，加齢に伴って重症低血糖の危険性が高くなることに十分注意する．
注 1）認知機能や基本的 ADL（着衣，移動，入浴，トイレの使用など），手段的 ADL（IADL：買い物，食事の準備，服薬管理，金銭管理など）の評価に関しては，日本老年医学会のホームページ（http://www.jpn-geriat-soc.or.jp/）を参照する．エンドオブライフの状態では，著しい高血糖を防止し，それに伴う脱水や急性合併症を予防する治療を優先する．
注 2）高齢者糖尿病においても，合併症予防のための目標は 7.0%未満である．ただし，適切な食事療法や運動療法だけで達成可能な場合，または薬物療法の副作用なく達成可能な場合の目標を 6.0%未満，治療の強化が難しい場合の目標を 8.0%未満とする．下限を設けない．カテゴリーⅢに該当する状態で，多剤併用による有害作用が懸念される場合や，重篤な併存疾患を有し，社会的サポートが乏しい場合などには，8.5%未満を目標とすることも許容される．
注 3）糖尿病罹病期間も考慮し，合併症発症・進展阻止が優先される場合には，重症低血糖を予防する対策を講じつつ，個々の高齢者ごとに個別の目標や下限を設定してもよい．65 歳未満からこれらの薬剤を用いて治療中であり，かつ血糖コントロール状態が図の目標や下限を下回る場合には，基本的に現状を維持するが，重症低血糖に十分注意する．グリニド薬は，種類・使用量・血糖値等を勘案し，重症低血糖が危惧されない薬剤に分類される場合もある．
（日本糖尿病学会，編・著．糖尿病治療ガイド 2022-2023：文光堂；2022．p107 より）

血糖コントロール目標は，**表 4-3** に示す指標や**随時血糖値**などから総合的に判断することが望まれる．生活指導，薬物療法によってもコントロール不可の状態が改善されず，3 か月以上続く場合には専門医の助言を受ける．

③ 合併症管理

a．血圧コントロール

糖尿病は**慢性合併症**である血管病変を伴うと重篤な動脈硬化症へと進展することが多い．

降圧目標は 130/80 mmHg 未満を目標とする．

食塩の摂取は 6 g/ 日未満とする．

血圧が 140/90 mmHg 未満の場合は生活習慣を改善し，効果がみられない場合は薬物療法を開始し，血圧

インスリノーマ
膵臓のランゲルハンス島内の β 細胞の腫瘍を指す．悪性ではないが過剰な反応を起こしインスリンを多く産生して低血糖を起こす．

自己免疫疾患
自己の抗原に対する免疫応答によって引き起こされる組織障害．膠原病，橋本病や重症筋無力症などがある．

肥満と動脈硬化
内臓脂肪がたまると血栓をつくりやすい PAI-1 が増加し，血管の柔軟性を保つアディポネクチンが減少することで動脈硬化が進行する．

表 4-4　糖尿病患者の脂質管理目標値

冠動脈疾患	脂質管理目標値（mg/dL）			
	LDL-C	non-HDL-C	TG	HDL-C
なし	< 120	< 150	< 150	≧ 40
あり	< 100 (< 70*)	< 130 (< 100*)		

LDL-C：LDL コレステロール，non-HDL-C：non-HDL コレステロール，TG：中性脂肪（早朝空腹時の採血による），HDL-C：HDL コレステロール

*家族性高コレステロール血症，急性冠症候群の時に考慮する．糖尿病でも他の高リスク病態（非心原性脳梗塞，末梢動脈疾患（PAD），慢性腎臓病（CKD），メタボリックシンドローム，主要危険因子の重複，喫煙）を合併する時はこれに準ずる．

（日本糖尿病学会，編・著．糖尿病治療ガイド 2022-2023：文光堂；2022．p80 より）

が 140/90 mmHg 以上の場合は減塩と薬物療法を同時併用した治療法をとる．

b．脂質コントロール

脂質異常症が合併すると心血管疾患の発症のリスクが高くなる．**表 4-4** に示す脂質管理目標を参考にして，心血管疾患の発症を積極的に予防する．生活習慣や血糖コントロールが改善しても脂質管理ができない場合は薬物療法をとる．

●食事療法の基本

基本的な考え方を下記に示す．なおエネルギー，栄養素量の算定は p.91 表 4-8 参照．

①適正なエネルギーの補給（肥満の場合はエネルギー制限し，腹八分目とする）
②各種栄養素の適正な補給（栄養系のバランス）
③耐糖能に合わせて炭水化物を摂取する．3 食均当にとる．野菜から食べる
④食物繊維を多くとる
⑤脂質量，脂肪酸組成などに注意する．1 回の食事に偏らないように注意する（動脈硬化の進展予防）
⑥高血圧・腎臓を予防するために食塩を制限する
⑦規則的な食事習慣
　時間，量，食べ方に工夫をする
⑧その他　禁煙

糖尿病の食事は糖尿病コントロール状況の是正のため，検査結果とつねに比較しながら食事計画を立てなければならない．

①適正なエネルギーの補給

目標体重を基準としてエネルギーの適正化を図る．**インスリンの感受性**は適正体重より増加するに従って低下するが，肥満度 120％を超えるとさらに低下する．2 型糖尿病においては，過食，運動不足，肥満，ストレスや加齢などにより臓器でのインスリンの働きが妨げられるので，過食を避け，適度な運動，適正体重の維持が原則である．エネルギー量は一般に 25 ～ 35 kcal/kg 体重が適切であるが，身体活動別には軽い労作 25 ～ 30，普通の労作 30 ～ 35，重い労作 35 以上 kcal/kg 体重とする（糖尿病治療ガイド 2022-2023）．

なお，高度肥満症などの場合は専門医の指導により適正なエネルギー量と食事療法を考慮する（p.97 肥満症の項参照）．

インスリンアレルギー
インスリン製剤中の不純物が原因となって注射部位が赤くなったり全身に発疹が出るなどのアルレギー症状を伴う．

ソモギー効果
発見者の名．早朝に極端な低血糖に対するリバウンドで高血糖をきたす．夜間のインスリン調節がうまくできない．

暁現象
インスリン依存症の患者で早朝に血糖値が急上昇する．夜間の成長ホルモンの分泌亢進やインスリン感受性の変化による．

② 栄養素のバランス

インスリンの作用不足は，糖質の代謝のみならずエネルギー代謝のすべてに影響するので，食事はエネルギー比率を炭水化物 50 ～ 60%，たんぱく質 15 ～ 20%（1.0 ～ 1.2 g/kg，1 日約 50 ～ 80 g），脂質 25%以下とする．糖を取り込む筋肉の減少は，血糖値が下がりにくくなるため，良質のたんぱく質を必要量摂取する．

③ 耐糖能に合わせて炭水化物を摂取する

高血糖状態にならないように，1 回の食事量をなるべく均等にし，糖代謝の利用可能な量を摂取するように考える．血糖上昇を起こしやすいしょ糖，果糖を控え，穀類やいも類などのでん粉食品を主体とする．血糖値を上げやすいごはんよりも野菜や魚（肉）を先に食べ，食後血糖値の上昇を抑える（p.92 サイドメモ参照）．

④ 食物繊維を多くとる

食物繊維はブドウ糖の吸収を遅らせ，食後の血糖上昇を抑制する．インスリンの需要量の減少，血清コレステロールの低下作用などの効果がみられる．この働きは食物繊維のなかでも，水溶性食物繊維（p.46 表 3-1 A, B 参照）のほうが血糖値改善に働く腸内細菌を増やす．食物繊維の利用により低エネルギー食でありながら満腹感が得られる．また，ゆっくりとよく噛んで食べることの利点もある．食物繊維は 20 ～ 25 g/日とる．

⑤ 動脈硬化の進展予防

コレステロールの多い食品を制限し，**飽和脂肪酸**の摂取を減らし，**一価**，**多価の不飽和脂肪酸**のバランスをとるようにする（p.173 表 6-3 参照）．

⑥ 高血圧・腎症

高血圧や腎症を予防するために食塩を男性 8 g 未満，女性 7 g 未満とする．合併している場合は 6 g 未満とする．

⑦ 規則的な食事習慣

食事は，血糖の日内変動をコントロールするため，一定の時刻に 3 回に分けて平均的に食べることが大切である．夕食は 20 時までにとることが望ましい．薬物療法による低血糖防止のためには間食をとることもある．食事はゆっくりと食べる，よく噛んで食べる，野菜を先に食べる習慣をつける（p.92 サイドメモ参照）．

インスリン療法患者の食事の考え方

インスリン療法は 1 型でも 2 型でも行われるが，食事療法は基本となる．1 型では，食前や就寝前にインスリン療法を行い，食後の急激な血糖値の上昇を抑え，血糖値をできるだけ正常に維持するため，食事摂取の方法は以下のことに注意する．なお食事量，運動量，インスリンの量のバランスが崩れると低血糖を起こす．

- 食事（3 回のほかに低血糖防止のため，炭水化物食品を間食として使用することもある）
- 総エネルギー量，各食事ごとの炭水化物，たんぱく質，脂質の比率をインスリン注射に合わせて毎日一定にする．
- 食事時刻を間食も含めて一定にする．
- 過剰の運動時は，運動前，中，後にその運動量に対応する食事や炭水化物食品を追加し低血糖を防ぐ．

● 運動療法の基本

運動療法には**有酸素運動**と**レジスタンス運動**の 2 種類がある．有酸素運動は酸素の供給に見合った強

低血糖症状

インスリン療法で最も危険で注意を要するのは低血糖症状（70 mg/dL 以下）である．低血糖は，薬の量が多い，注射後約 30 分以内に食事をとらない，または食事量が少ない，激しい運動をすることなどにより血糖値が低下しすぎると以下のような低血糖症状が出現する．

血糖値 50 mg/dL 以下：あくび，脱力，頭痛，吐き気，強い空腹感
40 mg/dL 以下：動悸，震え，目がチカチカする
30 mg/dL 以下：思考力の低下，痙攣を起こす．低血糖昏睡，意識喪失

表 4-5 運動の効果

・運動の急性効果として，ブドウ糖，脂肪酸の利用が促進され血糖値が低下する．
・運動の慢性効果として，インスリン抵抗性を改善する．
・エネルギー摂取量と消費量のバランスが改善され，減量効果が期待できる．
・加齢や運動不足による筋萎縮や，骨粗鬆症の予防に有効である．
・高血圧や脂質異常症の改善に有効である．
・心肺機能が向上する．
・運動能力が向上する．
・爽快感，活動気分など日常生活の QOL を高める効果も期待できる．

（日本糖尿病学会，編・著．糖尿病治療ガイド 2022-2023：文光堂；2022．p53 より）

表 4-6 運動療法を禁止あるいは制限したほうがよい場合[注1)]

・糖尿病の代謝コントロールが極端に悪い場合（空腹時血糖値 250 mg/dL 以上，または尿ケトン体中等度以上陽性）．
・増殖前網膜症以上の場合（眼科医と相談する）．
・腎不全の状態にある場合（専門の医師の意見を求める）．
・虚血性心疾患[注2)]や心肺機能に障害のある場合（専門の医師の意見を求める）．
・骨・関節疾患がある場合（専門の医師の意見を求める）．
・急性感染症
・糖尿病性壊疽
・高度の糖尿病性自律神経障害

注 1）これらの場合でも日常生活における体動が制限されることはまれであり，**安静臥床を必要とすることはない**．
注 2）糖尿病の場合には，とくに無症候性（無痛性）心筋虚血への注意が必要である．

（日本糖尿病学会，編・著．糖尿病治療ガイド 2022-2023：文光堂；2022．p58 より）

表 4-7 運動療法指導上の注意点

・血糖コントロールが不安定なときは，運動強度と運動時間は控えめにする．
・運動療法の実施は，運動のタイミングに制限のない場合は，実生活のなかで実施可能な時間のいつでもよい．
・インスリン療法やインスリン分泌促進薬で治療中の場合には，低血糖になりやすい時間帯があるので注意する．
・運動誘発性の低血糖は，インスリンや経口血糖降下薬治療中の患者に起こりやすく，運動中や直後だけでなく運動終了後十数時間後にも起こりうる．運動量の多いときは，補食をとるなどの注意が必要である．　など

（日本糖尿病学会，編・著．糖尿病治療ガイド 2022-2023：文光堂；2022．p56 より）

度の運動（例：歩行，ジョギング）で，継続して行うことによりインスリン感受性が増大する．レジスタンス運動はおもりや抵抗負荷に対して動作を行う運動（腹筋，ダンベル）で，強い負荷強度で行えば無酸素運動に分類されるが，筋肉量を増加し，筋力を増強する効果が期待できる．併用によりさらに効果がある．

糖尿病患者にとって運動療法が重要な理由をあげると**表 4-5** のようになる．

有酸素運動は中強度で週に 150 分かそれ以上，週に 3 回以上，運動をしない日が 2 日間以上続かないように行い，レジスタンス運動は連続しない日程で週に 2 ～ 3 回行うことが勧められ，禁忌でなければ両方の運動を行う（糖尿病治療ガイド 2022-2023）．

表 4-6，**表 4-7** に運動療法を禁止・制限したほうがよい場合や注意点を示した．

低血糖改善法
ブドウ糖 20 g 相当糖量のジュースを補う．インスリン療法患者はふだんからブドウ糖（氷砂糖，スティックシュガー）を携帯し，軽度低血糖症状時に口に入れる．
注：2 型糖尿病が長期化して，インスリンが枯渇状態になり，グルコースを細胞内に取り込むことができなくなると，インスリン注射による治療が行われる．

レジスタンス運動
重りや負荷をかけて行う運動．筋力，持久力を増強する水中運動は有酸素運動とレジスタンス運動がミックスされた運動で膝にかかる負担が少なく，肥満糖尿病患者に適している．

4…栄養ケアの実施

●食品の選択と調理の工夫

1）食品の選択

エネルギー・栄養素量の制限の範囲内でバランスのとれた食品をとることが大切である．食品の配分は適正なエネルギー産生バランス（%E）を保つようにする．たんぱく質のうち，動物性たんぱく質は50～55%を目標とする．肥満の場合は低エネルギー食であることが基本である．そのためには低エネルギー食品やエネルギー調整食品の活用が望まれる．

① 適した炭水化物を選ぶことが大切である．炭水化物食品としてはでん粉（多糖類）を主に使用し，血糖値の上昇を抑制する．またしょ糖を制限し，血糖値を上げない低エネルギー甘味料を上手に利用する（p.48 表3-2参照）．

ブドウ糖，しょ糖：吸収時間が速く，一時的にせよ高血糖を生じやすいので，しょ糖の使用量は最小限の味つけにとどめる．

果　糖：代謝過程がブドウ糖とやや異なり，肝臓に存在する特異的な酵素フラクトキナーゼにより触媒される．この酵素はブドウ糖のリン酸化を行わず，またインスリンの影響を受けない．しかし果糖の一部はブドウ糖に転化され代謝されるため，多量にとると結局ブドウ糖となって血糖値を高めるので注意する．また果糖は，血中の中性脂肪を上昇させるので脂質異常症の場合には注意する．

②次にエネルギーの多い肉や魚などの食品を控える（p.44 エネルギーコントロール食の項参照）．また，ごぼう，かぼちゃ，れんこん，えだまめ，えんどうなど野菜の中でエネルギーの高いものに注意する．

③食物繊維の多い食品を選ぶ．食物繊維の理想的な目標量は成人で24 g/日以上といわれている．しかし，現在の日本人の摂取実態，実行可能性を考慮すると，多品目から食物繊維量として1日男性18～64歳21 g以上/日，65歳以上20 g以上/日，女性18～64歳18 g以上/日，65歳以上17 g以上/日の摂取が適正量である（p.46 表3-1 A, B参照）．

④動物性脂質の量や質に注意する．動物性食品中の脂質量や質に注意する．動物性脂質：植物性脂質：魚油＝4：5：1．

⑤アルコール飲料は制限する．アルコールの多飲は食事療法を乱しやすく，低血糖を誘発することがある．また，高エネルギーで肥満の危険があるので，摂取量はコントロール良好時に限り，次に示すよ

Side memo

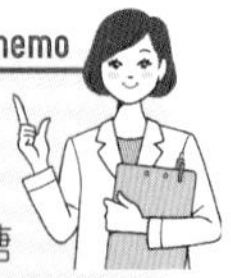

グリセミックインデックス（Glycemic Index；GI．血糖指数）

糖質50 gの基準食に対するテストで，摂取後2時間までの血糖曲線下面積の百分率で表す．

食品によって食後血糖上昇の度合いが異なることを考慮して，この概念が提唱された．これはブドウ糖100 g飲用後2時間までの血糖増加曲線で囲む面積を100%として，同一エネルギー量の食品を摂取したときの血糖の増加面積比（%表示）を示す数値である．一般に豆類，いも類が低い．

対象者の病態・消化機能や食品の特性・組み合わせなどによって血糖上昇の度合は異なるので，食品によって血糖の上昇しにくいもの，あるいは，ブドウ糖と同程度の血糖上昇が認められる食品があることを認識する程度にとどめるべきであると考えられているが，低GI食の食品は，血糖値が上昇しにくいので空腹感を軽減することができるとも考えられている．

グリセミックロード（Glycemic Load；GL）

GLはGIに炭水化物摂取量を乗じた値で，GIを考慮した炭水化物摂取総量の指標である．

カーボカウント

糖尿病では炭水化物の中で食物繊維を除いた糖質による食後血糖値への影響が大きいことから，血糖コントロールを行ううえで，食事中にどれだけ糖質量が含まれているかを計算することをいう．個々の対象者の血糖値のパターンを確認し，糖質の量を決める．

糖尿病患者教育

患者が病態をよく理解し，積極的に血糖コントロールの目標を達成する意欲をもたせる．教育内容は診断，病態，合併症，治療法（食事，運動，内服薬，インスリン注射），血糖自己測定，低血糖，シックデイ，日常生活の仕方など．

うに1日1～2単位以内にとどめる．アルコール飲料のエネルギー量は食事で調節する．

例：ビール／コップ2杯，日本酒／125～150 mL，ウィスキー／シングル水割1～2杯．

⑥その他，血管障害に対してたばこは有害であるので禁煙とする．

2）調理の工夫

調理法や調味料の使い方によってエネルギー量をさらに増加させてしまう．調理方法をよく考えて，エネルギーが過剰にならないように注意する．しかし，糖尿病食では主食の量が減り食べる全体量が減少するような感じを与えることが多い．五目飯，ちらしずしのように米以外の食品でかさを増やして満足感を与える工夫をする．また汁物やかさの出る調理法を選ぶポイントを以下にまとめる．

①季節の新鮮な材料を選ぶ（薄味で食品素材のよさを生かした調理，砂糖や食塩を控えた調理）

②料理のかさを大きく見せる食品を利用（骨付きの肉・魚，殻付きのえびや貝類，野菜，こんにゃく，海藻，きのこなど）

③噛みごたえのある食品を組み合わせる（ごぼう，切干し大根，海藻類を用いた調理，切り方の工夫）

④油や砂糖を使わない調理の工夫（焼き物，蒸し物，煮物，浸し物，酢の物の調理など）

⑤ファストフードや加工食品の使用に注意する

⑥食材は計量して使用する

5…給与食事摂取量

エネルギー量は，血糖コントロール状況，糖尿病の型，合併症・年齢・性別・身長・体重および1日の生活活動強度により異なるが，**表4-8**に示すように適正な体重を保ちながら，日常の生活に必要な量をとり，それ以上余分な量を摂取しないというのが原則である．

たんぱく質，脂質については，エネルギー量を中心にそのバランスが決められる．

表4-8　給与食事摂取量

エネルギー	目標体重（kg）×身体活動レベル 身体活動レベルの目安 軽い労作（大部分が座位の静的活動）　25～30 kcal/kg 目標体重 普通の労作（座位中心だが通勤・家事・軽い運動を含む）　30～35 kcal/kg 目標体重 重い労作（力仕事，活発な運動習慣がある）　35～　kcal/kg 目標体重 ＊肥満者の場合，20～25 kcal/kg 目標体重として体重の推移をみる （1か月3 kg 体重減を目安とする） 一般に　男性　1,400～1,800 kcal 女性　1,200～1,600 kcal
たんぱく質	エネルギー比の15～20%（1～1.2 g/kg 目標体重） 微量アルブミン尿出現の場合は0.8 g/kg 目標体重
脂質	エネルギー比の20～25%
炭水化物	エネルギー比の50～60%

6…食品構成および献立作成

各食品の配分については，日本糖尿病学会編・著「糖尿病食事療法のための食品交換表　第7版」（以下，糖尿病食品交換表）を参考にする（**表4-9**）．

糖尿病食品交換表の活用

- 体内で80 kcalのエネルギーを生じる食品の量を1単位と呼ぶ．
- 日常よく使用されている食品を表1～6と調味料に分類し，それぞれの食品の1単位にあたる重量を示している．ただし表 6 は各野菜を組み合わせて 300 g を 1 単位とし，1 日 350 g（1.2 単位）をとるよう推奨している．同一の表内の食品は同単位ずつ交換することができるが，ほかの表とは栄養素の種類が違うので交換できない．また第 7 版では，三大栄養素のバランスを考慮し，炭水化物エネルギー比を 60%，

表 4-9 糖尿病食品交換表の群別食品構成　炭水化物エネルギー比 55%（例）

群		類		1 単位 80 kcal あたり栄養価			エネルギー（kcal）			
				炭水化物（g）	たんぱく質（g）	脂質（g）	1,200（15 単位）	1,440（18 単位）	1,600（20 単位）	1,840（23 単位）
Ⅰ群	主に炭水化物を含む食品	表 1	穀類，いも，炭水化物の多い野菜と種実類，豆（大豆を除く）	18	2	―	6	8	9	11
		表 2	果物類	19	1	―	1	1	1	1
Ⅱ群	主にたんぱく質を含む食品	表 3	魚介・獣鳥鯨肉類およびその加工品，卵，チーズ，大豆およびその製品	1	8	5	3.5	4.5	5.0	6.0
		表 4	乳類，乳製品（チーズを除く）	7	4	4	1.5	1.5	1.5	1.5
Ⅲ群	主に脂質を含む食品	表 5	油脂類 脂質の多い種実 多脂性食品	0	0	9	1	1	1.5	1.5
Ⅳ群	主にビタミンおよびミネラルを含む食品	表 6	野菜類（炭水化物の多い一部の野菜を除く），藻類，きのこ類，こんにゃく	14	4	1	1.2	1.2	1.2	1.2
調味料	みそ，砂糖，みりんなど			12	3	2	0.8	0.8	0.8	0.8

日本糖尿病学会による「糖尿病食事療法のための食品交換表」では，日常食品が 4 群（Ⅰ～Ⅳ群），6 類（表 1 ～ 6），調味料（みそ，砂糖，みりんなど）に分けられ，1 単位 80 kcal になっている．指示されたエネルギー量によって各表から何単位とるかを決め，単位内で自由に食品を選ぶことができるよう工夫されている．

Side memo

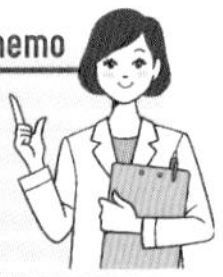

血糖コントロールホルモン「インクレチン」の作用を生かした食べ方で糖尿病を予防・改善：野菜→魚（肉）→ごはん

食べ物が腸に達すると，腸の特殊な細胞からインクレチンが分泌され，膵臓に作用してインスリンの分泌を促進する．ところが，どの栄養素が最初に腸を刺激するかによってインクレチンの分泌の仕方に差が生じる．水溶性食物繊維を多く摂取すると，これをエサとする善玉腸内細菌が増殖し，その結果インクレチンの分泌増によりインスリンが早く，しかも多量に分泌され，食後血糖の急上昇を抑制する．

魚（肉）のたんぱく質にも同様の効果があることが報告されている．したがって，野菜→魚（肉）→ごはんの順で食べれば，インクレチンの作用で血糖値を下げる準備をしてから炭水化物を食べることになり，血糖値の急上昇が抑えられる．

Side memo

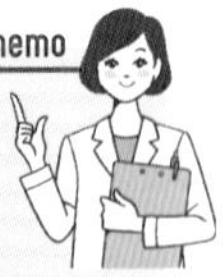

インスリン抵抗性

インスリンの最も基本的な働きは，血液中のブドウ糖を，筋肉や脂肪などの細胞内に取り込んで，有効活用することである．1 型糖尿病のように，インスリンが分泌されないから高血糖になるのはわかりやすいが，インスリンは一見，十分に分泌されているのに糖尿病ということがある．内臓脂肪が過剰に貯えられると，インスリンを活性化するサイトカインの一つであるアディポネクチンの分泌が低下し，インスリンの働きが低下し血中の糖をうまく処理できなくなる．分泌されたインスリンの働きが低下した状態をインスリン抵抗性という．

これに打ち勝つためにインスリンがたくさん分泌されるので，むしろ血液中のインスリンを測ると高値ということも少なくない．そのほか，肝硬変などに伴ってもインスリン抵抗性が起こる．

55%，50%を基本に，1日のエネルギー量を1,200，1,440，1,600，1,840 kcalに分類し3食の配分を示している．炭水化物エネルギー比の決定は，対象者の食生活，合併症，肥満度，嗜好などにより実行可能なように設定する．

- 血糖管理に糖質の摂取量が重要なことから，表1，表2，表4の食品については，1単位あたりの炭水化物，糖質，食物繊維の量を参考資料として示している．さらに，各表の食物繊維，脂質，食塩の多い食品に印をつけ使いやすいようにしている．炭水化物エネルギー比が50%，55%の場合はたんぱく質，脂質の過多につながらないよう注意する．

食品交換表による献立作成の手順

（例）1,600 kcal，炭水化物エネルギー比55%

次の①②③④の手順で献立を作成する．

手順①　**1日の指示単位**　1日の指示エネルギー量　1,600 kcal ÷ 80 = 20単位

手順②　**炭水化物エネルギー比の決定**　60%，55%，50%いずれかを選ぶ

手順③　**1日の指示単位の各食事への配分**（表4-9 1,600 kcal（20単位）の列参照）

朝・昼・夕に表1，表3，表6をできるだけ等単位になるように配分して表1 **主食**，表3 **主菜**，表6 **副菜**の献立の骨格を作る．表5の油脂と調味料は料理法に合わせて1日間で利用し，表2と表4は間食または3食のなかで使う．

手順④　配分された単位に合わせ，糖尿病食品交換表に示す食品の重量により献立作成する（**表4-10**）

（例）1,600 kcal　1日20単位の配分　炭水化物エネルギー比55%（3食の配分）

<table>
<tr><th>食品交換表</th><th>表1</th><th>表2</th><th>表3</th><th>表4</th><th>表5</th><th>表6</th><th>調味料</th></tr>
<tr><td>1日の指示単位</td><td>9</td><td>1</td><td>5</td><td>1.5</td><td>1.5</td><td>1.2</td><td>0.8</td></tr>
<tr><td colspan="8">各食事へ配分された単位</td></tr>
<tr><td>朝食単位</td><td>3</td><td rowspan="4">1</td><td>1</td><td rowspan="4">1.5</td><td rowspan="3">1.5</td><td>0.4</td><td rowspan="3">0.8</td></tr>
<tr><td>昼食単位</td><td>3</td><td>2</td><td>0.4</td></tr>
<tr><td>夕食単位</td><td>3</td><td>2</td><td>0.4</td></tr>
<tr><td>間　食</td><td></td><td></td><td></td><td></td><td></td></tr>
</table>

- 間食はインスリン療法などでの低血糖を防止するために，表2と表4から1～2単位程度をとる．
- 表2，表4，表5，調味料の4.8単位は，朝食，昼食，夕食のいずれにもかたよらないようできるだけ均等に使用する．

演習問題

1,440 kcal 18単位の献立を3食に配分して作成し，実習しなさい．

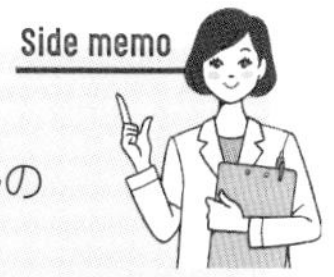

高齢者糖尿病への対応

- 年齢，罹病期間，臓器障害，低血糖の危険性，サポート体制などを考慮して，血糖コントロールの目標を決定する．
- 腎，肝の予備能低下による薬剤の副作用や，心の予備能低下による輸液過多に留意する．
- 薬剤による副作用（低血糖，浮腫，心不全，骨折，腸閉塞，脱水など）を生じやすいので，薬剤の投与を少量から開始するなど，慎重に対応する．
- 無自覚性低血糖や重症低血糖を起こしやすいので，空腹時の入浴を避け，薬剤の量や種類に注意する．
- 認知症による血糖コントロールの悪化が問題となることがある．
- 高血糖（300 mg/dL以上）で，脱水徴候が著しい場合は，高浸透圧高血糖状態の可能性があり，速やかに専門医に紹介する．
- 血糖コントロールが不良だと歯周病が増悪しやすい．　など

（日本糖尿病学会，編・著．糖尿病治療ガイド2022-2023：文光堂；2022．p106, 109, 110）

表 4-10 糖尿病（1,600 kcal，20 単位） 炭水化物エネルギー比 55%献立（例）

	料理名（食塩 %）	材料名	分量（g）	単位						
				表 1	表 2	表 3	表 4	表 5	表 6	調味料
朝	トースト	パン	90	3						
		バター	5					0.5		
	牛乳	牛乳	80				0.7			
	ゆで卵	卵	50			1				
		食塩	0.5							
	生野菜（0.5%）	レタス	20						20	
		きゅうり	30						30	
		生わかめ	10						—	
		ドレッシング	10					0.5		
		トマト	60						60	
昼	飯	飯	125	2.5						
	焼き魚（1.0%）	あじ	60			1				
		食塩	0.6							
	浸し（1.0%）	ほうれんそう	70						70	
		ごま	1							
		しょうゆ	4							
	煮つけ（1.2%）	とり肉（もも）	60			1				
		じゃがいも	55	0.5						
		にんじん	30						30	
		生しいたけ	20						—	
		こんにゃく	20						—	
		だし汁	50							
		砂糖	5							0.2
		しょうゆ	8							
夕	飯	飯	150	3						
	炒め物（0.8%）	豚もも肉	60			1				
		キャベツ	50						50	
		もやし	30						30	
		油	5					0.5		
		オイスターソース	10							0.1
	なます（0.6%）	だいこん	50						50	
		油揚げ	10			0.5				
		にんじん	5						5	
		食塩	0.4							
		酢	5							
		砂糖	1							0.1
	みそ汁（0.8%）	みそ	12							0.3
		だし汁	150							
		豆腐（もめん）	50			0.5				
		みつば	5						5	
間食	果物	りんご	150		1					
	牛乳	牛乳	100				0.8			
合計単位				9	1	5.0	1.5	1.5	1.2(350 g)	0.8

表 6 は 300g で 1 単位になり，単位で表示しにくいので g で記入した．だし汁は mL で計量．

糖尿病患者カード

糖尿病をもつ人が医療上の緊急症状，たとえば昏睡などの時にほかの人にわかるようにカードにメッセージを書いたもの．常に携帯することを勧めている．

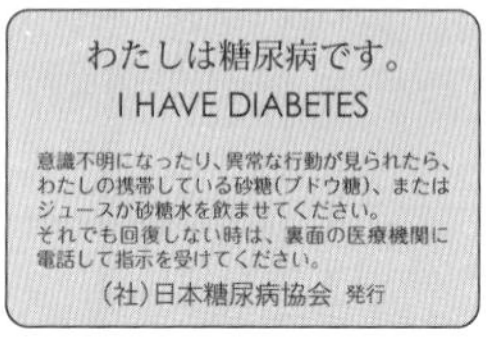
わたしは糖尿病です。
I HAVE DIABETES
意識不明になったり、異常な行動が見られたら、わたしの携帯している砂糖(ブドウ糖)、またはジュースか砂糖水を飲ませてください。
それでも回復しない時は、裏面の医療機関に電話して指示を受けてください。
(社)日本糖尿病協会 発行

事例　糖尿病のケアプラン・評価

年齢：57 歳　性別：男性　職業：事務員
病歴：糖尿病歴 15 年（血糖降下剤，現在服用なし）

<table>
<tr><th rowspan="2">栄養アセスメント</th><th colspan="2">短期計画（1 か月）</th><th colspan="2">長期計画（1 か年）</th></tr>
<tr><th>目　標</th><th>ケアプラン</th><th>目　標</th><th>ケアプラン</th></tr>
<tr><td rowspan="3">身体状況
体重：67 kg
身長：160 cm
BMI：26.2
生理・生化学検査
FBS：195 mg/dL
2 hrBS：260 mg/dL
HbA1 c：8.6%
T-C：261 mg/dL
TG：160 mg/dL
HDL-C：52 mg/dL
LDL-C：146 mg/dL
食生活状況
欠食：なし
夜食：ラーメンなど
飲酒：ビール，500 mL × 2 本 / 日
食品交換表の食品利用：
表 1，表 3 が多く表 6 が少ない
運動習慣
日曜日に自転車に乗る程度
その他
食事の理解力：あり
家族協力：あり
病気の認識：普通
喫煙習慣：なし</td><td rowspan="3">体重減少：65 kg
BMI：25
HbA1 c：8.4%未満
T-C：220 mg/dL 未満</td><td rowspan="3">栄養摂取量
・必要エネルギー：1,680 kcal
基礎代謝基準値×目標体重× PAL
＝ 21.5 × 65 × 1.5 ＝ 2,126 kcal
体重減少：2 kg/1 か月
→ 1 日あたりの減量エネルギー
9 × 2,000 ÷ 30 × 0.8 ＝ 480 kcal
→ 2,126 － 480 ＝ 1,646 kcal/ 日
→糖尿病 20 単位食
・炭水化物エネルギー比 60%
・たんぱく質：70 g（推奨量：65 g）

食生活の指導
・食事記録をつける
・夜食をしない / エネルギーの少ない果物に変更する
・ビールを 1/2 に減らす
・毎食野菜をとる
・1 日 15 分歩く
・月例の糖尿病教室に参加する
・体重を毎日測定する</td><td>体重減少：56 kg
BMI：22
HbA1 c：7.0 未満
FBS：100～110 mg/dL
2 hrBS：120～140 mg/dL
T-C：200 mg/dL 未満
TG：150 mg/dL 未満
LDC-C：120 mg/dL 未満
HDL-C：40 mg/dL 以上</td><td>栄養摂取量
・必要エネルギー：56 kg × 30＝1,680 kcal
・たんぱく質：70 g

食生活の指導
・食事記録を正確につける
・ビールは 350 mL に減らす
・食品交換表の表 1，表 3 の指示単位を守る　とくに主食の量を毎食決める
・1 日野菜を 350 g 以上とる
・糖尿病教室の活動家になる

運動習慣の指導
・運動療法指導士による支援を受ける</td></tr>
<tr><th colspan="2">到達状況</th></tr>
<tr><td colspan="2">・体重：58 kg，HbA1 c：7.4%，T-C：230 mg/dL，TG：150 mg/dL，血圧・腎機能正常
・食事記録がやや慣れてきた
・ビールは時々多いがだいたい守れている
・主食は毎食決めて食べているが間食が時々多い
・野菜を毎日食べるようになった
・運動は週に 3 回，各 15 分歩くようになった
・糖尿病教室へは好んで出席している</td></tr>
<tr><th>評　価</th><th colspan="2">到　達　状　況</th><th colspan="2">評価・継続的支援</th></tr>
<tr><td>肥満 1 度
血糖コントロール：不可
高 LDL 血症
高 TG 血症</td><td colspan="2">体重：65 kg，HbA1 c：7.8%
T-C：240 mg/dL，TG：160 mg/dL，血圧・腎機能正常
・夜食のラーメンは果物に変更になった
・ビール 500 mL 1 本になった
・運動は時々しかできない
・糖尿病教室に積極的に参加した
・食事記録は不十分で，指導の必要がある
・野菜の摂取は努力の傾向がある</td><td colspan="2">・食事療法の効果から，身体および検査値が目標値にほぼ到達した
・糖尿病教室の仲間との交流により食事療法の自信がついた
・日常食の改善はみられたが，外食，祭り，パーティーなどの非日常食での注意が必要である
・料理のレパートリーが少なく，やや不満足感があるため，油を少なくしてもおいしく食べられるメニューの支援を，家族を含めて行う必要がある
・間食の食べ方など 1 か年を経過すると，やや不適切な部分があるため，継続的なサポートの必要がある</td></tr>
</table>

（康生会武田病院資料より）

② その他の糖尿病

1…妊娠糖尿病（Gestational diabetes mellitus；GDM）

妊娠中にはじめて発見または発症した糖尿病に至っていない糖代謝異常を**妊娠糖尿病**という．この疾患は，妊娠中の明らかな糖尿病や，妊娠前にすでに診断されていた糖尿病合併妊娠とは区別する．自然流産，奇形児，**巨大児**の出産のリスクが高くなり，妊娠高血圧症候群，羊水過多症，感染症を起こしやすい．

妊娠糖尿病の診断基準は非妊娠時と異なる（**表 4-11**）．ただし，糖尿病型を示した妊婦は妊娠糖尿病として扱う．妊娠中の耐糖能異常のスクリーニングは妊娠初期から開始する．とくに肥満妊婦，第 1 度近親者に糖尿病がある場合，妊娠初期のスクリーニングは重要で，このケースの女性では妊娠前の検査がより望ましい．**随時血糖値**が 92 mg/dL 以上の場合や，**耐糖能異常**の危険因子をもつ場合には，75 g OGTT を行う．

周産期（妊娠前，妊娠中，授乳期）の薬物療法にはインスリンを用いる．インスリン抵抗性の増大する妊娠中期以後には的確にインスリンを増量し，分娩後には速やかに減量または中止する．

食事療法は健全な胎児の発育，母体の産科的合併症予防，良好な血糖コントロールを達成するために重要である．妊娠中の血糖コントロールは，空腹時血糖値 95 mg/dL 未満，食後 1 時間値 140 mg/dL 未満または食後 2 時間値 120 mg/dL 未満，HbA1c 6.0 ～ 6.5％未満（妊娠週数や低血糖のリスクなどを考慮し，個別に設定する）を目標とし，適正な体重管理を行う（p.151 妊娠高血圧症候群の項参照）．

血糖コントロールが不良の場合，糖尿病合併症がある場合には糖尿病と妊娠の専門チームをもつ施設への紹介が望ましい．

表 4-11　75 g OGTT による妊娠糖尿病の診断基準

	血糖値
空腹時血糖値	92 mg/dL 以上
負荷後 1 時間値	180 mg/dL 以上
負荷後 2 時間値	153 mg/dL 以上

●以上のうち 1 つ以上を満たすものを妊娠糖尿病とする．
（日本糖尿病学会，編・著．糖尿病治療ガイド 2022-2023：文光堂；2022. p105 より）

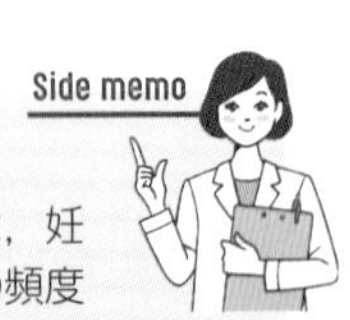

計画妊娠

糖尿病の女性が出産を希望する場合には，児の先天異常と母体の糖尿病合併症悪化の予防のために，妊娠前の治療・管理が重要である．妊娠初期の血糖がコントロール不良の場合，児の先天異常や流産の頻度が高くなるため，妊娠前からの妊娠初期の目標血糖指標として，HbA1c 6.5％以下とする．ただし，強い低血糖が生じない程度に血糖コントロールを図る（糖尿病治療ガイド 2022-2023）．

巨大児
出生時体重 4 kg 以上をいう．血糖コントロール不良の場合に生まれることがある．

2…小児・思春期糖尿病（Childhood diabetes）

小児糖尿病は17歳以下を対象とする．10歳以下は遺伝的因子の少ない1型糖尿病が多く，急に発症することが多い．思春期には2型糖尿病が増加するが，約8割が肥満を伴い，半数以上に家族歴を認める．

小児1型糖尿病は，原則としてインスリン療法を行わなければならない．日常生活を維持する問題のほかに発育と成長に合わせて長期的・総合的な治療や管理が必要で，たえず専門医と協力して，適正なバランスのとれた食事を与えるように努める．目標HbA1cは7.5%未満とするが，重症低血糖には十分注意する．

小児2型糖尿病では食事療法が中心となり，肥満者では目標体重エネルギーの90～95%に調整する．達成可能な生活習慣の改善を指導し，家族全体で取り組む．血糖コントロールはHbA1cは6.0%未満が理想であるが，少なくとも7.5%未満を目標とする．

3 肥満症 Obesity

1…肥満の成り立ち

肥満とは脂肪組織に脂肪が過剰に蓄積した状態で，BMI ≧ 25のものをいう．原因が特定できるものを**二次性肥満**（**症候性肥満**）とし，原因が特定できないものを**原発性肥満**（**単純性肥満**）と診断する．肥満度分類を**表4-12**に示す．

肥満全体のなかで90%前後を占めるといわれる原発性肥満の成因には，過食，早食い，まとめ食いなどの不適切な食行動や，食物繊維の摂取不足や加工食品の過剰摂取など食のバランスの乱れ，日常的な運動不足や睡眠不足，ストレスなどの生活習慣が複合的に関与している．

このような生活習慣の背景には，車社会やネット社会の発達，加工食品やコンビニエンスストアの増加など，**社会的環境要因**の関与が指摘されている．

また，近年では肥満の**遺伝要因**も重要視されている．善玉アディポサイトカインといわれる**アディポネクチン**や摂食抑制作用のある**レプチン**などのホルモン（p.100脚注）の分泌量には生まれつきの個人差があることや，日本人の約30%が**肥満遺伝子**といわれる**β_3アドレナリン受容体遺伝子**をもっていることなどがわかっている．

2…栄養アセスメント

① **身体計測**

身長，体重，BMI，体重歴，最高体重，最低体重，20歳頃の体重（対象者の体重の基本として考える），体重増加（いつごろから肥満になったかなど），**体脂肪率**，**腹囲**，**上腕周囲長**，**上腕三頭筋皮下脂肪厚**，**上腕三頭筋囲**など（p.236付表1参照）．

② **診断基準**

肥満の判定と肥満症の診断基準は，**図4-3**に示すように，健康障害と内臓脂肪蓄積のない肥満もし

小児糖尿病のOGTT
診断のための経口ブドウ糖負荷試験は体重1kgあたり，1.75g（ただし，最大7.5gとする）のグルコースを負荷する．

表 4-12　肥満度分類

BMI（kg/m^2）	判定	WHO 基準
BMI < 18.5	低体重	Underweight
18.5 ≦ BMI < 25	普通体重	Normal range
25 ≦ BMI < 30	肥満（1 度）	Pre-obese
30 ≦ BMI < 35	肥満（2 度）	Obese class Ⅰ
35 ≦ BMI < 40	高度肥満　肥満（3 度）	Obese class Ⅱ
40 ≦ BMI	肥満（4 度）	Obese class Ⅲ

（日本肥満学会，編．肥満症診療ガイドライン 2022：ライフサイエンス出版；2022．p2 より）

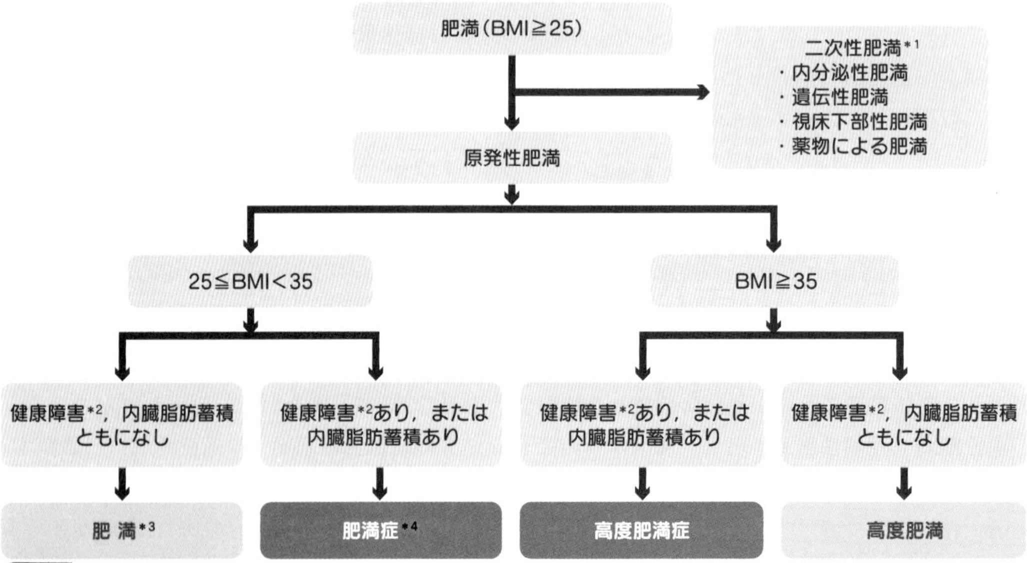

図 4-3　肥満症診断のフローチャート

*1 常に念頭において診療する．*2 肥満症の診断基準に必須な健康障害：①耐糖能障害（2 型糖尿病・耐糖能異常など），②脂質異常症，③高血圧，④高尿酸血症・痛風，⑤冠動脈疾患，⑥脳梗塞・一過性脳虚血発作，⑦非アルコール性脂肪性肝疾患，⑧月経異常・女性不妊，⑨閉塞性睡眠時無呼吸症候群・肥満低換気症候群，⑩運動器疾患（変形性関節症：膝関節・股関節・手指関節，変形性脊椎症），⑪肥満関連腎臓病．*3 BMI ≧ 25 の肥満のうち，高度ではない肥満．*4 BMI ≧ 25 の肥満のうち，高度ではない肥満症．

（日本肥満学会，編．肥満症診療ガイドライン 2022：ライフサイエンス出版；2022．p2 より）

くは高度肥満と，健康障害や内臓脂肪蓄積がある場合は，肥満症もしくは高度肥満症と診断する．肥満症の診断基準は BMI ≧ 25 で，図 4-3 注釈に示す健康障害のうち 1 つ以上を合併するか，CT で測定した内臓脂肪面積が≧ 100 cm^2 を有する場合，25 ≦ BMI < 35 を**肥満症**，BMI ≧ 35 を**高度肥満症**とこれを区別し定義している．

肥満症，高度肥満症ともに治療が必要であり，減量による健康障害の改善を目指す．肥満症の治療は食事療法を基本に運動療法，行動療法を併用し，必要に応じて薬物療法を検討する．高度肥満症の治療も食事・運動・行動療法から開始するが，内科的治療のみでは困難な場合は，減量・代謝改善手術が有効な選択肢となる．

二次性肥満については，関連する健康障害の判定は行うが，治療は主として原因疾患の要因に対して行う．

V/S 面積比による肥満判定

0.4 以上：内臓脂肪型肥満
（visceral fat）
0.4 未満：皮下脂肪型肥満
（subcutaneous fat）

肥満に関連したがん

肥満に関連する脂肪肝の一つ，非アルコール性脂肪性肝炎は内臓脂肪と関連が深く，肝硬変や肝癌への進展が分かっている．最近の研究から，さらに胆道癌，大腸癌，乳癌，子宮内膜癌の発症や再発が多いことが報告されている．

表 4-13　メタボリックシンドロームの診断基準

必須項目		選択項目　これらの項目のうち 2 項目以上	
内臓脂肪（腹腔内脂肪）蓄積 ウエスト周囲長　男性≧ 85 cm 女性≧ 90 cm （内臓脂肪面積　男女とも≧ 100 cm^2 に相当）	＋	高トリグリセライド血症 かつ / または 低 HDL コレステロール血症	≧ 150 mg/dL < 40 mg/dL
		収縮期血圧 かつ / または 拡張期血圧	≧ 130 mmHg ≧ 85 mmHg
		空腹時高血糖	≧ 110 mg/dL

- CT スキャンなどで内臓脂肪量測定を行うことが望ましい.
- ウエスト径は立位，軽呼気時，臍レベルで測定する.
- メタボリックシンドロームと診断された場合，糖負荷試験が薦められるが診断には必須ではない.
- 高トリグリセライド血症，低 HDL コレステロール血症，高血圧，糖尿病に対する薬物治療を受けている場合は，それぞれの項目に含める.
- 糖尿病，高コレステロール血症の存在はメタボリックシンドロームの診断から除外されない.

（日本肥満学会，編．肥満症診療ガイドライン 2022：ライフサイエンス出版；2022．p18 をもとに作成）

一方，**メタボリックシンドローム**は，肥満の基準（BMI ≧ 25）にかかわらず，内臓脂肪蓄積があり，脂質異常や血圧高値，高血糖などの心血管疾患のリスクが集積した状態を指す（**表 4-13**）.

③ 生理・生化学検査

肥満症の程度および合併症の判定を行う．脂質異常，糖代謝異常，血圧などの管理が必要である（p.85 表 4-2，p.171 表 6-2 参照）.

④ 食生活調査・生活調査

- 3 食の摂取状況，食べ方，（欠食，食事時間），アルコール，間食の状況.
- 運動習慣，日常生活活動状況，余暇の過ごし方，喫煙，職場の状況（勤務時間，ストレスなど）.

3…栄養ケアプラン

● 基本方針

肥満症の治療目的は，減量により，肥満に起因・関連する健康障害を予防・改善することである．そのために消費エネルギーを増大させ，摂取エネルギーを制限してエネルギー出納を（－）にして改善する．したがって食事療法と運動療法の両輪で減量目標を達成する.

合併症の管理では 2 型糖尿病，脂質異常症などの内分泌・代謝疾患，高血圧や肝機能障害，さらに**骨**，**関節疾患**，**睡眠時無呼吸症候群**といった疾患の進展に注意する.

● 食事療法の基本

① 摂取エネルギーを制限する．体脂肪のみを効果的に減少させること
② 栄養のバランスを保ち，各栄養素の最低必要量を守る．生体に栄養障害を起こさないこと．たんぱく質は標準体重 1 kg あたり最低 1.0 ～ 1.2 g が必要である
③ 各種ビタミン，ミネラル，食物繊維を十分とる
④ 食べ方を工夫する
⑤ リバウンドを起こさないように，継続的な指導を受ける

① 摂取エネルギーを制限する

対象者の性，年齢，肥満の程度，合併症の有無，身体活動量，性格などを十分考慮し，健康を保持した状態で体重減少を進められるようエネルギーの制限を行う.

1日のエネルギー量を3食均等にする．間食，夜食は避ける．

減量の考え方

- 極端にエネルギーを制限すると体たんぱく質の崩壊や貧血，低血圧，心不全などの副作用が生じる．また厳しい減食は著しくエネルギー不足をもたらすが，その割に減量しない．体重減少の効率は，穏やかな減食のほうが持続しやすく，良好という結果が得られている．
- 減食の初期の1週間の減量は別として，それ以後の減量は月に1～2 kg程度の減少を目指すことが望ましい．このペースを可能にするためには1日のエネルギー摂取量を250～500 kcalカットするか，運動により消費する．

1 kgの減量

肥満者では，体脂肪（脂質）の減量を目的とする．脂質1 kgの減量には9,000 kcalの消費が必要となる．ただし体脂肪がエネルギーとして燃焼する場合の効率は約80%であるので，実際は体脂肪1 kgあたり約7,000 kcalとなり，体重1 gは7 kcalに相当する．

体重1 kgを減らすには9,000 kcal × 0.8 = 7,200 ≒ 7,000 kcal

1か月で1 kg減量するには7,000 kcal ÷ 30日= 230 kcal/日 ≒ 250 kcal/日となる

肥満症・高度肥満症の食事療法と減量目標値（肥満症診療ガイドライン2022）

- エネルギー制限　肥満症…標準体重（kg）あたり25 kcal/日以下
  高度肥満症…標準体重（kg）あたり20～25 kcal/日以下
- エネルギー産生比率　炭水化物（糖質で）50～65% E，脂質20～30% E，たんぱく質13～20% E

低炭水化物食は短期の減量が可能だが，逆に脂質の摂取が増え，心筋梗塞などが起こりやすいので，極端な制限は推奨されない．たんぱく質の摂取は低エネルギー食でも標準体重（kg）あたり1 g/日以上，ビタミン，ミネラルも不足しないように注意する．

2008年から開始された特定健診・保健指導の成績では，1～3%の減量でLDLおよびHDLコレステロール，トリグリセリド，HbA1c，肝機能が有意に改善し，3～5%の減量で血圧，空腹時血糖，尿酸値の有意な改善が認められたことから，減量目標は下記のように示された．

- 肥満症…現体重の3%（3～6か月で）
- 高度肥満症…現体重の5～10%以上

肥満症の減量目標はまず3%とし，合併症の改善が認められなければ，さらなる減量計画を立てることが望ましい．

② 食べ方を工夫する

早食い，どか食いや朝食の欠食，不規則な食事時間などにより肥満が促進される．過食が続くと**視床下部満腹中枢**の障害やインスリンの過剰分泌により肥満が促進される．早食いについても満腹中枢の刺激を受ける前に食事が終わっていて，食べる時間や量の不規則は1日の食事量が同じであっても肥満しやすく，食べすぎになる夜間集中的な食事摂取では脂肪蓄積につながる．飯から食べるより野菜などエネルギーが少なく不足しがちな栄養素を含むものから十分に咀嚼して食べることが大切である．よく噛むことにより熱産生が亢進するという報告もある．

③ リバウンドを防ぐための持続的支援

肥満の治療は種々の知識や情報があっても実行するには非常に困難である．減量後のリバウンドを防ぐため**行動科学的な考え方**を導入し，**行動変容**につなげる．

アディポネクチン，レプチン

脂肪細胞から分泌されるアディポネクチンはアディポサイトカインの一種で血液中に存在し，傷ついた血管を修復したりマクロファージによるLDL取り込みを抑制する作用がある．またインスリンの働きを助け糖尿病を防ぐ作用もある．しかし内臓脂肪が蓄積すると，このアディポネクチンが分泌されにくくなり，その結果，糖尿病の発症や動脈硬化の進展を招く．

また脂肪細胞から分泌されるレプチンには，食欲抑制作用やエネルギー消費量の増大作用があり，レプチン抵抗性が出現すると肥満を生じやすい．

行動の変容とは習慣や行動を変え維持することにある．知識（変えなければならない理由など），技術（どのようにして変えるか），そして何よりも大切なのは意欲である．意欲の向上すなわち**セルフコントロール能力**の向上のためには適切な援助が大切である．

食事療法と運動療法を併せて**リバウンド**を生じないよう運動習慣をつける．

● 運動療法の基本

運動は，日常生活（通勤・通学・家事・仕事の内容など）において無理せずに活動量を増やすことからはじめ，適した運動・身体活動を行い，運動不足の改善のために「健康づくりのための身体活動基準2013」に従い，強度と時間で目標設定を行う．

しかし合併症がある場合，整形外科的な問題がある場合は強度に十分注意する．

4…栄養ケアの実施

● 食品の選択と調理の工夫

肥満症の食品の選択は，p.45 低エネルギー食の項を参照したうえで，砂糖が多い食品を制限し，p.90 糖尿病の食品の選択と調理の工夫の項に準ずる．調理の工夫は p.47 を参照のこと．

5…給与食事摂取量

エネルギー制限の程度により 3 種類に分類される．

① 減食療法：1,200 ～ 1,800 kcal/ 日までの制限

② 低エネルギー食療法：600 ～ 1,100 kcal/ 日

③ 超低エネルギー食療法：600 kcal/ 日以下

　＊②，③ は主に入院治療により医師の管理で行う．

肥満症の減食療法における給与食事摂取量を**表 4-14** に示す．

表 4-14　減食療法の給与食事摂取量（例）

エネルギー（kcal）	たんぱく質（g）	脂質（%E/ 日）
1,300 ～ 1,500	60 ～ 65 （1.1 ～ 1.2/kg 体重）	20 ～ 25

MEMO

6…食品構成および献立

表 4-15 肥満症（減食療法）食品構成表（例）

栄養摂取基準	エネルギー	1,300～1,500 kcal			
	たんぱく質	60～65 g			
	脂質	20～25 %E			
食品群	重量 (g)	エネルギー (kcal)	たんぱく質 (g)	脂質 (g)	備考
飯	400	672	10.0	1.2	100 × 1 150 × 2
いも類	50	36	0.6	0.1	
砂糖類	5	18	0	0	
油脂類	5	43	0.1	4.7	
大豆・大豆製品②	100	118	8.8	7.1	
みそ類	10	19	1.3	0.6	
魚介類②	70	96	15.3	3.4	
獣鳥肉類①	40	48	9.0	1.0	
卵類	50	75	6.4	5.0	
生乳類	200	134	6.6	7.6	普通牛乳
果実類	200	124	1.2	0.6	
緑黄色野菜②	120	37	1.6	0.3	
その他の野菜②	230	52	2.1	0.4	
きのこ類	30	6	0.8	0	
海藻（乾）	4	5	0.5	0.1	
合計		1,483	64.1	32.0	

P，F，C（%E）＝17，19，64
動たん比率＝58%

MEMO

表 4-16 肥満症（減食療法）献立（例）
（エネルギー 1,300 ～ 1,500 kcal，たんぱく質 60 ～ 65 g，脂質 20 ～ 25% E）

区分	料理名（食塩 %）	食品群／材料名(g)		主食		いも類	砂糖類	油脂類	大豆・大豆製品	みそ類	魚介類	獣鳥肉類	卵類	生乳類	果実類	緑黄色野菜	その他の野菜	きのこ類	藻類	備考
				飯	パン	(g)	(g)	(g)	(g)	(g)	(g)	(g)	(g)	(g)	(g)	(g)	(g)	(g)	(g)	
	飯	飯	100	100																
	みそ汁	なす	40														40			
	(0.8%)	みそ	10							10										
		だし汁	120																	
朝	卵とじ	たまねぎ	60														60			
	(0.8%)	にんじん	20													20				
		卵	50										50							
		食塩	0.8																	
		しょうゆ	2																	
	果物	なし	100												100					
	飯	飯	150	150																
	煮物	牛肉	40									40								
	(0.8%)	じゃがいも	50			50														
		こんにゃく	50																	
		にんじん	30													30				
		さやいんげん	15													15				
		しょうゆ	5																	
		砂糖	5				5													
昼		豆腐	60						60											
		みつば	5													5				
	すまし汁	わかめ（乾）	1																1	
	(0.7%)	だし汁	150																	
		食塩	0.5																	
		しょうゆ	3																	
		きゅうり	40														40			
	サラダ	だいこん	40														40			
	(0.3%)	和風タイプドレッシング	15																	
間食	牛乳	牛乳	200											200						
	飯	飯	150	150																
	レモン蒸し	あじ	70								70									
		塩	1																	
	(1.4%)	レモン	5												5					
		だいこん	40														40			
	酢の物	にんじん	10													10				
	(1.0%)	食塩	0.5																	
		酢	5																	
夕	ひじきの	ひじき（乾）	2																2	
	納豆和え	納豆	40						40											
	(0.8%)	しょうゆ	4																	
		キャベツ	40														40			
	野菜炒め	ピーマン	30													30				
	(0.6%)	まいたけ	30															30		
		油	5					5												
		しょうゆ	3																	
	果物	いちご	100												100					
合　計				400		50	5	5	100	10	70	40	50	200	205	110	260	30	3	
食品構成による参考量				400		50	5	5	100	10	70	40	50	200	200	120	230	30	4	

演習問題

次の条件に示す肥満者の体重の減量計画を立て，1日の摂取エネルギーを決定し，食品構成表を作成しなさい．

［条件］ 48 歳男性，165 cm，80 kg．1日の摂取エネルギー量：約 2,400 kcal

4 うっ血性心不全 Congestive heart failure ; CHF

1…うっ血性心不全の成り立ち

心臓疾患は，心臓のポンプ機能不全により各組織への血流量が減少し，酸素，栄養素の供給不足，老廃物の蓄積などの障害が起こる．このような状態を**うっ血性心不全**という．高齢者においては心臓の筋肉が硬くなり，拡張する力が弱くなるため動脈硬化が進む．そのため，心臓から送り出される血液量が減少し，肺，腸，末梢組織に浮腫が起こり，その結果，虚血状態がみられる．

主な症状として，① 心雑音，② 心肥大，③ 心拍数異常，④ 呼吸困難，⑤ **起坐《きざ》呼吸**，⑥ **チアノーゼ**，⑦ 浮腫，が起こる．浮腫は，心不全によって心拍出量が低下するため腎への灌流圧の低下が起こり，腎血流量の低下をきたし，**レニン-アンジオテンシン**系が発動し，ナトリウム再吸収を促進し，ナトリウム貯留をきたすことにより生ずる．さらに，循環血液量が増大し，毛細管の静脈圧が上昇して**下肢浮腫**，**全身浮腫**，**乏尿**，**腹水**，**肺水腫**，**肝肥大**が起こる．また，胃に食物が充満して横隔膜を押し上げて心臓を圧迫するので食事量の減少，悪心，嘔吐などにより全身栄養の低下をきたし，浮腫を助長する．

分類

- 心疾患の原因

  先天性心臓奇形，心臓弁膜症，心筋症，収縮性心膜症，冠動脈硬化症（狭心症，心筋梗塞）など．

- 心疾患以外の原因

  高血圧，慢性腎臓病（CKD），肺気腫，甲状腺機能亢進・低下症，神経筋疾患，妊娠，アルコール症など．

2…栄養アセスメント

生理・生化学検査（**表 4-17**），身体所見により病期を軽度，中等度，重度に分けアセスメントを行う．心血管疾患の発症は高血圧と CKD が重要な危険因子であるので厳重な管理を行う．

表 4-17　うっ血性心不全の生理・生化学検査

	検査項目		うっ血性心不全	備考
機能	血液循環時間		延長	心臓・血管のうっ血により循環血液量が増加する．
	循環血液量		↑	
	心拍出量		↓	
生化学	アルブミン	血清	↓	栄養状態不良（腎臓疾患の項参照）
	腎機能検査			
	ナトリウム利尿ホルモン		↑	重症期に上昇する
	アルドステロン	血漿	↑	
	カテコールアミン	血漿	↑	
その他	静脈圧		↑	血液量の増加に伴い上昇する
	胸部 X 線検査		心拡大傾向	
	心電図（ECG）		異常	
	血圧，CKD などの検査			

チアノーゼ
皮膚，指尖，爪床が暗紫色になる．毛細血管の血液中に還元型ヘモグロビンが増加して暗紫色を呈する．

肺水腫
肺毛細血管圧の上昇や毛細血管透過性の亢進により水が肺組織に貯まった状態．

起坐呼吸
左心不全では夜間に突発性呼吸困難を起こし，臥位では呼吸ができず，起坐で，物に寄りかかった状態で呼吸する．

カテコールアミン
アドレナリン，ノルアドレナリン，ドーパミンなどの総称で交感神経と脳神経の伝達物質．血圧や血管収縮に関与する．

3…栄養ケアプラン・実施

●基本方針

適切なエネルギー摂取と浮腫の管理，低アルブミン血症の予防にある．またうっ血性心不全では，消化吸収障害を考慮して，良質のたんぱく質の摂取とカリウム，マグネシウムが不足しないよう十分注意する．

心不全におけるカリウム，マグネシウム減少の要因

- 食事摂取量の低下に伴い，カリウム，マグネシウムの摂取量が減少し，消化管うっ血により，吸収が低下する．
- 利尿薬の使用により，カリウム，マグネシウムの排泄が増加する．

●食事療法の基本

うっ血性心不全の食事は，原因となる疾患の進行を遅らせて，心不全の増悪を予防あるいは再発を防止することを目的とする．

①慢性期では食塩を制限する．カリウム，マグネシウムの不足に注意する
②水分を制限する（利尿剤使用中は水溶性ビタミン，ミネラルの不足に注意する）
③適正なエネルギーをとること，とくに肥満に注意する
④良質のたんぱく質は十分補給
⑤脂質（とくに飽和脂肪酸）はとりすぎない
⑥心臓に負担をかける食事は避ける
⑦コーヒー，煎茶の制限，アルコールの禁止
⑧その他　禁煙，ストレスや運動不足を避ける

① 食塩の制限量は**浮腫**の程度により，重症の場合は 4 g/ 日未満とする．軽度の心不全では，目安として 6 g/ 日未満が望ましい．強心利尿剤がよく使用されている．この場合，尿中にビタミン B_1，カリウム，マグネシウムが多く排泄されるので，ビタミン B_1，カリウム，マグネシウムを十分与える．血中のカリウムは 3.5 ～ 5.0 mEq/L を保つ．

② 重症心不全で**希釈性低ナトリウム血症**である場合は，水分は 800 mL 以下に制限する．軽度の心不全では飲水制限は不要であるが，過度の飲水は避ける．平均的に 1,600 mL/ 日以下，中等症では 1,200 mL 以下にする．

③ 適正なエネルギー：25 ～ 30 kcal/kg 体重が目安
安静の状態，活動の制限の状態を考慮し，適正体重を維持する．エネルギーは 1,800 ～ 2,000 kcal 程度必要であるが，重症では食欲不振などのため，低エネルギーにとどまることが多い．エネルギー不足は体たんぱくの崩壊につながり，低たんぱく血症の原因になる．また心不全では消費エネルギーが高まるので，低エネルギー食が長期になると体力を消耗して回復を妨げるので注意する．肥満の人は，それだけで心臓にかかる負担が多く心不全を増悪させるので，基準体重を目標に減量する．

④ 良質たんぱく質の補給……1 日 1.08 g/kg 体重を確保する．
心筋のたんぱく質代謝および全身の栄養状態保全などのため，良質のたんぱく質を十分に補給することが大切である．

マグネシウム
カルシウムやリンとともに骨を形成する成分．神経の興奮を抑えたり，血管を広げて血圧を下げる作用がある．
不足すると虚血性心疾患のリスクが高まる．カルシウムを多くとるほどマグネシウムの排泄量が増加する．マグネシウム：カルシウム＝1：2が望ましい．

心不全患者の体重管理
浮腫は利尿薬による水分量の変化と合わせて評価する必要がある．したがって体重だけでなく，筋肉量の測定から栄養状態を評価する必要がある．

⑤ 脂質はとりすぎると肥満を招き，動脈硬化を促進するので摂取量を控える．動物性の脂肪（**飽和脂肪酸**）は避け，植物油（**不飽和脂肪酸**）を用いる（p.60 脂質コントロール食の項参照）．

⑥ 心臓に負担をかけない食事のとり方として，少量ずつ1日5～6回の頻回食とする．一度に大量の食事をとると胃が過度に充満し，横隔膜を押し上げ，心臓に負担をかけ，胃腸障害を起こしやすい．またよく咀嚼し，負荷の軽減を行い，基本的には軟食に準じて消化のよい，胃内停留時間（p.32 表2-8 参照）の短いものが望ましい．

⑦ 香辛料・刺激物は血管拡張につながるので避ける．

●食品の選択と調理の工夫

① 食塩の少ないものを選び，加工食品の使用頻度を制限し，食塩制限調理とする（p.66 食塩制限食の項参照）．

② 腹部膨満感を伴うもの（ガスを発生しやすいもの）は避ける．炭酸飲料，ごぼう，れんこん，さつまいも，じねんじょ，甘い煮豆，ぜんざいなど．

③ 消化のよい胃内滞留時間の短いものを選ぶ（p.30 軟食の項参照）．

④ 消化のよい良質のたんぱく質をとる．白身魚，とりささ身，卵，牛乳，豆腐など．

⑤ エネルギーの高いものは避ける．脂質の多い食品：油，バター，ベーコン，多脂の肉，多脂の魚（いわし，さんま，ぶり）など（p.44 エネルギーコントロール食参照）．
炭水化物の多い食品：とくに甘い菓子，ぜんざい，煮豆など．

⑥ 飽和脂肪酸を制限する（p.61 表3-8 参照）．

⑦ カリウム，マグネシウムを多く含むものを選ぶ．とくに利尿薬投与中は注意する．マグネシウムは大豆，豆腐など大豆製品や未精製の穀類や種実，海草に多い（豆腐は凝固剤として添加）．一般的には野菜の十分な摂取で充足する（p.75 カリウムコントロール食参照）．

⑧ 香辛料，刺激物は避ける．

⑨ 調理例は軟食に準じる（p.38 軟食の調理例の項参照）．

4…給与食事摂取量

表 4-18 うっ血性心不全の給与食事摂取量

	エネルギー (kcal)	たんぱく質 (g)	食塩 (g)	水分 (mL)	備　考
重症期	1,200～1,300 20/kg 体重	55～60 1.0～1.1/kg 体重	4 未満	1,000 以下	身体活動を重度に制限する必要がある
中等症期	1,400～1,500 20～25/kg 体重	60～65 1.1～1.2/kg 体重	5 未満	制限なし	身体活動を軽度ないし中等度に制限する必要がある
軽症期	1,600～1,700 25～30/kg 体重	60～65 1.1～1.2/kg 体重	6 未満	制限なし	身体活動を制限する必要はない

利尿薬と食品の相互作用
利尿薬投与の場合に過度の食塩制限をすると，心不全を起こしたり，薬剤の影響で食欲不振を起こして低ナトリウム血症になる場合がある．

5…食品構成および献立

表 4-19 うっ血性心不全食食品構成表（例）

食品群	重症期 エネルギー 1,200～1,300 kcal 分量 (g)	エネルギー (kcal)	重症期 たんぱく質 55～60 g たんぱく質 (g)	脂質 (g)	中等症期 エネルギー 1,400～1,500 kcal 分量 (g)	エネルギー (kcal)	中等症期 たんぱく質 60～65 g たんぱく質 (g)	脂質 (g)	備考
飯					300	504	7.5	0.9	重症期食塩4g未満・中等期食塩5g未満
全かゆ	660	469	7.3	0.7					
パン類	0				50	132	4.7	2.2	
いも類	50	36	0.6	0.1	50	36	0.6	0.1	
砂糖類	20	74	0	0	20	74	0	0	
油脂類	0				5	43	0	4.7	
大豆・大豆製品①	120	106	9.5	6.0	100	88	7.9	5.0	
みそ類	15	33	1.5	0.5	15	33	1.5	0.5	（甘みそ）食塩制限のため甘みそを使用した 赤みその場合8g
魚介類①	70	69	13.4	1.2	70	69	13.4	1.2	
獣鳥肉類①	20	24	4.5	0.5	30	36	6.7	0.8	
卵類	70	106	9.0	6.9	50	75	6.4	5.0	
生乳類	200	134	7.0	6.2	200	134	7.0	6.2	
果実類	200	124	1.2	0.6	200	124	1.2	0.6	
緑黄色野菜①	100	38	1.8	0.3	120	46	2.2	0.4	
その他の野菜①	200	40	1.6	0.2	230	46	1.8	0.2	
合計		1,252	57.3	23.2	合計	1,440	60.8	27.7	

重症期：P，F，C（%E）＝18，17，65
動たん比率＝59%

中等症期：P，F，C（%E）＝17，17，66
動たん比率＝55%

Side memo

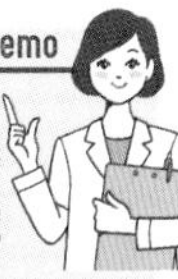

虚血性心疾患（心筋梗塞・狭心症）

虚血性心疾患は冠動脈硬化が進行し血管が狭くなることで，心臓への栄養・酸素不足により起こる疾患である．心臓自身に血液を送る血管を冠動脈という．冠動脈が完全に詰まった（閉塞）状態が心筋梗塞で，冠動脈の血流が不十分なのが狭心症である．両方併せて虚血性心疾患という．

虚血性心疾患の危険因子

・脂質異常症：高 LDL コレステロール血症（140 mg/dL 以上），高トリグリセライド血症（150 mg/dL 以上），低 HDL コレステロール血症（40 mg/dL 未満）
・高血圧：収縮期血圧 140 mmHg あるいは拡張期血圧 90 mmHg 以上
・糖尿病：早朝空腹時血糖値 126 mg/dL 以上，75 gOGTT2 時間値 200 mg/dL 以上，随時血糖値 200 mg/dL 以上，HbA1c 6.5%以上

その他の危険因子として，年齢，家族歴，喫煙，肥満，慢性腎臓病，ストレスなどがあげられる．

（日本循環器学会ほか．2011 年度合同研究班報告．虚血性心疾患の一次予防ガイドライン（2012 年改訂版）より）

心筋梗塞と狭心症の違い

心筋梗塞と狭心症は，対照的な症状を呈する．

症状の有無	心筋梗塞	狭心症
冠動脈	閉塞	狭窄
胸痛	長く続く	短時間
ニトログリセリン	無効	有効
血清 AST，CPK，LDH	上昇	正常
心電図 ST 上昇	あり	なし

AST：心臓に含まれている酵素
CPK：骨格筋に含まれている酵素
LDH：心臓，肝臓，血液に含まれている酵素
これらの酵素は筋肉が壊れると血中で上昇する．

表 4-20 うっ血性心不全食　重症期献立（例）
（エネルギー 1,200 ～ 1,300 kcal　たんぱく質 55 ～ 60 g　食塩 4 g 未満

区分	料理名（食塩 %）	材料名	分量（g）	エネルギー（kcal）	たんぱく質（g）	脂質（g）	ナトリウム（mg）
1回食	かゆ	全かゆ	120	78	1.1	0.1	Tr
	牛乳	牛乳	100	61	3.0	3.5	41
	果物	みかん	100	49	0.4	Tr	1
	ゆりね甘煮	ゆりね	40	48	1.0	0	0
		砂糖	3	12	0	0	0
	酢の物	キャベツ	50	11	0.5	0.1	3
		ごま	2	12	0.4	1.0	0
		酢	3	1	0	0	0
		砂糖	1	4	0	0	0
2回食	かゆ	全かゆ	100	65	0.9	0.1	Tr
	卵とじ	凍り豆腐（乾	10	50	5.0	3.2	44
	(0.8%	にんじん	5	2	0	0	1
		さやえんどう	5	2	0.1	0	0
		卵	20	28	2.3	1.9	28
		砂糖	3	12	0	0	0
		しょうゆ	4	2	0.2	0	252
		だし汁	30				
3回食	かゆ	全かゆ	120	78	1.1	0.1	Tr
	焼魚	きす	40	29	6.4	0	40
	(0.8%	しょうゆ	2	2	0.1	0	114
		レモン汁	2	0	0	0	0
	蒸しかぼちゃ	西洋かぼちゃ	80	62	1.0	0.2	1
	果物	りんご	100	53	0.1	Tr	Tr
4回食	かゆ	全かゆ	100	65	0.9	0.1	Tr
	煎り豆腐	豆腐	70	51	4.7	3.2	6
	(1.0%	卵	30	43	3.4	2.8	42
		にんじん	5	2	0	0	1
		グリンピース	5	4	0.3	0	0
		砂糖	3	12	0	0	0
		しょうゆ	5	4	0.3	0	285
5回食	かゆ	全かゆ	120	78	1.1	0.1	Tr
	おろし煮	ひらめ	40	46	7.6	1.2	17
	(0.8%	だいこん	40	6	0.2	Tr	8
		砂糖	2	8	0	0	0
		しょうゆ	3	2	0.2	0	171
6回食	かゆ	全かゆ	100	65	0.9	0.1	Tr
	梅肉和え	じゃがいも	50	30	0.7	Tr	1
	(0.8%	とり肉（ささみ	20	20	3.9	0.1	8
		砂糖	3	12	0	0	0
		梅干し	2	1	0	0	144
	酢のもの	きゅうり	30	4	0.2	Tr	0
		酢	3	1	0	0	0
		砂糖	1	4	0	0	0
	ホットミルク	牛乳	100	61	3.0	3.5	41
		合　計		1,176	50.7	21.4	1,250

かゆは食塩を入れない.

食塩 3.2 g
P，F，C（%E = 17，16，66
動たん比率 = 57%

表 4-21 うっ血性心不全食 中等症期献立（例）
（エネルギー 1,400 ～ 1,500 kcal，たんぱく質 60 ～ 65 g 食塩 5 g 未満）

区分	料理名（食塩 %）	材料名（g）		主食 飯	主食 パン	いも類 (g)	砂糖類 (g)	油脂類 (g)	大豆・大豆製品 (g)	みそ類 (g)	魚介類 (g)	獣鳥肉類 (g)	卵類 (g)	生乳類 (g)	乳製品 (g)	果実類 (g)	緑黄色野菜 (g)	その他の野菜 (g)	藻類 (g)	ナトリウム (mg)
1回食（朝食）	飯	飯	150	150																2
	納豆（0.6%）	納豆	40						40											1
		卵	10										10							14
		のり	少々																少々	
		しょうゆ	2																	114
	みそ汁（0.8%）	甘みそ	15							15										360
		はくさい	30															30		2
		にんじん	10														10			3
		じゃがいも	50			50														1
		だし汁	120																	41
		みかん	100													100				1
2回食（昼食）	トースト	無塩パン	50		50															0
		いちごジャム	5				5													0
	とりのつけ焼き（0.6%）	とりささ身	30									30								12
		しょうゆ	2																	114
		砂糖	2				2													0
	サラダ（0.5%）	キャベツ	40															40		2
		にんじん	15														15			4
		卵	40										40							56
		酢	6																	0
		サラダ油	5					5												0
		食塩	0.5																	195
3回食	いちごミルク	牛乳	100											100						41
		いちご	50													50				Tr
		砂糖	8				8													0
4回食（夕食）	飯	飯	150	150																2
	焼き魚（0.7%）	かます	70								70									84
		きゅうり	40															40		0
		塩	0.5																	
		しょうゆ	3																	171
		レモン	5																	0
	煮物（0.8%）	さやえんどう	25														25			0
		豆腐	60						60											5
		しょうゆ	4																	228
		砂糖	2				2													0
		だし汁	10																	
	酢の物（0.3%）	ほうれんそう	70														70			11
		ごま	2																	0
		酢	6																	0
		砂糖	2				2													0
		しょうゆ	2																	114
5回食	ヨーグルト	ヨーグルト	100											100						48
		甘がき	50													50				1
	だいこんのみぞれ和え（0.4%）	だいこん*	70															35		13
		きゅうり	50															50		1
		酢	10																	1
		砂糖	2				2													0
		食塩	0.5																	195
合計				300	50	50	21	5	100	15	70	30	50	200		200	120	195		1,836
食品構成による参考量				300	50	50	20	5	100	15	70	30	50	200		200	120	230		1,969

みそ汁の食塩量はだしに対する %
*だいこんをおろし，1/2 量になるように絞る.

食塩 4.6 g

5 高血圧 Hypertension ; HT

1…高血圧の成り立ち

高血圧は，収縮期かつ / または拡張期のいずれかが正常な範囲を超えて高い状態をいう．この状態が長期間続くと脳卒中，心不全，腎不全を引き起こす．

血圧とは，心臓から送り出された血液の動脈壁の単位面積あたりにかかる**側圧**のことである．この血圧は**心拍出量**と**末梢血管抵抗**の積に最も影響され，さらに**循環血液量**，**血液粘度**，**動脈壁の弾力性**などにより修飾される（**図 4-4**）．

① 血圧の調節機構

血圧は主にホルモン・自律神経による調節を受ける．ホルモン調節では腎臓の働きが重要で，腎臓の**糸球体傍装置**は，血圧のモニター・センサーである（脚注参照）．

自律神経である**交感神経**は，体の緊急時に対応する神経である．緊急時に心臓の働きが活発になると，交感神経が働き，脈が速く，血圧が高くなる．

さらに高血圧が持続すると，その負荷に対して，収縮力を高めて心機能を保持するために**心筋肥大**を伴う著しい血圧の上昇が加わり，適応能力が破綻して**心不全**となる（高血圧性心疾患）．

高血圧の圧負荷は動脈にも加わり，動脈の組織は障害され，また，肥大を生じて**動脈硬化病変**を形成する．とくに脳動脈では，細い動脈の壊死に基づく出血（**脳出血**）を生じ，また腎臓では糸球体，輸入細動脈を中心とした硬化病変により，腎臓が萎縮・硬化して機能不全に陥る（**腎硬化症**）．高血圧症の長期化を防ぎコントロールすることにより，合併症を予防することが大切である．

② 分類

高血圧は**本態性高血圧**と**二次性高血圧**に分類される．本態性高血圧は遺伝因子，環境因子が関与していると考えられ，生活習慣病の一つにあげられる．また，加齢に伴い次第に血圧が上昇してきた状態で，特別の原因によらない高血圧を指し，90%以上は本態性高血圧である．本態性高血圧は**表 4-22 A** に示すように分類される．

一方，二次性高血圧は，原因が明らかなもので，中枢神経における交感神経の刺激ホルモンなどの**血管収縮因子**の過剰な生成と分泌や，腎臓からのナトリウムや水分の排出低下による**循環血液量**の増加などが原因となり発症する．

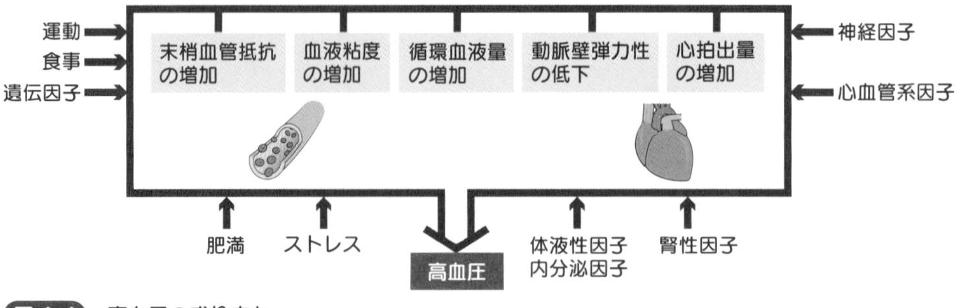

図 4-4 高血圧の成り立ち

傍糸球体装置と血圧
傍糸球体細胞で産生されるレニンが血中アンジオテンシノーゲンをアンジオテンシンⅠに変換し，次いで肺循環中にアンジオテンシンⅡとなる．アンジオテンシンⅡは単独で（血管収縮など），または副腎皮質ホルモンであるアルドステロン（鉱質コルチコイド）の作用を介するなどして間接的に（Na 再吸収促進），血圧上昇に関与する．

表 4-22 A　成人における血圧分類

分類	診察室血圧（mmHg）			家庭血圧（mmHg）		
	収縮期血圧		拡張期血圧	収縮期血圧		拡張期血圧
正常血圧	< 120	かつ	< 80	< 115	かつ	< 75
正常高値血圧	120～129	かつ	< 80	115 ～ 124	かつ	< 75
高値血圧	130～139	かつ / または	80 ～ 89	125 ～ 134	かつ / または	75～84
Ⅰ度高血圧	140～159	かつ / または	90 ～ 99	135 ～ 144	かつ / または	85～89
Ⅱ度高血圧	160～179	かつ / または	100 ～ 109	145 ～ 159	かつ / または	90～99
Ⅲ度高血圧	≧ 180	かつ / または	≧ 110	≧ 160	かつ / または	≧ 100
（孤立性）収縮期高血圧	≧ 140	かつ	< 90	≧ 135	かつ	< 85

表 4-22 B　降圧目標

	診察室血圧（mmHg）	家庭血圧（mmHg）
75 歳未満の成人*1 脳血管障害患者 （両側頸動脈狭窄や脳主幹動脈閉塞なし） 冠動脈疾患患者 CKD 患者（蛋白尿陽性）*2 糖尿病患者 抗血栓薬服用中	< 130/80	< 125/75
75 歳以上の高齢者*3 脳血管障害患者 （両側頸動脈狭窄や脳主幹動脈閉塞あり，または未評価） CKD 患者（蛋白尿陽性）*2	< 140/90	< 135/85

*1 未治療で診察室血圧 130-139/80-89 mmHg の場合は，低・中等リスク患者では生活習慣の修正を開始または強化し，高リスク患者ではおおむね 1 カ月以上の生活習慣修正にて降圧しなければ，降圧薬治療の開始を含めて，最終的に 130/80 mmHg 未満を目指す．すでに降圧薬治療中で 130-139/80-89 mmHg の場合は，低・中等リスク患者では生活習慣の修正を強化し，高リスク患者では降圧薬治療の強化を含めて，最終的に 130/80 mmHg 未満を目指す．

*2 随時尿で 0.15g/gCr 以上を蛋白尿陽性とする．

*3 併存疾患などによって一般に降圧目標が 130/80 mmHg 未満とされる場合，75 歳以上でも忍容性があれば個別に判断して 130/80 mmHg 未満を目指す．

降圧目標を達成する過程ならびに達成後も過降圧の危険性に注意する．過降圧は，到達血圧のレベルだけでなく，降圧幅や降圧速度，個人の病態によっても異なるので個別に判断する．

（日本高血圧学会高血圧治療ガイドライン作成委員会，編．高血圧治療ガイドライン 2019：日本高血圧学会；2019．p18, 53 より）

2…栄養アセスメント

適正体重の維持，食塩制限，節酒，運動などの治療プランは降圧効果があり，薬剤の作用を増強させる効果もある．

① 身体計測

BMI により肥満を防止する（肥満 BMI ≧ 25，腹囲 男性 85 cm 以上，女性 90 cm 以上）．非肥満高血圧は適正体重を維持する．

② 診断基準

収縮期（最高）血圧 140 mmHg 以上あるいは拡張期（最低）血圧 90 mmHg 以上の，どちらか一方でもあれば高血圧とされる（表 4-22 A）．図 4-4 に示すように血圧値だけでなく，ほかの危険因子を含めた総合判断がなされる．すなわち血圧が正常高値であっても危険因子の有無により，低リスク，中リスク，高リスクの 3 群に層別化して治療基準を決定する．

若年の本態性高血圧
ストレスによる交感神経の亢進により，血中ノルアドレナリン濃度上昇による高血圧症がみられる．

家庭血圧
血圧の日内変動は大きいため，診療時血圧で診断すると正しくない場合がある（仮面血圧）．そこで少なくとも朝，夕，毎日，1 機会 2 回として血圧を測定し，平均値で評価する．家庭ではリラックスでき，診療時より低めにでる．

血圧の信頼性
24 時間自由行動下血圧＞家庭血圧＞診察室血圧
24 時間自由行動下血圧：自動血圧計により 24 時間，昼，夜，早朝など血圧情報が得られる．

家庭での血圧管理の重要性から，**診察室血圧**と**家庭血圧**の**降圧目標**が対象患者別に設定されている（表 4-22 B）.

③ 生理・生化学検査

血圧管理を定期的に行い，併せて合併症の検査を行う．高血圧の検査は，血圧，心電図，心エコー，胸部 X 線写真を主に行う．合併症については，脂質異常症諸検査，腎機能検査を行う（各項参照）.

④ 食生活（生活習慣）調査

食生活状況，運動習慣，喫煙，飲酒，ストレスなど生活状況を中心に調査する.

3…栄養ケアプラン

●基本方針

治療は生活習慣の改善が基本で，食事療法，運動療法と禁煙を中心とする（p.86 糖尿病の基本方針の項参照）.

●食事療法の基本

① 食塩制限 6 g/日未満とする
② 野菜・果物を積極的に摂取する
　飽和脂肪酸，コレステロールの摂取を控える
　多価不飽和脂肪酸，低脂肪乳製品を積極的に摂取する
③ 体重は BMI＜25 を目指す
④ 節酒する（エタノールで男性 20 ～ 30 mL/ 日以下，女性 10 ～ 20 mL/ 日以下に制限する）
⑤ その他　禁煙（受動喫煙を含む），軽強度の有酸素運動，防寒や情動ストレスの管理

カリウム制限が必要な腎障害患者では，果物・野菜の積極的摂取は推奨しない．肥満や糖尿病患者などエネルギー制限が必要な患者における果物の摂取は 80 kcal/日程度にとどめる（高血圧治療ガイドライン 2019）.

●運動療法の基本

運動によって血圧は上昇するが，上昇の程度は運動の種類によって異なる．**有酸素運動**では一般に**収縮期血圧**は上昇するが，**拡張期血圧**は運動強度が増しても上昇は軽度である．1 日 30 分以上の有酸素運動は本態性高血圧の療法として効果は認められている．また安静時の血圧は習慣的な運動により低下する．瞬発的な運動や重いものを押す運動や息こらえをするような運動では血圧が急激に上昇し，危険であり，高血圧の運動療法には適さない.

「高血圧治療ガイドライン 2019」では，軽強度の有酸素運動（動的および静的筋肉負荷運動）を毎日 30 分，または 180分/週以上行うことが推奨されている.

高齢者にも運動療法の効果が認められているが，冠動脈疾患，心不全，腎不全，骨関節疾患などの合併症のある場合は専門家の意見を仰ぐこと.

4…栄養ケアの実施

●食品の選択と調理の工夫

① 食塩の少ない食品を選ぶ（p.66 食塩制限食の項参照）．食塩の過剰摂取は血圧上昇と関連し，減塩により降圧効果が期待できるため，減塩を基本とする.

② 野菜・果物などカリウムを多く含む食品を選ぶ（p.75 カリウムコントロール食の項参照）．ナトリウ

ムの尿中への排泄を促すカリウムを積極的に摂取する（カリウム制限が必要な腎障害患者を除く）.

③ 血圧低下作用を有するDASH食（p.114サイドメモ参照）の食事パターンにより，飽和脂肪酸，コレステロールを減らし，魚油由来の多価不飽和脂肪酸，低脂肪乳製品を増やす.

④ カルシウム，マグネシウム，食物繊維はDASH食の主要な要素であることから，積極的に摂取する.

⑤ 植物性たんぱく質は血圧と負の関連にあることから，積極的に摂取する.

⑥ 酒の摂取量に注意する.

⑦ 単独の栄養素だけでなく，複合的に組み合わせて摂取することが効果的である.

5…給与食事摂取量

高血圧の給与食事摂取量を**表4-23**に示す.

表4-23 高血圧の給与食事摂取量

エネルギー (kcal)	たんぱく質 (g)	脂質 (%E)	食塩 (g)	カリウム (mg)
1,700～1,800 25～30/kg体重	60～65 1.1～1.2/kg体重	20～25	6未満	3,000以上

Side memo

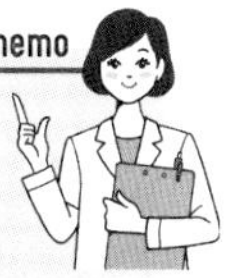

低血圧と食事療法

正常血圧より低い状態を低血圧といい，診断基準は定まっていない．特別な原因のない場合を本態性低血圧といい，原疾患が明らかな場合を二次性低血圧という．とくに起立時，収縮期血圧が20 mmHg以下を起立性低血圧という．低血圧は一般に20～30歳代女性に多く，やせ，蒼白，無力性体質，神経質な人に多い．昇圧薬は副作用があるので安易に使用しないほうがよい．食事療法は，① 規則正しい食生活を送る，② たんぱく質やエネルギーを十分とる，③ 偏食を避け鉄を不足しないようにする，④ 食塩をやや多くとる，ことである．睡眠を十分とり，虚弱体質を改善する生活指導を行う．

MEMO

降圧薬の飲み方

降圧薬は毎日服用することが重要で，原則的には飲み続ける．血圧が低下しても薬でコントロールされている状態なので，自己判断で薬の量を増減したり服用をやめたりしない．

降圧薬と食品との相互作用

カルシウム拮抗薬の多くとグレープフルーツとそのジュースやACE阻害薬と消炎鎮痛薬は降圧作用を増強したり，打ち消したりすることがある．

6…食品構成および献立

表 4-24 高血圧食品構成表（例）

給与食事摂取量					
エネルギー（kcal）		たんぱく質（g）		脂　質（%E）	食　塩（g）
1,700～1,800		60～65		20～25	6 未満
食品群	重　量（g）	エネルギー（kcal）	たんぱく質（g）	脂　質（g）	備　考
飯	400	672	10.0	1.2	200 × 2
パン類	60	158	5.6	2.6	
いも類	60	43	0.7	0.1	
砂糖類	10	37	0	0	
油脂類	12	111	0	12.0	（植物油）
大豆 大豆製品②	80	95	7.0	5.7	
みそ類	15	29	1.9	0.9	
魚介類③	60	94	11.5	4.3	
獣鳥肉類①	40	48	9.0	1.0	
卵類	50	75	6.4	5.0	（甘みそ）
生乳類	200	134	7.0	6.2	食事制限のため甘みそ使用．赤みその場合は8gとする
果実類	200	124	1.2	0.6	
緑黄色野菜②	120	37	1.6	0.3	
その他の野菜②	230	52	2.1	0.4	
きのこ類	30	6	0.8	0	
藻類（乾）	4	5	0.5	0.1	
合計		1,720	65.3	40.3	

P，F，C（%E）＝15，21，64，動たん比率＝52%

Side memo

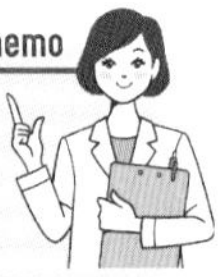

DASH 食（Dietary Approaches to Stop Hypertension）

米国国立衛生研究所によって高血圧を防ぐ食事療法が開発され，ナトリウム利尿作用やメタボリックシンドロームのリスク軽減作用などの効果が注目されている．DASH 食は低脂肪食を基本にナトリウム排出効果のあるミネラル，カリウム，カルシウム，マグネシウムが多く，飽和脂肪酸，コレステロールが少ない栄養組成となっている．

このDASH 食に減塩，減量，運動，節酒を組み合わせた生活習慣の複合的な修正が，高血圧を含めた生活習慣病を予防する効果が報告されている．

脂質（% E）	27	食物繊維（g/ 日）	31
飽和脂肪酸	6	カリウム（mg/ 日）	4,700
一価不飽和脂肪酸	13	マグネシウム（mg/ 日）	500
多価不飽和脂肪酸	6	カルシウム（mg/ 日）	1,240
炭水化物（% E）	55	ナトリウム（mg/ 日）	3,000
たんぱく質（% E）	18	エネルギー（kcal/ 日）	2,100
コレステロール（mg/ 日）	150		

演習問題

次の条件で食事計画上の注意点を述べなさい．

［条件］ 48 歳女性，BMI 26，収縮期血圧 170 mmHg，拡張期血圧 105 mmHg，HbA1c 6.5%

表 4-25 高血圧献立（例）
（エネルギー 1,700 ～ 1,800 kcal　たんぱく質 60 ～ 65 g　食塩 6 g 未満　カリウム 3,000 mg 以上）

区分	料理名（食塩%）	材料名（g） ＼ 食品群		飯 (g)	パン類 (g)	いも類 (g)	砂糖類 (g)	油脂類 (g)	大豆・大豆製品 (g)	みそ類 (g)	魚介類 (g)	獣鳥肉類 (g)	卵類 (g)	牛乳類 (g)	果実類 (g)	緑黄色野菜 (g)	その他の野菜 (g)	きのこ類 (g)	藻類 (g)	ナトリウム (mg)	カリウム (mg)
	トースト	パン	60		60															282	52
	オムレツ	卵	50										50							70	65
	(0.3%)	たまねぎ	10														10			0	15
		食塩	0.2																	78	0
		バター（無塩）	3					3												0	1
		ケチャップ	2																	24	8
朝	はくさいの	はくさい	70														70			4	154
	酢の物	酢	6																	0	0
	(0.2%)	食塩	0.2																	78	0
		砂糖	2				2													0	0
	果物	りんご	50												50					Tr	60
	牛乳	牛乳	200											200						82	300
	飯	飯	200	200																2	58
	いとよりの	いとよりだい	60								60									51	234
	昆布蒸し	おろしだいこん	30														30			5	69
	(1%)	しょうゆ	5																	285	20
	五目煮	さといも	40			40														Tr	256
昼	(0.8%)	にんじん	10													10				3	30
		生しいたけ(菌床)	15															15		0	44
		砂糖	4				4													0	0
		しょうゆ	5																	285	20
	カリフラワーの	カリフラワー	70														70			6	287
	マヨネーズ和え	マヨネーズ	5					5												37	1
	(0.2%)																				
	果物	なし	150												150					Tr	210
	飯	飯	200	200																2	58
	ささ身の青じそ	とりささ身	40									40								16	164
	フライ	青じそ	1													1				0	5
	レモン添え	小麦粉	4																	Tr	4
	(0.5%)	卵	3										3							4	4
		パン粉	6		6															21	7
		油	4					4												0	Tr
		食塩	0.2																	78	0
		キャベツ	30														30			2	60
		レモン	5												5						
	白和え	ほうれんそう	50													50				8	345
	(0.6%)	豆腐	60						60											7	90
		ひじき（乾）	2																2		
夕		ごま	5																	0	21
		砂糖	2				2													0	0
		食塩	0.5																	195	1
	煮浸し	チンゲンサイ	60													60				19	156
	(0.6%)	ほんしめじ	15															15		0	47
		油揚げ	20						20											1	17
		しょうゆ	4																	228	16
	みそ汁	じゃがいも	20			20														0	82
	(0.6%)	たまねぎ	20														20			0	30
		わかめ（乾）	2																2	186	9
		白みそ	12							12										288	41
		だし汁	120																	41	76
合計				400	66	60	8	12	80	12	60	40	53	200	205	121	230	30	4	2,388	3,112
食品構成による参考量				400	60	60	10	12	80	15	60	40	50	200	200	120	230	30	4	2,362	3,000

食塩 6.0 g

6 痛風・高尿酸血症 Gout・Hyperuricemia

1…痛風・高尿酸血症の成り立ち

尿酸とは，DNA や RNA の構成成分である**プリン体**が壊れてできる代謝産物で，性・年齢を問わず血清尿酸値が 7 mg/dL を超えた状態を**高尿酸血症**という．高尿酸血症は**尿酸生産過剰型**，**尿酸排泄低下型**，**混合型**に大別される．女性では尿酸が 7 mg/dL でも生活習慣病のリスクが高いので検査観察を行う必要がある．**痛風**は，水に溶けにくい尿酸が 9 mg/dL 以上になると結晶化しやすく，関節に析出し，炎症を起こして腫れ上がる病態をいう．

食物の多くは細胞からできているので多量のプリン体を含むが，一般に体内では食物由来のプリン体はほとんど再利用されることはなく，肝臓でただちに尿酸に変えられて排泄される．ヒトの尿酸排泄は 2/3 が腎臓，1/3 が腸管に依存するが，排泄能力には限界があるため，食物からの供給量が増加すると体内の尿酸蓄積量が増し，高尿酸血症となる．日本人の尿中・便への尿酸排泄能力の上限は 1 日約 500 ～ 600 mg 程度であり，平均プリン体摂取量は約 100 ～ 150 mg/ 日（内因性の生合成 500 mg）で，この範囲では問題はないが，食生活の変化から摂取量が 300 ～ 500 mg に達する例が増加している．

近年の高尿酸血症の原因は過食にあり，10 歳代から現れ若年化の傾向にある．とくに若年肥満者では，ソフトドリンクやファストフードなど，ワンパターン化した食事に加え，就寝前の食事やアルコール摂取など，食生活の乱れなどから発症することが多い．

また，インスリン抵抗性や内臓脂肪型肥満では尿酸の排泄が抑制され，尿酸の合成が高まる．一般症状としては，尿酸沈着由来の痛風関節炎（第 1 中足趾節），腎障害（CKD，腎不全），**尿路結石**，メタボリックシンドローム，高血圧，脂質異常症，心臓血管障害を発症しやすい．痛風が発症すると疼痛，歩行困難を伴う．

2…栄養アセスメント

① **身体計測**

BMI により肥満を防止する．

② **生理・生化学検査**

高尿酸血症はさまざまな合併症を発症しやすいため，臨床検査を定期的に受ける．治療開始基準と治療目標を**表 4-26**，生理・生化学検査を**表 4-27** に示す．

③ **食生活（生活習慣）調査**

食生活状況，飲酒，運動習慣などを調査する．

表 4-26 高尿酸血症の治療開始基準と治療目標（血清尿酸値）

治療開始基準	
痛風，合併症なし	9.0 mg/dL 以上
合併症あり	8.0 mg/dL 以上
治療目標	
痛風患者	6.0 mg/dL 以下
痛風結節の再発予防	6.0 mg/dL 以下

（日本痛風・核酸代謝学会ガイドライン改訂委員会，編．高尿酸血症・痛風の治療ガイドライン第 3 版：診断と治療社：2018 より）

3…栄養ケアプラン

● 基本方針

治療の基本は尿酸の生成を阻害し排泄を促すことと尿の酸性を抑えることにある．

薬物療法の有無にかかわらず，適性なエネルギーの摂取，プリン体・果糖の過剰摂取の回避，腎機能

プリン体
核酸の構成成分プリンにはいくつかの種類があり，プリン体と総称される．生体内では五単糖のリボースと，アミノ酸を基にして，何段階もの反応を経て合成される．プリン体が分解されプリン塩基や，プリンヌクレオシドに分解され，さらに尿酸に分解される．

高尿酸血症の性別発症率
1980 年代後半から男性で増加し，30 歳代で 30%．一方，10 歳代では 16.3%，女性は 50 歳代で 1.3%と少ない．女性では利尿薬の長期投与，腎機能障害などに起因するが，発症率が低いのは，女性ホルモンによる尿酸の排泄促進のためといわれている．痛風は男性 30 歳以上で 1%を超えている．

表 4-27　高尿酸血症の生理・生化学検査

	検査項目			備　考
基本検査	尿酸（UA）	血　清	↑	7 mg/dL 以上を高尿酸血症と診断する．尿酸が 9 mg/dL に上昇し，過飽和尿酸に陥ると関節炎症を誘発する
	尿酸，尿酸クリアランス	尿	↑ ↓	尿酸生成亢進型は上昇する 尿酸排泄減少型は低下する
	赤沈 白血球，CRP	血　液	↑ ↑	関節炎発作時に上昇する
	関節X線検査	骨の形態	異　常	手足の小骨に痛風結節（痛風性関節炎），骨病変を認める
合併症	糖・脂質代謝 腎機能検査			合併症については脂質異常，糖代謝，腎機能検査参照 尿路結節を発病しやすい

に応じた適切な飲水が勧められる．内臓脂肪の蓄積と血清尿酸値とに正相関が認められているので，過食，高プリン体・たんぱく食嗜好，常習飲酒，運動不足などの生活習慣を改善し，肥満，高血圧，糖・脂肪代謝異常を起こさないよう指導する．

●食事療法の基本

尿酸の蓄積を厳格に減らしても血清尿酸値の低下はわずかである場合が多い．むしろ肥満によるインスリン抵抗性から生活習慣病のリスクが高いため，肥満者ではプリン体の制限からエネルギーの制限を重視する．

①体重は BMI < 25 とする（エネルギーを制限し，栄養バランスを適正に保つ）
②プリン体を制限する
③水分を 2 ～ 2.5 L/ 日以上とる
④アルコールの制限（日本酒 1 合，ビール 500 mL，ウイスキーダブル 60 mL，禁酒日 2 日 / 週以上）
⑤しょ糖，果糖，清涼飲料の過剰摂取を避ける
⑥血清尿酸値を低下させる乳製品を積極的にとる
⑦適度な有酸素運動を行い，習慣化させる．ただし，強い負荷の無酸素運動は避ける
⑧その他　禁煙

① 適正なエネルギー量で適正体重を保つ．肥満では高尿酸血症助長を防ぐため，可能であれば 1,200 ～ 1,400 kcal/ 日とする．しかし，過度のエネルギー制限は体内にケトン体が増加し，尿酸の排泄を抑制する．

② 厳格なプリン体の制限を 400 mg 以下 / 日とする．低プリン体食にしても血清尿酸値は 1 mg/ 日ぐらいしか低下させることができないが，高尿酸血症患者はプリン体の多い食品に強い嗜好がみられる．また，長期の低プリン体食はたんぱく質の不足になりやすいので，プリン体含有量の少ないたんぱく食品を選ぶ．プリン体は肉よりも魚に多く（**表 4-28**），底棲魚（白身魚）より筋肉の多い回遊魚（赤身魚）のほうにより多く含まれている．たんぱく質は 1 g/kg 体重程度にする．

③ 尿中への尿酸排泄を促して 1 日の尿量を 2 L にするために，番茶・麦茶など 2 ～ 2.5 L/ 日以上とる．

④ アルコールは，体内で酸化され，乳酸を生じ腎臓での尿酸排泄を低下させるため控える．ビールは大びん 3 本で 1 日プリン体総摂取量に匹敵し（**表 4-29**），飲酒後に痛風発作や尿路結石発作が誘発されることが多い．治療開始後の不安定な時期や発作後は禁忌とする．

高尿酸血症治療薬
1．尿酸生成抑制薬（生成過剰型へ）
2．尿酸排泄促進薬（排泄低下型へ）
　※1，2は原則として一生涯服用．併用可
3．尿アルカリ化薬
　クエン酸カリウム・ナトリウム配合剤（尿 pH を 6 ～ 7 にコントロール）
　※通常 2 と併用

表 4-28 食品中のプリン体含有量（100 g あたり）

きわめて多い（300 mg ～）	鶏レバー，干物（まいわし），白子（いさき，ふぐ，たら），あんこう（肝酒蒸し），太刀魚，健康食品（DNA/RNA，ビール酵母，クロレラ，スピルリナ，ローヤルゼリー）など
多い（200～300 mg）	豚レバー，牛レバー，かつお，まいわし，大正えび，おきあみ，干物（まあじ，さんま）など
中程度（100～200 mg）	肉（豚・牛・鶏）類の多くの部位や魚類など ほうれんそう（芽），ブロッコリースプラウト
少ない（50～100 mg）	肉類ん一部（豚・牛・羊），魚類の一部，加工肉類など ほうれん草（葉），カリフラワー
きわめて少ない（～ 50 mg）	野菜類全般，米などの穀類，卵（鶏・うずら），乳製品，豆類，きのこ類，豆腐，加工食品など

（日本痛風・核酸代謝学会ガイドライン改訂委員会，編．高尿酸血症・痛風の治療ガイドライン第3版：診断と治療社；2018．p142 より）

表 4-29 アルコール飲料中のプリン体含有量（1 回量あたり）

	アルコール飲料	1 回量（mL）	プリン体量（mg/ 回）
蒸留酒	ウイスキー	60	0.1 ～ 0.2
	ブランデー	60	0.24
	焼酎（25%）	90	0.0
	泡盛	90	0.0
	梅酒	90	0.2
醸造酒	日本酒	180	2.2 ～ 2.7
	ワイン	200	0.8 ～ 3.2
	紹興酒	90	6.9 ～ 10.4
	ビール	350	11.6 ～ 29.4
	スタウトビール	350	20.0 ～ 42.0
	地ビール	350	16.1 ～ 58.5
	発泡酒	350	3.9 ～ 13.7
その他	プリン体カットビール	350	0.0 ～ 0.7
	その他の醸造酒・リキュール	350	5.3 ～ 12.6
	低アルコールビール	350	9.8 ～ 45.5
	ノンアルコールビール	350	3.2
	ビールテイスト飲料	350	4.6
	ホッピー	350	3.9 ～ 4.6
	甘酒	180	11.2

（山岡法子，ほか．アルコール飲料中のプリン体と血清尿酸値への影響．臨床栄養 2019；135：191 より改変）

⑤ しょ糖，果糖の摂取は尿酸値を上昇させ，**尿路結石**，痛風のリスクを増強させる．また，炭水化物の過剰摂取は中性脂肪を高くし，間接的に尿酸値の上昇に関与する．

⑥ 最近のエビデンスから乳製品の摂取による血清尿酸の低下が報告されている．

⑦ 有酸素運動はインスリン抵抗性の改善，血圧の低下，トリグリセリドの低下，HDL コレステロールの上昇，耐糖能の改善などが期待されるが，無酸素運動は血清尿酸値を上昇させるので避ける．

4…栄養ケアの実施

●食品の選択と調理の工夫

① プリン体の多い食品（表 4-28）は避け，プリン体の少ない良質のたんぱく質を十分とる：牛乳，スキムミルク，チーズ，ヨーグルト，鶏卵，水産練り製品，ソーセージ，豆腐など．食品中のプリン体はゆでることによりかなり流出するので，ゆでて使用する．かつお節，煮干し，肉のだし汁，インスタントだしは避ける．調味料として酒，みりん，ワインは避ける．過剰な清涼飲料の摂取は高フルクトース血症から高尿酸血症を誘発するので避ける．

細胞密度の高い食品ほどプリン体含有量は多い．内臓，精巣，卵巣などには多量に含まれ，レバー，あん肝，白子，かにみそ，うになどの珍味がこれに属する．なお，鶏卵は基本的には一個の細胞にすぎないので，含有されるプリン体量はほぼゼロと考える．

② プリン体は親水性のため，加工の過程でプリン体が抜けてしまう．ソーセージやベーコン，ちくわなどの制限は不要である．

③ 腎臓の機能が低下している場合は食塩を制限し，カリウムを多く含む食品の不足に注意する（p.66

痛風患者の尿路結石

10 ～ 30%の割合で合併する．尿酸結石以外にカルシウム結石も多い．尿酸値が高く，尿が酸性，尿濃度が高いほど発症しやすい．

食塩制限食，p.75 カリウムコントロール食の項参照）.

5…給与食事摂取量

痛風・高尿酸血症の給与食事摂取量を**表 4-30** に示す.

表 4-30 痛風・高尿酸血症の給与食事摂取量

	急性期	安定期
エネルギー*（kcal）	1,500 ～ 1,800 {男性 30 kcal/kg 体重 女性 25 kcal/kg 体重}	1,800 ～ 2,000 {男性 35 kcal/kg 体重 女性 30 kcal/kg 体重}
たんぱく質（g）	50 ～ 60（0.9 ～ 1.0/kg 体重）	55 ～ 65（1.0 ～ 1.1/kg 体重）
脂　質（g）	35 ～ 40	40 ～ 45（脂質エネルギー比率 20 ～ 25%）
食　塩（g）	6 未満	8 未満
プリン体	400 mg 以内	

*肥満者では 1,200 ～ 1,400 kcal/ 日とする.

Side memo

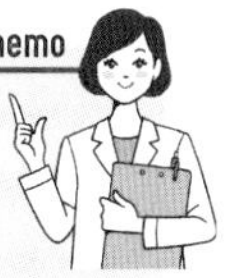

ST 上昇型急性心筋梗塞

糖尿病，高血圧，脂質異常，肥満，喫煙などから冠動脈プラークの破綻による血栓を形成し，冠動脈の急速閉塞から心筋壊死の病態が多くみられるが，その一つに ST 上昇型急性心筋梗塞がある．症状として前胸部の強い不快感が，頭頸部，肩，心窩部，背部，腕へ拡散する．必要に応じて再灌流治療が行われる．その直後は絶食とし，数時間後に介助による飲水を開始し，問題がなければ 800 kcal/ 日，食塩 6 g/ 日，飽和脂肪酸とコレステロールを制限した五分がゆを開始し，次第に内容を上げていく．重篤な場合は耐糖能が低下するが，極端なエネルギー制限をせず，高血糖に対応したインスリンを用い，200 mg/dL 以下にコントロールし，低血糖にも注意する.

MEMO

7 甲状腺機能低下症・亢進症
Hypothyroidism・Hyperthyroidism

1…甲状腺機能低下症・亢進症の成り立ち

甲状腺ホルモンの分泌量や活性が不十分な疾患を**甲状腺機能低下症**といい，甲状腺ホルモンの合成と分泌の増進による代謝亢進の疾患を**甲状腺機能亢進症**という．いずれも女性での発症率が高く，発症の原因から**表 4-31** に示すようにそれぞれ，3 つのタイプに分類される．甲状腺機能低下症で最も多いのが**橋本病**で，**二次性・三次性**では，腫瘍が原因のことが多い．一方，甲状腺機能亢進症では，90% が**バセドウ病（グレーブス病）**で，20 ～ 30 歳代の女性や出産後，更年期にも多発する．

甲状腺機能低下症では無力感，低体温，発汗減少，便秘，徐脈，脱毛，皮膚乾燥，体重増加，粘液水腫，動作緩慢になり，貧血，心不全，高コレステロール血症を合併しやすい．高齢者では**認知症**と間違われやすい．甲状腺機能亢進症では発汗過多，全身倦怠感，手指震え，動悸，体重減少，食欲増進，眼球突出，びまん性甲状腺腫，神経過敏，下痢などを伴い，糖尿病の合併症を伴うと骨減少になりやすい．

2…栄養アセスメント

① 身体計測

甲状腺機能低下では過体重や浮腫，亢進症では体重減少に陥りやすいので，体重の測定を定期的にして，体重をコントロールする．

② 生理・生化学検査

表 4-31 に示すように疾患の種類を判定し，甲状腺ホルモン（T，T_4，TSH），放射性ヨード（マグネシウム）摂取量などの臨床検査から病態を判定する．

③ 食事摂取調査

ヨウ素の過不足から甲状腺機能障害を生じることもあるので，**ヨウ素摂取量**や喫食量と体重との関連を調査する．

表 4-31 甲状腺疾患の分類

甲状腺機能低下症（一般に T↓，T_4↓，TSH↑）
1. 原発性甲状腺機能低下症（先天性，幼少期発症のクレチン病，自己免疫疾患の橋本病）：遊離甲状腺ホルモンの低下（T↓）
2. 二次性甲状腺機能低下（中枢性，汎下垂体機能低下症）：甲状腺刺激ホルモンの低下（TSH↓）→ T↓
3. 三次性甲状腺機能低下（ホルモンの不適応）：甲状腺刺激ホルモン放出ホルモンの低下（TRH↓）→ TSH↓→ T↓

甲状腺機能亢進症（T↑，T_4↑，TSH↓，抗 TSH 受容体抗体陽性，甲状腺放射性ヨード摂取量↑）
1. 甲状腺起因：バセドウ病（グレーブス病，自己免疫疾患），プランマー病，甲状腺ホルモン産生癌
2. 甲状腺外原因：下垂体腫瘍，卵巣甲状腺腫
3. 甲状腺組織破壊：甲状腺中毒症，亜急性甲状腺炎，無痛性甲状腺炎，急性化膿性甲状腺炎

甲状腺ホルモンの作用
- 組織での酸素消費増進
- 基礎代謝の亢進
- 糖新生の亢進
- グリコーゲンの分解促進
- 糖の腸管吸収増大（高血糖）
- コレステロール代謝亢進
- たんぱく質の異化亢進

ヨウ素不足の国民性
海藻を食べる習慣のない開発途上国では甲状腺機能低下症が多い．米国ではヨウ素添加食塩や牛乳殺菌にヨウ素を使用して予防している．

3…栄養ケアプラン

●基本方針

甲状腺機能低下症では甲状腺ホルモン剤の投与が中心となる．一方，甲状腺機能亢進症では甲状腺ホルモン産生抑制剤や甲状腺の切除手術などがある．体重の変化に対応したエネルギーを摂取し，栄養のバランスを心がけ，規則正しい食生活をする．甲状腺機能低下で高コレステロール血症を示す場合は，コレステロール 300 mg/ 日に制限する．

エネルギー・代謝異常を伴うので，体重変化に対応してエネルギーやたんぱく質を調整する．甲状腺機能低下ではヨウ素の多い食品（**表 4-32**）を取り入れ，亢進症では制限する．また，亢進症では多汗となるため水分を十分に摂取し，低下症では胸水，腹水，心嚢水貯留，心不全を伴う場合は食塩を制限する．病態により症状が異なるので，個々に対応した食事療法を行う必要がある．

表 4-32 ヨウ素を多く含む食品（ヨウ素 μg/100 g）

まこんぶ（乾）	200,000	いわし（生）	24	寒天	21
わかめ（生）	1,600	まさば（生）	21	ところてん	240
あまのり（素干し）	1,400	かつお（秋獲り，生）	25	カットわかめ	10,000
ひじき（乾）	45,000	ぶり（生）	24		

（日本食品標準成分表 2020 年版（八訂））

4…給与食事摂取量

甲状腺機能低下症・亢進症の給与食事摂取量を**表 4-33** に示す．

表 4-33 甲状腺機能低下症・亢進症の給与食事摂取量

	甲状腺機能低下症	甲状腺機能亢進症
エネルギー	25 ～ 30 kcal/kg 体重	35 ～ 40 kcal/kg 体重
たんぱく質	1.0 ～ 1.2 g/kg 体重	1.2 ～ 1.5 g/kg 体重

MEMO

応用編

第5章 たんぱく質コントロール食

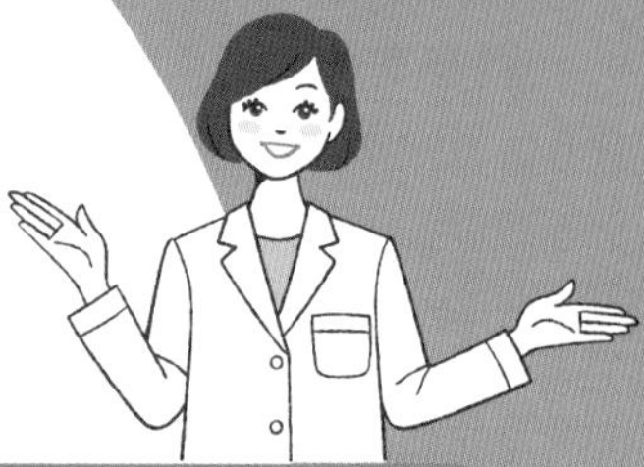

1 腎臓疾患 Kidney disease ; KD

1…腎臓の働き

腎臓は血液を浄化し，血液中のたんぱく質代謝産物などの老廃物を尿に排泄したり，体内の水分，電解質，酸・塩基平衡を調節するなど，**体内の内部環境の恒常性（ホメオスターシス）**を保っている（図5-1）．

心臓から送り出された全血量の1/4は腎臓内に流れ込み，腎臓で濾過《ろか》され，濃縮されて尿が作られる．糸球体で濾過される原尿は1日180Lで，尿細管を通る間に水分の99%と体に必要な成分が再吸収され，約1.5Lの尿ができる．尿は腎臓・尿路系器官の状態だけでなく，さまざまな疾患の診断上，重要である．

さらに腎臓はレニン，アルドステロンによる**血圧調節**（p.110高血圧症の項参照），**赤血球産生**に欠かせないエリスロポエチンの分泌，**ビタミンDの活性化**などの役割をもっている．

腎機能に障害が起こると，排泄機能低下により水・電解質の調節が乱れ，浮腫，たんぱく質代謝産物の貯留による**高窒素血症**，腎機能低下による高血圧，たんぱく尿，乏尿，貧血などの諸症状が出現し，**腎不全**や**尿毒症**を引き起こす．

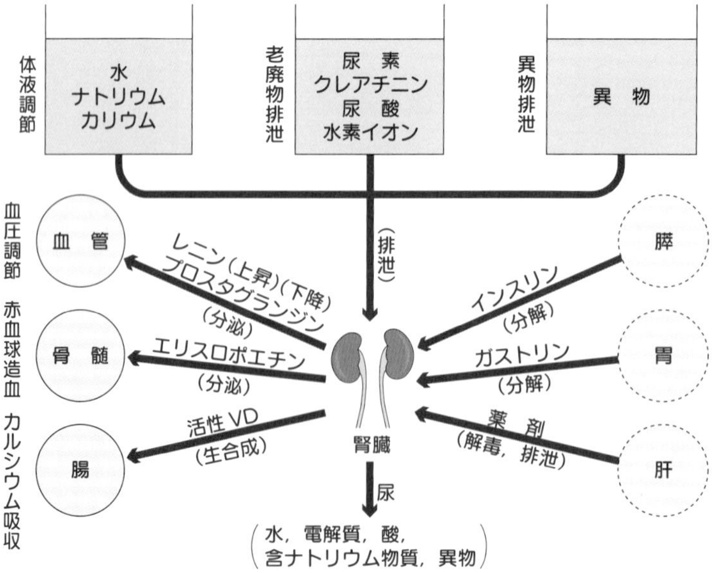

図5-1 腎臓の主な働き

腎臓疾患の病型は多彩であるが，急性腎臓病，慢性腎臓病（CKD），ネフローゼ症候群，透析および糖尿病性腎症とに区別して述べる．

2…腎臓疾患の主な生理・生化学検査

表5-1に腎臓疾患の主な生理・生化学検査を示す．**血清クレアチニン（CRE）**と**血中尿素窒素（BUN）**は，代表的な老廃物を示すもので腎機能の低下に伴い上昇する．おおむねCRE 1 mg/dL以上，BUN 20 mg/dL以上で高値と判断される．CREは筋肉たんぱく質が壊れてできる老廃物で，食事の影響を受けないが，BUNは食事の影響を受ける．したがってCRE・BUNの両方の上昇から腎機能障害を判定する．しかし両者ともに，腎機能がかなり低下しないと上昇しないので，これらが基準値内であっても軽度腎機能障害がないとはいえない．より厳密な検査としてクレアチニンクリアランス（CCr）による糸球体濾過機能の評価を行う．

② 急性腎臓病 Acute kidney disease
急性糸球体腎炎 Acute glomerulonephritis

1…急性腎臓病の成り立ち

急性腎臓病には**急性糸球体腎炎**や**急性腎盂腎炎**（acute pyelonephritis）などがある．腎臓の糸球体が**溶連菌**により炎症変化を起こし，浮腫，血尿，たんぱく尿，高血圧などを伴うのが急性糸球体腎炎で，全身倦怠感などを伴う．2～12歳での**A群溶血性連鎖球菌**（溶連菌）による急性化膿性扁桃炎・咽頭炎の2～3週間後の発症が大半を占める．溶連菌抗体が糸球体に沈着し，その補体が活性化されて組織に障害が起こる．一般に，3か月以内に完治するが，成人の30～40%，小児の20%程度が慢性化する．急性腎盂腎炎は，腎実質および腎杯を障害する感染性炎症疾患で，膀胱からの大腸菌によるものが大半を占める．

急性腎不全は火傷，出血，敗血症，ショックによるものや糸球体・尿細管尿道・膀胱などでの障害から**腎血流量減少**，**急性尿細管壊死**，**急性間質炎症**などを起こす．急速な腎臓機能低下を伴い，体液恒常性がコントロールできなくなり，**電解質異常**，**高窒素血症**，**尿毒症**などをきたす重篤な病態をいい，上記の急性腎臓病とは区別する．

この項では，急性腎臓病の大半を占める急性糸球体腎炎について述べる．

2…栄養アセスメント

① 身体計測

栄養障害のリスクを伴うので，体重や体組成の計測，体重や筋肉量の変化から栄養状態を観察していく．

② 診断，生理・生化学検査

急性糸球体腎炎の病期は，発症直後の乏尿，浮腫，高血圧を伴う**乏尿期**（急性期），利尿期，尿量，浮腫，高血圧の改善がみられる回復期に大別され，**浮腫**(edema)，**高血圧**(hypertension）などの臨床症状，**血尿**，**たんぱく尿**，**ASO値**（A群溶血連鎖球菌が生産する毒素），**糸球体濾過量**（Glomerular

表 5-1 腎臓疾患の生理・生化学検査

	検査項目		急性腎臓病	ネフローゼ症候群	CKD	備考
機能	濃縮試験 フィシュバーク濃縮テスト	尿	(↓)	↓	↓	・髄質の機能(尿細管)をみる ・尿比重の上昇をみる
	クリアランス試験 (1)糸球体濾過量(GFR)	尿	↓	↓	⬇	糸球体濾過圧の減少
	(2)クレアチニンクリアランス(CCr)	尿と血清	↓	→	⬇	糸球体の濾過機能をみる
	(3)腎血流量(RBF) 腎血漿流量(RPF)	尿	↓	→	⬇	近位尿細管の機能をみる
	色素排泄機能検査 フェノールスルホンフタレイン試験(PSP)	尿	↓	→	↓	尿細管での色素排泄 15 分値は腎血漿流量と相関する
含窒素成分	尿素窒素(BUN)	血液	↑	→	↑代償期 ⬆無尿期	たんぱく代謝の終産物は尿中に排泄され，腎機能が 50%以下になると血中に蓄積する
	クレアチニン(CRE)	血清	↑	→	⬆	クレアチンの脱水物で代謝終産物として尿中に排泄される
	BUN/クレアチニン比	血液				摂取たんぱく質量や脱水の判定
たんぱく質	総たんぱく質(TP)	血清	→	(6 g/dL 以下) ⬇	↓	血清成分中最も多く，その変動は臨床上重要である
	アルブミン(Alb)	血清	→	(3 g/dL 以下) ⬇	↓	糸球体膜は分子量 45,000 以上を通さないが，膜障害により尿に血漿たんぱく質が 1 日 150 mg 以上持続的に排泄される．血中 Alb 量減少
	尿たんぱく質(UP)	尿	+(1~3 g/日)	卅(3.5 g 以上/日)	(+)	
	β_2 マイクログロブリン(BMG)	血清			↑	GFR 低下により上昇する
血液	赤血球，白血球，血色素，ヘマトクリット	末梢血			↓	慢性腎不全では貧血が起こりやすい
電解質	ナトリウム(Na)	血清	変動しやすい	↑	多尿期↓ 無尿期↑	浮腫により減少する場合がある
	カリウム(K)	血清	〃	→	↑	6 mEq/L 以上では突然死の危険がある．
	カルシウム(Ca)	血清	〃	→	↓	低カルシウム血症が慢性腎不全でみられ，長く続くと骨に異常が起こる
	リン(P)	血清	〃	→	↑	
脂質	総コレステロール(T-C)	血清	→	250 mg/dL 以上	→	ネフローゼ症候群で増加する
	中性脂肪(TG)		→	150 mg/dL 以上	→	〃
	血圧		↑	→	↑	

その他浮腫の判定にレニン活性，アルドステロンなどホルモン検査を行う．赤血球，円柱上皮細胞など尿を検査する．

Side memo

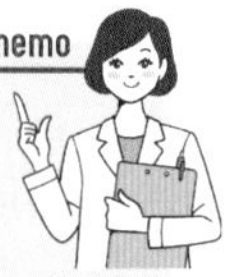

GFR 糸球体濾過量とは

1 分間に腎臓の糸球体から濾過される濾液（血漿）の量を指す．体格の大小にかかわらず同じ基準で比較するため，体表面積 1.73 m^2 あたりに換算したものとして（　　）mL/分/1.73 m^2 で表現される．

GFR はイヌリンクリアランスから直接測定されるが，方法が煩雑で実用的でないので，血清クレアチニンと年齢，性別から計算で求める式が作成されており，これを eGFR（estimated GFR）すなわち推算 GFR と呼ぶ．ただし，るいそうまたは下肢切断者などの筋肉量の極端に少ない場合には血清シスタチン C（eGFRcys）の推算式がより適切である．

計算式　男性

$$\text{eGFRcre}\ (\text{mL/分/1.73 m}^2) = 194 \times \text{Cr}^{-1.094} \times \text{年齢}^{-0.287}$$

$$\text{eGFRcys}\ (\text{mL/分/1.73 m}^2) = (104 \times \text{Cys-C}^{-1.019} \times 0.996^{\text{年齢}}) - 8$$

女性

$$\text{eGFRcre}\ (\text{mL/分/1.73 m}^2) = 194 \times \text{Cr}^{-1.094} \times \text{年齢}^{-0.287} \times 0.739$$

$$\text{eGFRcys}\ (\text{mL/分/1.73 m}^2) = (104 \times \text{Cys-C}^{-1.019} \times 0.996^{\text{年齢}} \times 0.929) - 8$$

filtration rate; GFR）などの検査や**腎生検**（腎組織診断）から病期を判定する．

③ 食事摂取調査

エネルギー，たんぱく質，食塩，カリウム，水分などの摂取量を評価し，腎臓に負担をかけないようにする．

3…栄養ケアプラン

● 基本方針

アセスメントの結果を経過観察し，病期を総合的に判定して栄養ケアプランを実施する．

乏尿期（**急性期**）は安静を基本とする．食事摂取が困難なため，静脈栄養補給が重要となる場合が多い．**利尿期**になると安静を緩和し，**回復期**に入ると散歩程度の運動が可能になり，**治癒**すると日常生活ができるので，身体活動レベルに応じたエネルギーを摂取する．ただし，臨床検査値が改善しても，糸球体組織病変の回復は 6 ～ 24 か月を要することがあるため，激しい運動は避け，治癒期を 6 か月と 24 か月に分けて経過観察していく必要がある．急性期から回復期へのスムースな移行を目指し，慢性化させないことが大切である．

● 食事療法の基本

病期が長期化するとエネルギー不足による異化亢進を起こしやすい．異化亢進による体たんぱく質崩壊からの老廃物が多いと腎臓に負担をかけることになるので，体重の変化に合わせたエネルギーの摂取や急性腎臓病の病期および腎機能の障害を評価し，下記に示す腎臓の老廃物処理機能に対応した食事内容とし，腎臓に負担をかけないことを原則とする．急性期，利尿期，回復期に分け，たんぱく質量，浮腫の程度により食塩量を決定する．

① 適切なエネルギーを確保し，異化亢進を防ぐ
② 腎機能障害の程度に合わせて，たんぱく質を制限する．動たん比率を 50 ～ 60%とする
③ 浮腫，乏尿，高血圧に対応して，ナトリウムと水分を制限する
④ 高カリウム血症を伴う場合は，リン，カリウムを制限する

① エネルギー

たんぱく質制限が続く場合，**体たんぱく質の異化亢進**を防ぐためにエネルギーを十分とる．たんぱく質を制限するので炭水化物，脂質を十分にとる．ただし過剰な脂質の摂取はアシドーシスを招きやすいので腎機能に負担をかける．脂質摂取は脂質エネルギー比率を 25%以下とする．

② たんぱく質を制限

糸球体濾過率が正常の 50%以下になると，**たんぱく質代謝産物**が蓄積するのでたんぱく質を制限する．良質のたんぱく質の摂取に動たん比率 50 ～ 60%とする．ただし，高度のたんぱく質制限の場合はこのかぎりでない．顕著なたんぱく尿がみられる場合（主として**ネフローゼ症候群**）は，たんぱく質不足に注意する．

③ ナトリウム・水分

浮腫，高血圧を伴う場合はナトリウムを制限する．一方，利尿剤使用時や**代償性多尿期**などにおける**低ナトリウム血症**の発生時には血清ナトリウムを 135 ～ 145 mEq/L に保つよう食塩を補給する．

急性糸球体腎炎
糸球体内に感染菌によって作られた抗体が沈着し，そこに抗原が結合して炎症を起こす．小児に多発し，扁桃腺による発熱から 10 ～ 15 日後に発症することが多い．10 ～ 20%が慢性糸球体腎炎に移行する．

腎疾患患者のエネルギー不足は BUN の上昇を招く
エネルギーが不足すると体たんぱくを壊してエネルギーに使う．その際，再利用されないアミノ酸が多く放出され，結果的に BUN が高値になり腎臓に負担をかける．

④ カリウム・リン・水分

高カリウム血症を起こすと心筋の収縮が起き，死亡の原因となるので制限する．乏尿，無尿，腎不全，透析患者では，カリウム制限と同時に水分制限を行う．

エネルギーの不足で体たんぱく質の異化が進むと細胞内カリウムが放出され，高カリウム血症となるのでエネルギーを十分とる．たんぱく質食品や加工食品にリンが多い．

4…栄養ケアの実施

●食品の選択と調理の工夫

① エネルギーを十分にとる．

・粉あめ（高エネルギー低甘味調味料），MCT（消化吸収のよい油脂）などを用いエネルギー量を確保する（p.52 たんぱく質コントロール食の項参照）．

・炭水化物（でん粉，砂糖），脂質を調理に上手に取り入れる．

② 浮腫，高血圧などの症状がある場合は食塩を制限し，加工食品の使用に注意し調理に注意を払う（p.66 食塩制限食の項参照）．

③ たんぱく質の制限が強い場合は良質のたんぱく質をとり，料理のかさが減るのでかさを増やす料理の工夫をする（p.59 参照）．

・低たんぱく質飯など，**低たんぱく質調製食品**（p.57 参照）を用いることで主食以外の食品でたんぱく質がとりやすくなり，食事が豊かになり良質のたんぱく質を摂取することができる．

④ 水分の制限のある場合は水分の少ない食品や調理を選ぶ（p.77 水分コントロール食の項参照）．

⑤ 高カリウム血症の場合は，野菜，いも，果物などカリウムの多い食品は避け，ゆでることでカリウムを溶出させ，その水を除去して調理する方法をとる．とくにいも類は小さく切り，3～5分ゆで，ゆでこぼして再加熱する（p.75 カリウムコントロール食の項参照）．水さらしの場合は1時間程度必要である．

⑥ 高リン血症では，リンはたんぱく質を制限することで減る．加工食品の安定剤に用いられていることが多いので注意する．

5…給与食事摂取量

急性腎臓病・急性糸球体腎症の給与食事摂取量を p.131 の表 5-4 に示す．

6…食品構成および献立

急性腎臓病・急性糸球体腎症の食品構成表を p.132 表 5-6，p.133 表 5-7 に，献立を p.134 ～ 136 表 5-9 ～表 5-11 に示す．

3 慢性腎臓病 Chronic kidney disease ; CKD

1…慢性腎臓病の成り立ち

慢性腎臓病（CKD）には，**慢性糸球体腎炎**（**IgA 腎症，メサンギウム増殖性糸球体腎炎**），**糖尿病性腎症**，**ループス腎炎**（自己免疫疾患の全身性エリテマトーデスに認められる糸球体病変），**腎硬化症**（高血圧の結果，病理組織に基づく診断名），**多発性嚢胞腎**（遺伝性）などがある．一般症状としては**倦怠感**や**貧血**，**浮腫**，**骨の変形**などがみられる．また腎障害が 1 年以上継続し，GFR 値が 30 mL/ 分 /1.73 m^2 以下に低下した病態を**慢性腎不全**（chronic real failure; CRF）という．慢性腎不全とは，種々の腎疾患が不可逆的に進行してネフロンが減少し，徐々に体液組成の恒常性が維持できなくなった状態をいう（p.128 サイドメモ参照）．これらの疾患では，大量のたんぱく尿と低たんぱく血症を認める**ネフローゼ症候群**を併発することがある．

しかし，CKD は従来の狭義の腎疾患だけでなく，多くの慢性腎疾患を含む包括的な概念に変更された．その背景として，日本での CKD 患者が 1,330 万人に達し（CKD 診療ガイド 2012），成人の 8 人に 1 人の割合で発症し，透析者や心血管疾患（cardiovascular disease; CVD）患者の予備群であり合併リスクがクローズアップされたことがある．そのため，新しい診断基準での CKD の早期発見と早期治療介入により終末期腎不全の進行抑制，透析や CVD 発症を抑制することが重要である．

2…栄養アセスメント

① 身体計測

長期化に伴う栄養状態の悪化や浮腫を予防するため，体重の変化を観察する．

② 診断基準

表 5-2 の①，②のいずれか，または両方が 3 か月以上持続する場合，CKD と診断される．さらに重症度分類がされている．また，「エビデンスに基づく CKD 診療ガイドライン 2018」では，全体を通してかかりつけ医と腎臓専門医・専門診療機関による病診連携と多職種によるチームアプローチを推進している．

③ 生理生化学検査

高血圧，高窒素・リン・カリウム血症，たんぱく尿などを呈するので，定期的な検査を受け，GFR 値や画像診断，病理所見などの評価から表 5-2 に示す CKD ステージを診断する．

④ 食事摂取調査

栄養状態を良好に維持するためにエネルギー，たんぱく質，カリウム，リン，食塩，水などの摂取状態を調査する．

表 5-2　CKD の定義・診断・重症度分類

CKD の定義は以下の通りである．
① 尿異常，画像診断，血液，病理で腎障害の存在が明らかである．とくにたんぱく尿の存在が重要
② 糸球体濾過量（glomerular filtration rate；GFR）
　$<$ 60 mL/ 分 /1.73 m^2
①，②のいずれか，または両方が 3 カ月以上持続する．
CKD の重症度は原疾患（Cause：C），腎機能（GFR：G），たんぱく尿（アルブミン尿：A）による CGA 分類で評価する
CKD は原疾患（C）と，その腎機能障害の区分（G1 ～ G5）とたんぱく尿区分（A1 ～ A3）を組み合わせたステージの重症度に応じ，適切な治療を行うべきである．

（日本腎臓学会，編．エビデンスに基づく CKD 診療ガイドライン 2018：東京医学社；2018 を参考に作成）

CKD 診療ガイドライン策定の背景と改訂の趣旨

世界的に末期腎不全による透析患者が増加している．CKD は高血圧，糖尿病などの生活習慣病が原因で，発症することが多く，心血管疾患の発症リスクが高い．
「エビデンスに基づく CKD 診療ガイドライン 2018」では，重症度分類には，原疾患（cause：C），GFR（G），尿アルブミン値（A）の CGA 分類が適用された．① CKD は原疾患によって予後が異なること，② アルブミン尿・たんぱく尿は GFR とは独立した進行因子であることが明らかにされたため，GFR 区分とアルブミン尿（たんぱく尿）の程度も併記されることになった．わが国は高齢社会であり，年齢を加味し，かかりつけ医から専門医への紹介基準が示された．

表 5-3 糖尿病性腎症病期分類と CKD 重症度分類との関係

アルブミン尿区分			A1	A2	A3
尿アルブミン定量 尿アルブミン /Cr 比（mg/gCr） （尿タンパク /Cr 比）（g/gCr）			正常アルブミン尿 30 未満 （0.15 未満）	微量アルブミン尿 30 ～ 299 （0.15 ～ 0.49）	顕性アルブミン尿 300 以上 （0.50 以上）
GFR 区分 （mL/ 分 /1.73 m^2）	G1	≧ 90	第 1 期（腎症前期）	第 2 期（早期腎症期）	第 3 期（顕性腎症期）
	G2	60 ～ 89			
	G3a	45 ～ 59			
	G3b	30 ～ 44			
	G4	15 ～ 29	第 4 期（腎不全期）		
	G5	< 15			
	（透析療法中）		第 5 期（透析療法期）		

G：GFR，A：アルブミン．　（日本糖尿病学会，編・著．糖尿病治療ガイド 2022-2023：文光堂：2022．p88 より）
CKD（G による分類）：G1（ステージ 1），G2（ステージ 2），G3a,b（ステージ 3），G4（ステージ 4），G5（ステージ 5）．
糖尿病性腎症（G と A による分類）：第 1，第 2，第 3，第 4，第 5 期．

3…栄養ケアプラン

● 基本方針

CKD のステージ別に腎臓に負担をかけない食事療法や生活指導を行い，腎機能低下の進行を防止する．

CKD の病期別（**表 5-3** 参照）に，生活習慣改善（禁煙，BMI < 25），食事指導（減塩，たんぱく質制限），血圧管理，血糖値管理，脂質管理（食事・運動療法による LDL-C の管理），貧血管理（ヘモグロビン値），骨・ミネラル対策（リン，カルシウム，PTH 値），カリウム・アシドーシス対策（カリウム制限）を行う．

● 食事療法の基本

対象者の個々の生活環境を尊重した食事療法を持続させる．禁煙と BMI ≦ 25 を基本とする．その他の考え方を以下に示す．

①推定エネルギー必要量の決定：基礎代謝量と身体活動レベルからエネルギー必要量を算出する
②たんぱく質の制限：健常者のたんぱく質の推奨量はたんぱく質 0.9 g/kg 体重 / 日である．CKD では腎負担を軽減する目的で，ステージ G3 a では 0.8 ～ 1.0 g/kg/ 日，ステージ G3 b ～ G5 では 0.6 ～ 0.8 g/kg/ 日に制限する．病態に応じたたんぱく質制限を行う．たんぱく質の制限は十分なエネルギーが必要でサルコペニア，フレイルなどの発症に注意する（下記脚注参照）
③食塩の制限：減塩による降圧効果により，尿たんぱくの減少や腎機能障害の進行抑制が図れる．CKD ステージを限定せず，3 g 以上 6 g 未満 / 日を基本とする
④カリウム，リン，水分の制限：高カリウム血症や高リン血症を伴う場合は，その原因に対応したカリウム，リンの制限を行う．浮腫の程度により制限する

以下に各項目について補足する．

① エネルギー

エネルギー必要量は，体重の変化を観察しながら適切なエネルギーを摂取し，異化亢進や低栄養状態

加齢に伴う腎機能低下
一般に 25 歳をピークに，年間 1％程度の腎機能低下を伴い，60 歳以上の男性では 30％，女性では 60％が eGFR 60 mL/ 分 /1.73 m^2 未満（ステージ 3 以上）となることが報告されている．とくに，高血圧や尿たんぱく（＋）の場合は，腎機能低下が速く進行し，肥満，耐糖能異常，高 TG，低 HDL でも腎機能低下が速くなる．慢性腎不全では年間 2 ～ 3％の低下，糖尿病では年間 10％の低下が起こることが報告されている．

に陥るのを防ぐ．体重は基本的に標準体重（BMI 22）を用いる．

エネルギーの算定の目安は，年齢，性別，身体活動レベルにより約 25 ～ 35 kcal/kg 体重/日が推奨される．肥満の症例では 20～25 kcal/kg 体重/日とする．

② たんぱく質

・たんぱく質摂取量を腎機能低下抑制のため各ステージに対応して 0.6 ～ 0.8 g/kg/日まで減少させる
・炭水化物や脂質から十分にエネルギー摂取する（脂質エネルギー比率は 20 ～ 30％とする）
・食事全体のアミノ酸スコアを 100 に近づける
　1）主食類（米飯，パン，麺など）にでん粉製品あるいは低たんぱく調整食品を用いるとよい
　2）たんぱく質摂取源は，50 ～ 60％の動物性食品の摂取を目指す

③食塩

食塩摂取量は血圧と尿たんぱく量の低下に影響する．末期腎不全と心血管疾患（CVD）の予防のためにはステージにかかわらず 6 g/ 日未満（尿中ナトリウム排泄量で 100 mmoL/ 日前後に相当する）にする．G1 ～ G2 では高血圧や体液の過剰を伴わない場合は，過剰摂取を避けることを原則として「日本人の食事摂取基準（2020 年版）」の目標量とする．

④カリウム，リン，水分

- 高カリウム血症のリスクが少ないステージ G1, G2 では制限の必要はない．「日本人の食事摂取基準（2020 年版）」を参考にする．ステージ G3 以降で上昇することが多いので G3 以降は 2,000 ～ 1,500 mg/ 日とする．
- 高リン血症は CKD の腎機能低下，心血管疾患の危険因子であるが，食事によるリン摂取量はたんぱく質摂取制限により同時にリンを減らすことができる．
- 一般に，老廃物の排泄には 1,500 mL/ 日以上の尿量が必要である．したがって，浮腫がなければ，必要以上に水分制限はしない．

Side memo

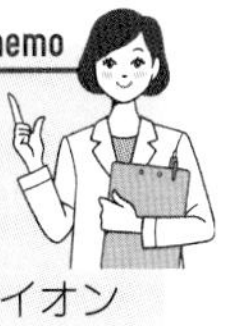

慢性腎不全（腎臓の果たす役割ができなくなったら何が起こるのか）

・老廃物が排泄できない→血清クレアチニン・BUN 高値，水分貯留→浮腫・胸水・腹水
・酸が排泄できない→血液が酸性になる（代謝性アシドーシス）
・カリウム・リンが排泄できない→高カリウム血症・高リン血症（これらは尿細管から排泄する必要のあるイオンとして代表的なもの）．
・エリスロポエチンが産出できない→腎性貧血
・ビタミン D 活性化障害→骨病変

このうち食事療法と関連が深いものを説明する．高カリウム血症は非常に危険である．高カリウム血症になると，不整脈や重症例では心停止が起こる．また高リン血症になると，リン酸カルシウムは水に溶けないので，骨以外のところに析出する．たとえば血管にリン酸カルシウムが沈着すると，血管が硬化し，血流障害を生ずる．

サルコペニア

狭義では，加齢による骨格筋の減少についていうが，広義的に CKD を含む慢性疾患による筋肉量の減少についていわれることもある．診断では，筋肉量と筋力または身体機能の低下で判定される．CKD では代謝性アシドーシスによる筋骨格の分解亢進などにより，引き起こされる．

フレイル（フレイルティ）

① CKD では食欲不振などにより体重の減少が起こり，フレイルが発症する．
② 40 歳未満でフレイルが出現し，さらにステージが進むにつれて頻度が増加していく．

4…栄養ケアの実施

●食品の選択と調理の工夫

p.126 急性腎臓病の食品の選択と調理の工夫の項参照.

5…給与食事摂取量

CKD の給与食事摂取量は p.131 表 5-5 に示す.

6…食品構成および献立

CKD の食品構成は p.133 表 5-7, 表 5-8 に, 献立は p.135 ～ 137, 表 5-10 ～表 5-12 に示す.

MEMO

1 日食塩摂取量の推定式 (CKD 診療ガイド 2012)

CKD 患者の早朝第一尿から以下の式で, 1 日食塩摂取量を推定できる (Imai E. CEN, 2011 ; 15 : 861-867).

24 時間尿中 Na 排泄量 (mEq/日) = 21.98 × 〔尿 Na (mEq/L)/尿 Cr (mg/dL)/10 × (−2.04 × 年齢 + 14.89 × 体重 (kg) + 16.14 × 身長 (cm) − 2244.45)〕$^{0.392}$

高齢者の CKD における栄養管理

高齢者でのたんぱく質制限を行う場合は, 十分なエネルギー補給がないとサルコペニアやフレイルの発症リスクが大きいことに留意しなければならない.

急性・慢性腎臓病の給与食事摂取量のまとめ

表5-4，表5-5に急性糸球体腎炎とCKDの給与食事摂取量を示す．

表5-4 急性糸球体腎炎の給与食事摂取量

区分	エネルギー（kcal）	たんぱく質（g）	食塩量（g）	水分（mL）	カリウム（mg）	備考
乏尿期	1,800～2,000/日 30～35/kg/日	30～35/日 0.5～0.6/kg/日	<3	前日尿量＋不感蒸泄（500）	高カリウム血症の場合 <1,500/日	・血中尿素窒素（BUN）腎機能低下（GFR）値によりたんぱく質量を決定 ・浮腫・尿量・血圧により食塩量を決める ・高カリウム血症の場合は2,000～1,500 mg/日 ・利尿期に入れば水分は制限しない
利尿期	〃	40～45/日 0.6～0.8/kg/日	3～6	制限なし	CKDステージG3b，G4適応	
回復期	〃	50～60/日 0.8～1.0/kg/日	6未満	〃	制限なし CKDステージG3a適応	

表5-5 CKDステージによる食事療法基準（給与食事摂取量）

ステージ（GFR）	エネルギー（kcal/kgBW/日）	たんぱく質（g/kgBW/日）	食塩（g/日）	カリウム（mg/日）
ステージ1（GFR≧90）	25～35	過剰な摂取をしない	3≦，<6	制限なし
ステージ2（GFR60～89）		過剰な摂取をしない		制限なし
ステージ3a（GFR45～59）		0.8～1.0		制限なし
ステージ3b（GFR30～44）		0.6～0.8		≦2,000
ステージ4（GFR15～29）		0.6～0.8		≦1,500
ステージ5（GFR<15）		0.6～0.8		≦1,500
5D（透析療法中）	別表（p.145の表5-16参照）			

注）エネルギーや栄養素は，適正な量を設定するために，合併する疾患（糖尿病，肥満など）のガイドラインなどを参照して病態に応じて調整する．性別，年齢，身体活動度などにより異なる．
注）体重は基本的に標準体重（BMI＝22）を用いる．

（日本腎臓学会，編．慢性腎臓病に対する食事療法基準2014年版．日本腎臓学会誌 2014；56(5)：564より）

Side memo

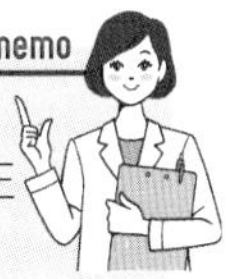

たんぱく質および食塩摂取量の算定

たんぱく質や食塩の摂取量は，一般に患者の記録した食事記録から求めるが，正確に記入されてないと正しい評価ができない．

- 尿中尿素窒素量から摂取たんぱく質量の算定（Maroniの式）
  摂取したたんぱく質の最終代謝産物の尿素窒素量より，たんぱく質摂取量を算定する．
  たんぱく質摂取量（g/日）
  ＝〔尿中尿素窒素排泄量（g/日）＋0.031×体重（kg）〕×6.25
- 尿中ナトリウムから摂取食塩量の算定
  食塩摂取量（g/日）
  ＝尿中ナトリウム排泄量（mEq/L）×尿量（L/日）÷17

急性・慢性腎臓病の食品構成および献立のまとめ

●食品構成

ふつうの飯のみを使用した場合と，低たんぱく質飯を用いた場合のたんぱく性食品の使い方の相違を示す（動たん比率，さらにPFC比を比較してみる）（表5-6）.

① 食品構成表を用いたもの（表5-6，表5-7）

② 食品交換表を用いたもの（表5-8）

表5-6 急性糸球体腎炎（乏尿期）食品構成表（例）

給与食事摂取量										
エネルギー（1,800～2,000 kcal）			たんぱく質（30～35 g）		食塩（3 g）		水分（前日の尿量＋不感蒸泄 mL）カリウム 1,500 mg 未満			
	ふつうの飯のみ使用					低たんぱく質飯使用				
食品群	重量（g）	エネルギー（kcal）	たんぱく質（g）	脂質（g）	備考	重量（g）	エネルギー（kcal）	たんぱく質（g）	脂質（g）	備考
飯	540	907	13.5	1.6	180×3	180	302	4.5	0.5	180×1
低たんぱく質米	0	0	0	0		360	583	1.8	0.6	180×2 *
いも類	50	36	0.6	0.1		50	36	0.6	0.1	
砂糖類	80	295	0	0	*	50	185	0	0	
油脂類	40	347	0.1	37.6		40	347	0.1	37.6	
大豆·大豆製品②	30	35	2.6	2.1		50	59	4.4	3.5	
みそ類	0	0	0	0		0	0	0	0	
魚介類③	20	31	3.8	1.4		30	47	5.8	2.2	
獣鳥肉類③	20	42	3.2	3.1		20	42	3.2	3.1	
卵類	25	38	3.2	2.5		50	75	6.4	5.0	
生乳類	50	34	1.7	1.9	普通牛乳で算出	100	67	3.5	3.1	
果実類	100	85	0.5	0.1	缶詰(もも)	100	85	0.5	0.1	缶詰(もも)
緑黄色野菜②	100	31	1.3	0.2		100	31	1.3	0.2	
その他の野菜②	250	56	2.3	0.5		250	56	2.3	0.5	
合計		1,937	32.8	51.1		合計	1,915	34.3	56.4	

ふつうの飯のみ使用：P，F，C（%E）＝7，24，69　動たん比率＝36%

- かさを増すため野菜の量を増やした.
- カリウム制限の場合は野菜，果物など使用食品に注意する.
- カリウム制限の場合が多いので，果物は缶詰とし，いもの量を減らした.
- 緑黄色野菜はたんぱく質が多いので，その他の野菜で増やした.

* 粉あめなど特別用途食品を用いる.

低たんぱく質飯使用：P，F，C（%E）＝7，27，66　動たん比率＝55%

*低たんぱく質飯：ゆめごはん1/5（2パック）

たんぱく質制限の強い場合（乏尿期）は，低たんぱく質飯を使うことにより飯由来のたんぱく質を減じ，動物性たんぱく質を補うことができる．動たん比率36%→55%になった.

表 5-7 急性糸球体腎炎（回復期・利尿期）・慢性腎臓病ステージ G4 食品構成表（例）

	急性糸球体腎炎（回復期） 慢性腎臓病（ステージ G3 a）食品構成表					急性糸球体腎炎（利尿期） 慢性腎臓病（ステージ G4,G5）食品構成表				
栄養摂取基準	エネルギー 1,800～2,000 kcal		たんぱく質 50～60 g	カリウム 制限なし	食塩 6 g 未満	エネルギー 1,800～2,000 kcal		たんぱく質 40～45 g	カリウム 1,500 mg 以下	食塩 6 g 未満
食品群	重量（g）	エネルギー（kcal）	たんぱく質（g）	脂質（g）	備考	重量（g）	エネルギー（kcal）	たんぱく質（g）	脂質（g）	備考
飯	400	672	10.0	1.2		360	583	1.8	1.4	低たんぱく質飯1/5使用
パン類	80	211	7.4	3.5		80	211	7.4	3.5	減塩パン
いも類	50	36	0.6	0.1		50	36	0.6	0.1	
砂糖類	30	111	0	0	ジャムを含む	50	221	0	0	
油脂類	25	217	0.1	23.5		30	260	0.1	28.2	粉あめ・エネルギー調整食品を含む
大豆・大豆製品②	50	59	4.4	3.5		40	47	3.5	2.8	
みそ類	20	43	1.9	0.6	甘みそ	0	0	0	0	
魚介類③	50	79	9.6	3.6		50	79	9.6	3.6	
獣鳥肉類③	40	84	6.3	6.1		30	63	4.7	4.6	
卵類	50	75	6.4	5.0		50	75	6.4	5.0	
生乳類	200	134	7.0	6.2		100	67	3.5	3.1	
果実類	200	124	1.2	0.6		200	124	1.2	0.6	缶詰（もも）
緑黄色野菜②	120	37	1.6	0.3		100	31	1.3	0.2	マクトンビスキーで計算
その他の野菜②	250	56	2.3	0.5		250	56	2.3	0.5	
						※エネルギー調整食品 30	150		7.9	エネルギー150 kcal分
合計		1,938	58.8	54.7		合計	2,003	42.4	61.5	

P，F，C（%E）＝12，25，63
動たん比率＝50%

P，F，C（%E）＝8，28，64
動たん比率＝57%

表 5-8 腎臓病食品交換表による食品構成表
（2,000 kcal，15 単位食（CKD ステージ G4・G5））

食品の分類		たんぱく質（g）	単位	エネルギー（kcal）	1 単位の平均エネルギー（kcal）
Ⅰ．たんぱく質を含む食品	表 1	15	5	750	150
	表 2	3	1	150	150
	表 3	3	1	50	50
	表 4	24	8	240	30
Ⅱ．たんぱく質を含まない食品	表 5	砂糖・でん粉食品		810	
	表 6	油脂			
合計		45	15	2,000	

たんぱく質の制限が厳しい場合は表 4 の良質のたんぱく質食品の摂取を確保するため，表 1 の食品には低たんぱく質の治療用特殊食品を利用する．
糖尿病や脂質異常症を合併している場合は，表 5 の砂糖や表 6 の油脂を基本的には制限するが，砂糖はでん粉食品を使用し，表 1 では低たんぱく質飯などを利用し，エネルギー量を高める工夫をし，表 5，表 6 からのエネルギー量の低下を図る．

●献立作成

腎臓病の献立作成には「腎臓病食品交換表　第 9 版」（以下，腎臓病食品交換表）や食品群荷重平均成分値を用いた食品構成表を作成し，献立を作成する方法がある．腎臓病食品交換表は，たんぱく質 3 g を含む食品を 1 単位とし，たんぱく質を含む食品を表 1（主食），表 2（果実・種実・いも），表 3（野菜），表 4（魚，肉，卵，大豆，牛乳）に分類し，たんぱく質を含まない食品を表 5（砂糖，ジュース，でん粉），表 6（油脂）に分け，栄養上の等しい食品を相互に交換することにより一定の制限内で食品を選択するものである．ただし，50～60 歳代，身体活動レベル 1.5 を想定して作成されているため，個々に対応して調整する必要がある．

① 食品群別荷重平均を用いたもの（表 5-9，表 5-10，表 5-11）

② 腎臓病食品交換表を用いたもの（表 5-12）

表 5-9 急性糸球体腎炎急性期（乏尿期）献立（例）
（エネルギー 1,800 ～ 2,000 kcal　たんぱく質 30 ～ 35 g　食塩 3 g
カリウム 1,500 mg 未満　リン 800 mg 以下　水 1,000 ～ 1,100 mL）

区分	料理名（食塩%）	材料名（g） ＼ 食品群		主食 飯	主食 低たんぱく飯	いも類(g)	砂糖類(g)	油脂類(g)	大豆・大豆製品(g)	みそ類(g)	魚介類(g)	獣鳥肉類(g)	卵類(g)	乳類(g)	果実類(g)	緑黄色野菜(g)	その他の野菜(g)	ナトリウム(mg)	カリウム(mg)	リン(mg)	水分(g)
	おにぎり	飯	180	180														2	52	61	108
	磯巻	はくさい	70														70	4	(77)	23	67
	(0.1%)	卵	25										25					35	33	43	19
		砂糖	2				2											0	0	Tr	0
朝		酢	3															0	0	0	3
		しょうゆ	2															114	8	3	1
		のり	1															5	24	7	0
	コンポート	りんご	100												100			Tr	(60)	12	84
		砂糖	15				15											0	0	Tr	0
	焼飯	低たんぱく飯 1/5	180		180													2	0	27	106
	(0.5%)	しばえび	30								30							75	78	81	24
		卵	25										25					35	33	43	19
		赤ピーマン	30													30		Tr	(32)	7	27
		MCT	5					5										1	0	0	0
		たまねぎ	30														30	1	(23)	9	27
		無塩バター	15					15										2	3	3	2
昼		塩	1.4															546	1	0	0
	酢の物	ずいき	70														70	1	(137)	9	66
	(無塩)	ごま	2															0	8	11	0
		砂糖	3				3											0	0	Tr	0
		酢	7															0	0	0	7
		ごま油	3					3										Tr	Tr	0	0
	煮　物	かぼちゃ	50													50		1	(113)	22	38
	(無塩)	砂糖	4				4											0	0	Tr	0
	飯	低たんぱく飯 1/5	180		180													2	0	27	106
	揚げ豆腐	木綿豆腐	50						50									5	55	44	43
	あんかけ	でん粉	5			5												0	2	2	1
		揚げ油	7					7										0	Tr	Tr	0
		たまねぎ	40														40	1	(30)	12	36
		とりミンチ	20									20						11	50	22	14
		にんじん	20													20		7	(27)	5	18
		乾しいたけ	1														(5)	0	22	3	0
	あん	砂糖	3				3											0	0	Tr	0
	(0.8%)	酢	5															0	0	0	5
夕		しょうゆ	4															252	13	5	3
		だし汁	50															17	32	7	50
		でん粉	2			2												0	1	1	0
		土しょうが	3														3	0	8	1	3
	きんとん	さつまいも	50			50												6	(120)	24	33
	(無塩)	粉あめ	20				20											Tr	Tr	0	1
		無塩バター	5					5										1	1	1	1
	牛乳	牛乳	100											100				41	150	93	87
	酢の物	きゅうり	50														50	1	(50)	18	48
	(無塩)	酢	5															0	0	0	5
		砂糖	3				3											0	0	Tr	0
	合計			180	360	57	50	35	50	0	30	20	50	100	100	100	268	1,168	1,241	625	1,050
	食品構成による参考量			180	360	50	50	40	50	0	30	20	50	100	100	100	250	1,180	1,500	800	1,000

カリウムの項の（　）内の数字はゆでた後，または，調理したもの．　　食塩 3.0g
乾しいたけの（　）内の数字は戻した重量（生の 2/3 量残る）．
低たんぱく質飯：ゆめごはん 1/5．あんかけのあんの食塩（%）は，材料＋だし汁．

表 5-10　急性糸球体腎炎（回復期）・慢性糸球体腎炎（ステージ G3 a）献立（例）
（エネルギー 1,800 ～ 2,000 kcal　たんぱく質 50 ～ 60 g　食塩 6 g 未満）

区分	料理名（食塩%）	材料名（g）		飯 (g)	パン類 (g)	いも類 (g)	砂糖類 (g)	油脂類 (g)	大豆・大豆製品 (g)	みそ類 (g)	魚介類 (g)	獣鳥肉類 (g)	卵類 (g)	乳・乳製品 (g)	果実類 (g)	緑黄色野菜 (g)	その他の野菜 (g)	ナトリウム (mg)
朝	飯	飯	200	200														2
	みそ汁	甘みそ	18							18								432
	(0.7%)	たまねぎ	60														60	1
		葉ねぎ	5													5		0
		だし汁	150															51
	冷やし豆腐野菜添え	絹ごし豆腐	40						40									4
	(0.6%)	だいこん	40														40	7
		しょうゆ	3															171
	煮物	かぼちゃ	80													80		1
	(無塩)	砂糖	10				10											0
昼	トースト	パン	80		80													376
		無塩バター	5					5										1
		はちみつ	15				15											0
	スクランブルドエッグ	卵	50										50					70
	(0.5%)	バター	3					3										23
		塩	0.2															78
	牛肉のソテー	牛肉（肩ロース）	40									40						20
	(0.5%)	さやいんげん	30													30		0
		にんじん	20													20		7
		油	5					5										0
		塩	0.7															273
	牛乳	牛乳	200											200				82
	果物	なし	100												100			Tr
夕	飯	飯	200	200														2
	えびフライ	えび（ブラックタイガー）	50								50							75
	(0.4%)	小麦粉	3		3													Tr
		卵	4										4					6
		パン粉	6		(7)													28
		油	4					4										0
		マヨネーズ	3					3										23
		レモン汁	3															0
	フライドポテト	じゃがいも	50			50												1
	(0.4%)	油	5					5										0
		塩	0.2															78
	もやしのごま和え	もやし	100														100	2
	(0.3%)	ごま	4															0
		砂糖	2				2											0
		酢	5															0
		しょうゆ	2															126
	すまし汁	ゆば（乾）	3						(15)									0
	(0.6%)	ほうれんそう	10													10		2
		しょうゆ	4															252
		だし汁	100															34
	果物	みかん	100												100			1
	合計			400	90	50	27	25	55	18	50	40	54	200	200	145	200	2,229
	食品構成による参考量			400	80	50	30	25	50	20	50	40	50	200	200	120	250	2,362

えびは無塩で処理してマヨネーズをかける.
パン粉の（　）内はパンに換算した値.
ゆばの（　）内の値は戻した重量.

食塩 5.7 g

表 5-11 急性糸球体腎炎（利尿期）・慢性腎臓病（ステージ G4,G5）献立（例）
（エネルギー 1,800 ～ 2,000 kcal　たんぱく質 40 ～ 45 g　食塩 6 g 未満　カリウム 1,500 mg 以下）

区分	料理名（食塩%）	材料名（g）		低たんぱく飯 (g)	パン類 (g)	いも類 (g)	砂糖類 (g)	油脂類 (g)	大豆・大豆製品 (g)	みそ類 (g)	魚介類 (g)	獣鳥肉類 (g)	卵類 (g)	乳・乳製品 (g)	果実類 (g)	緑黄色野菜 (g)	その他の野菜 (g)	ナトリウム (mg)	カリウム (mg)
朝	ミルクトースト	パン	80		80													376	69
		牛乳	30											30				12	45
		砂糖（シナモン）	10				10											0	0
		無塩バター	10					10										1	2
	サラダ（0.5%）	きゅうり	50														50	1	(50)
		たけのこ（缶）	60														60	2	46
		レモン	5												5			0	7
		サラダ油	5					5										0	Tr
		酢	5															0	0
		塩	0.5															195	1
	ミルクティ	紅茶液	50															1	4
		牛乳	70											70				29	105
	コンポート	りんご	100												100			Tr	(60)
		砂糖	10				10											0	0
昼	飯	低たんぱく質飯 1/5	180	180														2	0
	いかフライ（0.8%）	いか	30								30							60	99
		小麦粉	3		3													Tr	3
		卵	4										4					6	5
		パン粉	5		(7)													23	8
		油	3					3										0	Tr
		マヨネーズ（全卵型）	10					(5)										73	1
	粉ふきいも（0.5%）	じゃがいも	50			50												1	(103)
		塩	0.3															117	0
	もやしのごま酢和え（0.8%）	もやし	80														80	2	(28)
		にんじん	30													30		10	(41)
		ごま	2															0	8
		しょうゆ	5															315	16
		砂糖	2				2											0	0
	氷砂糖	※エネルギー調整食品					10											0	0
間食	カップアガロリー	※エネルギー調整食品	83															40	0
夕	飯	低たんぱく飯質 1/5	180	180														2	0
	卵とじ（0.7%）	たまねぎ	60														60	1	(45)
		若どり	20									20						14	64
		卵	50										50					70	65
		粉あめ	10				10											Tr	Tr
		だし汁	20															7	13
		しょうゆ	6															342	23
	煮物（0.8%）	かぼちゃ	70													70		1	(158)
		砂糖	10				10											0	0
		しょうゆ	4															228	16
		バター	4					4										30	1
	冷し豆腐（0.8%）	絹ごし豆腐	40						40									4	60
		しょうゆ	2															114	8
	果物	もも缶詰	100												100			4	80
合計				360	80	50	52	27	40		30	20	50	100	205	100	250	2,082	1,232
食品構成による参考量				360	80	50	50	30	40		50	30	50	100	200	100	250	1,969	1,500

食塩 5.3 g

小麦粉，パン粉の（　）はパンの重量に換算した値，マヨネーズの（　）は油の重量に換算した値．
卵とじの（　）は材料＋だし汁の食塩%とした．
カリウム量の（　）はゆでて水にさらして調理したため，1/2 で算出．
※エネルギー調整食品のカップアガロリー：1 個 83 g，エネルギー 150 kcal，たんぱく質 0 g．

表5-12 腎臓病食品交換表による献立例　CKDステージG4，G5（表5-8参照）
（エネルギー2,000 kcal　たんぱく質45 g〔表1～表4合計15単位〕 食塩6 g未満
カリウム1,500 mg　リン800～900 mg　水分1,200 mg）

区分	料理名（食塩%）	材料名(g)	食品群	表1（単位）	表2（単位）	表3（単位）	表4（単位）	表5（kcal）	表6（kcal）	ナトリウム（mg）	カリウム（mg）	リン（mg）	水分（g）	野菜の処理その他
朝	トースト	食パン	60	2						282	52	40	24	
		無塩バター	5						33	1	1	1	1	
		りんごジャム	10					22		1	3	0	5	
		プロセスチーズ	15				1			165	9	110	7	
	ココアミルク	牛乳	90				1			37	135	84	79	
		粉あめ	20					77		Tr	Tr	0	1	
		ココア	2							0	56	13	0	
		水	90										90	
		砂糖	5					20		0	0	Tr	0	
	野菜ソテー	たまねぎ	50			0.2				1	(38)	16	45	ゆでる
	ゆで絞り	トマトケチャップ	10							120	38	4	7	
	重量(0.5%)	バター	5						33	38	1	1	1	
	コンポート	りんご（皮むき）	75		0.03					Tr	(45)	9	63	ゆでる
		砂糖	10					40		0	0	Tr	0	
昼	飯	飯	180	1.5						2	52	61	108	
	から揚げ	魚（あじ）	45				3			59	162	104	34	
	(0.7%)	でん粉（じゃがいもでん粉）	5					17		0	2	2	1	
		油	5						50	0	Tr	Tr	0	
		しょうゆ	3							171	12	5	2	
	サラダ	じゃがいも	75		0.4					1	(154)	35	60	ゆでる
	(0.5%)	きゅうり	30			0.1				0	(30)	11	29	さらす
		無塩マヨネーズ	10						72	0				
		塩	0.5							195	1	0	0	
	野菜ソテー	さやいんげん	17			0.1				0	(22)	7	16	ゆでる
		バター	3						20	23	1	0	0	
	きんとん	かぼちゃ	50			0.3				1	(113)	22	38	ゆでる
		粉あめ	10					38		Tr	Tr	0	0	
		砂糖	5					20		0	0	Tr	0	
		バター	3						20	23	1	0	0	
間食	くずきり	くずきり	20					67		1	1	4	52	吸水量乾物の
		はちみつ	10					29		0	7	1	2	3.5倍の水分量
夕	飯	飯	180	1.5						2	52	61	108	
	卵焼	卵	50				2			70	65	85	38	
	(0.6%)	だし汁（かつお・昆布だし）	15							5	9	2	15	
		油	3						30	0	Tr	Tr	0	
		塩	0.3							117	0	0	0	
	野菜ソテー	ピーマン	30			0.1				0	(29)	7	28	ゆでる
		バター	2						13	15	1	0	0	吸水量乾物の5
	煮物	凍り豆腐（乾）	7				1.4			31	2	57	32	倍，絞らないで水
	(1.0%)	しいたけ（乾）	2							0	44	6	10	を含ませたままの水分量
		だいこん	75			0.1				13	(86)	13	71	ゆでる
		だし汁（かつお・昆布だし）	100							34	63	13	20	だし汁は蒸発残量
		砂糖	5					20		0	0	Tr	0	などから20 mLとした.
		しょうゆ	6							342	23	10	4	絞ることによる減水
	中国風	はくさい	40			0.1				2	(44)	13	27	量30%ゆでる
	酢の物	はるさめ（乾）	5					17		0	1	2	30	吸水量7倍
	(0.3%)	ごま（いり）	2		0.1					0	8	11	0	
		酢	5							0	0	0	5	
		砂糖	1					4		0	0	Tr	0	
		しょうゆ	2							114	8	3	1	
		ごま油	3						30	Tr	Tr	0	0	
	オレンジ	20%みかん果汁	60					30		1	13	1	52	
	ジュース	粉あめ	10					38		Tr	Tr	0	0	
		水	40										40	
		合計		5	0.5	1	8.4		740	1,865	1,382	813	1,144	食塩4.7 g

ナトリウム，カリウム，リン，水量の算出は「腎臓病食品交換表　第9版」の数値を用いた．カリウム量，ゆでて調理したものについては生の1/2量として算出し（　）で示した．

演習問題

57歳の男性（PAL＝Ⅱ），CKDステージG3 aの献立を食品構成表を用いて作成しなさい．

事例　慢性腎症のケアプラン・評価

年齢：60 歳　性別：男性　職業：会社員
病歴：慢性腎症 2 年，カリウム排泄促進剤服用

栄養アセスメント（初回時）	短期計画（2 か月）		長期計画（1 年）	
	目　標	ケアプラン	目　標	ケアプラン
身体状況 体重：72 kg　体脂肪率（%）19.8 身長：165 cm BMI：26.5 平常時体重：71 kg 生理・生化学検査 ・血圧（mmHg）　128/74 ・尿たんぱく　± ・Hb（g/dL）　9.2 ・Ht（%）　27.3 ・BUN（mg/dL）　52.2 ・Cr（mg/dL）　3.5 ・K（mEq/L）　5.3 ・UA（mg/dL）　8.1 食生活状況 ・外食が多い（丼物など単品） ・家庭では肉食が多く，魚などのたんぱく質源が多い，野菜が少ない 運動習慣 ・スポーツが好き．草野球を楽しんだり，登山などをしている その他 ・食事の理解力：あり ・家族の協力：あり ・病気の認識：普通 ・喫煙：なし ・体調：時折，体がだるく，以前ほどのパワーがない	減量：-4 kg/2か月 BMI：25 以下 Hb：10 g/dL 以上 Ht：35%以上 BUN：30 mg/dL以下 Cr：2.5 mg/dL 以下 K：5.0 mEq/L 以下 尿たんぱく：－	栄養摂取量 たんぱく質 IBW 59.9 kg×0.6≒35.9 g（約 40 g） エネルギー 59.9×30～35≒1,797～2,097 kcal（約 1,800 kcal　BMI 26.5 のため）ただし，食生活状況の経過をみながら調整する ・食塩・カリウムは腎臓病の食事基準に従い，制限する 食生活の指導 ・エネルギー量は確保しつつ，低たんぱく療法を取り入れる．たんぱく質源は脂質の多い魚類やアミノ酸スコアの高い卵など積極的にとる ・エネルギー源は主食のほか，脂肪をうまく取り入れる（n-3 系の脂肪酸） ・腎疾患用の治療用食品の活用など紹介 ・ビタミンの摂取量を確認する（食品構成の組み立て方などをみる） ・食塩は制限する（食事内容から判断し，是正点を見極める）ポイント指導 ・カリウムが高い場合は厳重に注意をする（低カリウム食について） ・運動量が多い→過度な運動は控える（血液循環量を増やさないため，確認）	減量：60 kg（IBW） BMI：22 Hb：14 g/dL 以上 Ht：40%以上 BUN：20 mg/dL 以下 Cr：1.3 mg/dL 以下 K：5 mEq/L 以下	栄養摂取量 たんぱく質　40 g エネルギー　1,800 kcal 食塩　6 g 以下 カリウム　2,000 mg 以下 食生活の指導 ・病態進行の予防の観点からたんぱく質の制限を持続する．血圧は問題ないが，たんぱく尿がみられ，腎機能低下に伴う貧血症状があることから，食塩・カリウム制限を持続する必要がある その他 ・血圧，血糖，脂質管理が合併症予防のために大切であることを教育していく
			到達状況	
			体重：65 kg（BMI＝23.9） 生理・生化学検査：Hb　12.8 g/dL，Ht　33%，BUN　23 mg/dL，Cr　3.2 mg/dL，K　4.8 mg/dL 食生活：たんぱく質制限の点で，かなりの改善がみられ，野菜中心の食生活に慣れてきていた 運動習慣：激しいスポーツは観て楽しみ，ウォーキングを楽しむように変化してきた	
評　価	到　達　状　況		評　価	
・BUN 52.2/Cr 3.5 が 15 と高いのはたんぱく質過剰とみる（Hb，Ht が低値にて脱水でない） ・Hb，Ht が低いのは腎機能低下に伴うもの（MCV，TIBC，UIBC は問題ない） ・BMI が高いが，体脂肪率が 19.8 と低いのは運動量が多いと推測 ・カリウムを下げる薬を服用しているのに，K が 5.3 と高い ・UA が 8.1 とやや高いのは腎機能の低下によるもの（要観察）	体重：71 kg（BMI＝26.1） 生理・生化学検査：Hb　9.6 g/dL，Hb　28%，BUN　43 mg/dL，Cr　3.4 mg/dL，K　4.8 mEq/L，尿たんぱく：±，＋ 食生活：食事に対する理解度はおおむね良好であったが，食事記録から，まだ主菜のたんぱく質源が多いので具体的に指導．野菜摂取量はかなり増加しているので，カリウムの軽減のしかたについて指導した 運動習慣：激しいスポーツや登山などは自重されていた		・検査データ安定推移 ・患者さんの QOL 向上に繋げられた ―患者さんの体験談から― ・体のだるさがなくなった ・腎不全保存期療法により，人生の目標が保てた（透析治療を遅らせるために） ・食事ポイントをしっかり把握したら，食事へのストレスがなくなった	

④ ネフローゼ症候群 Nephrotic syndrome

1…ネフローゼ症候群の成り立ち

この疾患は急性・慢性（CKD）を問わず，糸球体基底膜の組織破壊により，血清アルブミンが尿中に高度に漏出し，浮腫をきたす腎疾患である．顔面，下半身の浮腫が顕著であるが（図5-2），進行すると腹腔，胸腔にも貯留水が認められ，全身倦怠，食欲不振，下痢，乏尿を伴う．発症の原因から下記のように2つに大別される．

① 微少変化型（リポイド）ネフローゼ（1次性）

慢性糸球体腎炎，**巣状糸球体硬化症**など糸球体の疾患により発症する．ネフローゼ症候群による発症が全体の70～80%を占める．一般に薬物応答性がよく，腎機能が保たれていることが多い．

② 微少変化型以外のもの（2次性）

糖尿病性腎症，**アミロイド腎症**，**多発性骨髄腫**，**妊娠高血圧症候群**など．全身性疾患あるいはほかの疾患に付随して発症する．しばしば腎臓機能の低下がみられる．

2…栄養アセスメント

① 身体計測

食欲不振から低アルブミン血症に陥りやすいので，体重や体組成を定期的に測定し，評価する．

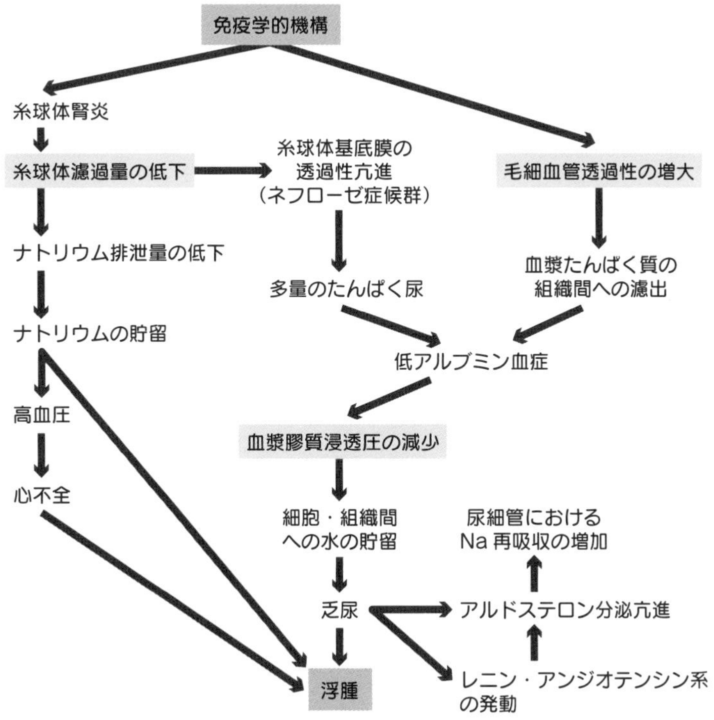

図5-2 腎疾患における浮腫成因

② 診断基準

下記の診断基準に基づく．

・1日3.5 g以上のたんぱく尿の持続

・血清総たんぱく6.0 g/dL以下，あるいは血清アルブミン3.0 g/dL以下の低たんぱく血症

・血清総コレステロール250 mg/dL以上

・浮腫の有無

③ 生理・生化学検査

血清総たんぱく質，アルブミン値，尿たんぱく量で評価する（p.124 表5-1）．

④ 食事摂取調査

食事からのエネルギー，たんぱく質，食塩，脂質，コレステロール，カルシウム摂取量などを評価する．

3…栄養ケアプラン・実施

● 食事療法の基本

1次性（微小変化型），2次性（微小変化型以外）に分けてたんぱく質，食塩量を決める．低たんぱく血症が食事で改善されない場合は静脈経由でアルブミンを補給する．

① 十分なエネルギーを確保する（35 kcal/kg体重を目安とし，個々に対応して25～35 kcal/kg体重とする）

② たんぱく尿減少効果と腎機能保持のため，軽度たんぱく質制限をする（微小変化型と微小変化型以外で異なる）0.8 g/kg体重/日以下にはしない

③ 食塩は浮腫，高血圧の程度に合わせて制限する（ただし，利尿剤の低ナトリウム血症に注意）

④ 脂質はエネルギーの20～30%とする．高コレステロール血症ではコレステロールを制限する（p.173 脂質異常症の栄養ケアの実施の項参照）

⑤ 低カルシウム血症では，カルシウムを300～400 mg/日を付加する（p.210 骨粗鬆症の食品の選択と調理の工夫の項参照）

4…給与食事摂取量

ネフローゼ症候群の給与食事摂取量を**表5-13**に示す．

表5-13 ネフローゼ症候群の給与食事摂取量

	総エネルギー (kcal/kg*/日)	たんぱく質 (g/kg*/日)	食塩 (g/日)	カリウム	水分	コレステロール
微小変化型以外（2次性）	1,800～2,000 kcal 35	40～50 g 0.8	5未満	血清カリウム値により増減	浮腫の程度により決める**	血清コレステロール値により決める
微小変化型（1次性）	1,800～2,000 kcal 35	55～65 g 1.0～1.1	3～6 未満	血清カリウム値により増減	浮腫の程度により決める**	血清コレステロール値により決める

*：標準体重，**：高度の難治性浮腫の場合には水分制限を要する場合もある．

（長澤俊彦，ほか．腎疾患患者の生活指導・食事療法に関するガイドライン．日本腎臓学会誌 1997；39：20より改変）

5…食品構成および献立作成

表 5-14 ネフローゼ症候群（微小変化型以外・微小変化型）食品構成表（例）

	ネフローゼ症候群（微小変化型以外）食品構成表					ネフローゼ症候群(微小変化型)食品構成表				
栄養摂取基準	エネルギー 1,800～2,000 kcal		たんぱく質 40～50 g		食塩 5 g 未満	エネルギー 1,800～2,000 kcal		たんぱく質 55～65 g	食塩 3～6 g 未満	水分 (制限なし)
食品群	重量 (g)	エネルギー (kcal)	たんぱく質 (g)	脂質 (g)	備考	重量 (g)	エネルギー (kcal)	たんぱく質 (g)	脂質 (g)	備考
飯	400	672	10.0	1.2		400	672	10.0	1.2	
パン類 (低たんぱく質パン)	70	200	0.3	4.3	越後パンで算出	80	211	7.4	3.5	
いも類	100	71	1.2	0.2		100	71	1.2	0.2	
砂糖類	60	221	0	0	粉あめ・エネルギー（調整食品を含む）	30	111	0	0	
油脂類	30	260	0.1	28.2		25	217	0.1	23.5	
大豆・大豆製品②	40	47	3.5	2.8		80	95	7.0	5.7	
みそ類	0	0	0	0		0	0	0	0	
魚介類③	60	94	11.5	4.3		60	94	11.5	4.3	
獣鳥肉類①	20	24	4.5	0.5		40	48	9.0	1.0	
卵類	25	38	3.2	2.5		25	38	3.2	2.5	
生乳類	200	134	7.0	6.2		200	134	7.0	6.2	
果実類	100	62	0.6	0.3		200	124	1.2	0.6	
緑黄色野菜②	100	31	1.3	0.2		120	37	1.6	0.3	
その他の野菜②	250	56	2.3	0.5		230	52	2.1	0.4	
合計		1,911	45.5	51.2		合計	1,904	61.3	49.4	

カリウム制限のため，いも類，果物を少なくし，コレステロールおよび中性脂肪制限のため卵類を減らした.

P，F，C（%E）＝10，24，66
動たん比率＝58%

食塩量は浮腫の程度により決める.
P，F，C（%E）＝13，23，64
動たん比率＝50%

市販されているエネルギー調整食品の例

食品名	重量	エネルギー (kcal)	たんぱく質 (g)	脂質 (g)	炭水化物 (g)	ナトリウム (mg)	カリウム (mg)	カルシウム (mg)	リン (g)	食塩相当量 (g)
丸型ニューマクトン ビスキー ミルク	1袋 (2枚18.6 g)	100	0.5	5.5	12.3	−	9	1.3	9	0.03
ニューマクトン プチゼリーメロン	1個 (25 g)	50	0	0.4	12.5	−	1.2	4.2	0.16	0.03
グンプンでんぷん ハイおこし	100 g	381	0.1	1	92.9	10.2	14.6	−	10.5	0.03
クリーミープリン カスタード	1個 (63 g)	150	0	9	17.2	9.8	7.1	6	9.8	0.03

0：未検出

表 5-15 ネフローゼ症候群（微小変化型）献立（例）
（エネルギー 1,800 ～ 2,000 kcal，たんぱく質 55 ～ 65 g，食塩 5 g 以下）

区分	料理名（食塩%）	材料名（g） ＼ 食品群		飯（g）	パン類（g）	いも類（g）	砂糖類（g）	油脂類（g）	大豆・大豆製品（g）	みそ類（g）	魚介類（g）	獣鳥肉類（g）	卵類（g）	乳・乳製品（g）	果実類（g）	緑黄色野菜（g）	その他の野菜（g）	ナトリウム（mg）
朝	トースト	食パン	80		80													376
		バター	5					5										38
		はちみつ	15				15											0
	生野菜	きゅうり	30														30	0
		トマト	30													30		1
	粉ふきいも（0.3%）	じゃがいも	40			40												0
		トマトケチャップ	5															60
	甘煮（0.4%）	かぼちゃ	80													80		1
		しょうゆ	2															114
		砂糖	10				10											0
	牛乳	牛乳	200											200				82
昼	飯	飯	200	200														2
	焼き魚（0.5%）	まだい	60								60							31
		塩	0.3															117
		レモン	5												5			0
	ポテトサラダ（0.5%）	じゃがいも	50			50												1
		きゅうり	40														40	0
		にんじん	10													10		3
		とりささみ	40									40						16
		マヨネーズ	10					10										77
		塩	0.4															156
	酢の物（0.5%）	りんご酢	5															1
		キャベツ	80														80	4
		レーズン	5												(25)			1
		酢	5															0
		塩	0.4															156
		砂糖	2				2											0
	果物	りんご	80												80			Tr
夕	飯	飯	200	200														2
	揚げ豆腐のあんかけ（1%）	木綿豆腐	80						80									7
		でん粉	8			8												0
		油	10					10										0
		あん｛酢	7															0
		砂糖	3				3											0
		だし汁	50															17
		でん粉	2			2												0
		しょうゆ	5															285
	磯巻き（0.7%）	ほうれんそう	30													30		5
		もやし	50														50	1
		しょうゆ	3															189
		のり	0.5															3
		卵	25										25					35
	果物	バナナ	100												100			Tr
合計				400	80	100	30	25	80	0	60	40	25	200	210	150	200	1,781
食品構成による参考量				400	80	100	30	25	80	0	60	40	25	200	200	120	230	1,950

揚げ豆腐はあんをかけた総量の食塩%で示した.　　食塩 4.5 g

Side memo

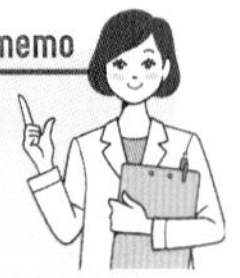

ネフローゼ症候群の腎機能の評価と再発防止のために

治療導入期，治療無効（たんぱく尿 3.5 g/ 日以上），不完全寛解期Ⅱ型（たんぱく尿 1 ～ 3.5 g/ 日），不完全寛解期Ⅰ型（たんぱく尿 1 g/ 日未満），完全寛解期，再発時に病期を分け，病態を評価する．

治療導入期や腎機能の高度低下では入院治療を原則とし，安静を保つ．再発時は安静を強化し，入院導入期に準ずる．完全寛解，不完全寛解期Ⅰ型では，妊娠・出産できるが，その他の病期では勧められない．

5 透析療法 Dialysis

1…透析の成り立ち

透析導入の原疾患は**糖尿病性腎症**，**慢性糸球体腎炎**，**腎硬化症**が上位を占め，国民の363人に1人が透析を受けている（日本透析医学会，2020年発表）．慢性腎不全になると，腎機能を回復させることができないので，透析療法が用いられる．透析療法は人工腎臓により血液を体外に循環させ，人工透析膜（**半透膜**）を介して血液と透析液（**灌流液**）で体内の過剰な尿素や老廃物を拡散により透析液側に捨て，透析液より不足している物質が補われる．透析療法には，体外で透析を行う**血液透析**（hemodialysis；HD）と体内で透析を行う**腹膜透析**（peritonealdialysis；PD）がある（**図5-3**）．

血液透析は腕または下腿に**留置動静脈短絡路**（外シャント，内シャント）を作り，血液を体外に取り出し透析機を介して体内に循環させる．通常，週に2～3回，1回4～6時間を要する．一方，腹膜透析は，主として初期治療で用いる．これは患者の腹腔内にカテーテルを通して透析液を入れ，腹膜を透析膜とし，浸透圧の差を利用して4～8時間ごと，1日4回程度，腹腔内に滞留した透析液（200～500 mL）を交換する．在宅・勤務先での管理が可能で，QOLの向上のために導入されている．

一般症状としては，体液貯留（浮腫，胸水，腹水），高血圧，エリスロポエチン分泌低下による**腎性貧血**がみられ，さらにたんぱく質の流失から，**低たんぱく質・低アルブミン血症**，活性型ビタミンD不足による**カルシウム吸収障害**やリンの排泄低下による**骨・関節の変形**を伴いやすい．

CKDステージ分類・ステージ4の時期（または，末期腎不全の予測），患者および家族の腎代替療法（reanal replacement therapy：RRT）に関する十分な説明と同意をもって最適なRRT治療選択の機会を設ける．教育的介入を行い，透析導入を可能な限り回避するための努力を怠ってはならない．

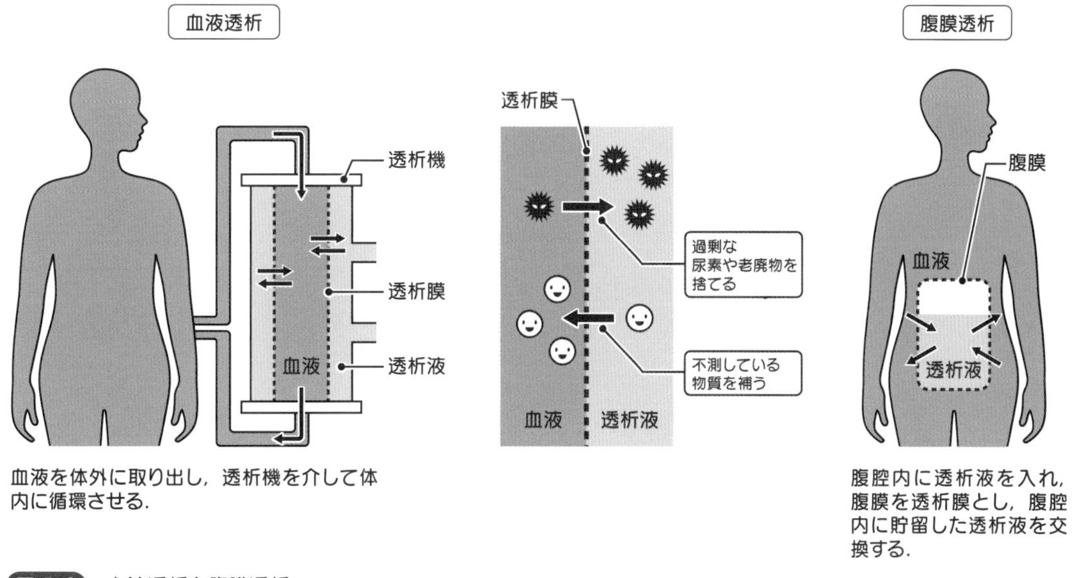

図5-3 血液透析と腹膜透析

透析導入原疾患の割合（日本透析医学会，2021年末）
1位　糖尿病性腎症 40.2%
2位　腎硬化症 18.2%
3位　慢性糸球体腎炎 14.2%
4位　不明 13.4%

透析人口の年間増加率は低下している
わが国の透析人口は2005年までは年間1万人ずつ増加し，2015年末では324,986人に達したが，近年は増加が鈍っている．1984年の年間増加率は12.8%であったが，1994年は7.0%，2004年は4.4%，2014年は1.9%，2021年は0.6%と直線的に低下している．近い将来，透析人口は減少していくと推定されている．

透析導入に際し，患者へのインフォームドコンセントや教育を行い，計画的導入の重要性について十分に理解させておくことが大切である．

2…栄養アセスメント

① 身体計測

食事・飲水による水分コントロールを適正に保つことが重要で，透析前後の体重の増減値から評価が必要である．その他，SGA，体格，除脂肪量，栄養状態など総合的な評価を行う．

② 生理・生化学検査

血清たんぱく質・アルブミン値，窒素老廃物（クレアチニン，BUN），GFR の経時的変化，電解質（カリウム，ナトリウム，塩素）さらに貧血の検査を行う．また，活性型ビタミン D などの継時的臨床検査の観察から総合的に栄養アセスメントを行う．

③ 食事摂取調査

透析による多量の水分排泄は，患者への負担から限度があるため，食事で摂取水分量をコントロールする必要がある．また食欲不振に陥りやすいので食事調査を行い低栄養を防止する．

3…栄養ケアプラン

● 基本方針

①水分管理

表 5-17 に示すように，血液透析では過剰の水分を除去した透析後の体重（**ドライウエイト：DW**）の 5%以下，腹膜透析では**早朝空腹時の体重維持**（±0 kg）による水分管理を行う．

②電解質管理

高カリウム血症（6.0 mEq/L 以上）および**低カリウム血症**（3.6 mEq/L）や**高リン血症**（7 mg/dL 以上）を伴いやすい．また腎臓機能低下によるビタミン D の生合成の低下などにより，カルシウムの吸収障害を起こす．

③その他の管理

食事摂取不足や透析液へのたんぱく質の流出から栄養不良を起こしやすく，とくにたんぱく質の補給に注意する．糖尿病性腎症では**高血糖**を招きやすいので注意する．

エリスロポエチンの分泌低下により赤血球造血機能が低下し，貧血を起こすので注意する．

● 食事療法の基本

① 標準体重が維持できるエネルギーを確保する
② 透析で流出するたんぱく質・アミノ酸を補充し，良質のたんぱく質を摂取する
③ 食塩制限は 6 g/ 日未満を原則とする
④ 水分制限を行う（体重管理）
⑤ 高カリウム，高リン血症を呈する場合にはカリウム，リンを制限する（カリウム 2,000 mg/ 日以下）
⑥ 低カルシウム血症を伴いやすいので，不足しないように注意する

詳しくは p.128 慢性腎臓病の栄養ケアプランの項参照．

腎硬化症
高血圧から細動脈の壊死や炎症が起こり，硬化性変化を起こす．腎不全のリスクが高い疾病である．

腎性貧血の出現の目安
Cr > 2 mg/dL または CCr < 20 ～ 25 mL/ 分．
ただし，糖尿病合併では CCr < 45 mL/ 分．

4…栄養ケアの実施

●食品の選択と調理の工夫

①たんぱく質は推奨量を下回らないようにして，動物性たんぱく質比率を 50 ～ 60%とする
②水分の制限は体液の貯留量に合わせ水分量を決める．食事以外の飲料水にも注意する．p.77 水分コントロール食の項参照
③食塩制限については p.66 食塩制限食の項参照
④カリウム制限については p.75 カリウムコントロール食の項参照．制尿剤を投薬中については尿中カリウム流出が多いので注意する
⑤リン制限については，リンがたんぱく質性食品に多いことから，摂取たんぱく質 1 g につきリン 15 mg 以下になるよう食事計画を立てる

リンの多い食品

リンの多い食品	常用量（g）		リン（mg）
豚レバー	1 枚	60 g	204
きんめだい	大 1 切れ	100 g	490
べにざけ	大 1 切れ	100 g	260
ししゃも	中 2 匹	50 g	215
鶏卵（全卵）	1 個	50 g	85
普通牛乳	1 本	200 g	186
プロセスチーズ	1 個	30 g	219
そば（ゆで）	1 人分	200 g	160

5…給与食事摂取量

表 5-16 透析療法（CKD ステージ 5 D）の食事療法基準

ステージ 5 D	エネルギー（kcal/kg 体重 / 日）	たんぱく質（g/kg 体重 / 日）	食塩（g/ 日）	水分	カリウム（mg/ 日）	リン（mg/ 日）
血液透析（週 3 回）	30 ～ 35[注 1,2)]	0.9 ～ 1.2[注 1)]	＜ 6[注 3)]	できるだけ少なく	≦ 2,000	≦たんぱく質（g）×15
腹膜透析	30 ～ 35[注 1,2,4)]	0.9 ～ 1.2[注 1)]	PD 除水量(L)×7.5＋尿量(L)×5	PD 除水量＋尿量	制限なし[注 5)]	≦たんぱく質(g)×15

注 1）体重は基本的に標準体重（BMI ＝ 22）を用いる．
注 2）性別，年齢，合併症，身体活動度により異なる．
注 3）尿量，身体活動度，体格，栄養状態，透析間体重増加を考慮して適宜調整する．
注 4）腹膜吸収ブドウ糖からのエネルギー分を差し引く．
注 5）高カリウム血症を認める場合には血液透析同様に制限する．
（日本腎臓学会，編．慢性腎臓病に対する食事療法基準（2014 年版）．日本腎臓学会誌 2014：56(5)：564 より）

Side memo

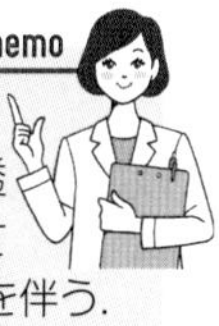

高齢透析・保存期腎不全患者の留意点

日本の平均透析導入年齢は 71 歳である（2021 年）．PEM，サルコペニア，フレイルによる栄養障害は透析患者の脅威となっている．BMI や血清クレアチニン値が低いほど，体重の減少が進むほど透析患者の死亡率が上昇するという報告がある．また，保存期腎不全の低たんぱく食を高齢者に一律に適応するのはリスクを伴う．

微量アルブミン尿
尿中に微量のアルブミンが正常より多く含まれる（30 ～ 299 mg/gCr）．糖尿病性腎症のごく初期に特徴的に現れる．

※糖尿病性腎症の呼称は日本腎臓学会の表記に従った．日本糖尿病学会でいう糖尿病腎症と同じである．

❻ 糖尿病性腎症 Diabetic nephropathy

1…糖尿病性腎症の成り立ちと分類

糖尿病患者にみられる腎障害をいう．高血糖の持続は糸球体濾過量を増大し，糸球体の硬化病変を引き起こす．通常5～10年以上の糖尿病歴の患者で発症し，糸球体構造の破壊や機能低下を伴う．試験紙法で尿たんぱく質陽性時期では病変は既にかなり進行していることが多い．**微量アルブミン尿**の出現から始まり，腎機能が徐々に低下し腎不全に陥る．最終的に透析療法を必要とする者も多い．糖尿病がある場合，少なくとも年1回，できれば半年に1回，微量アルブミン尿検査を受け，糖尿病性腎症の重症化を予防することが重要である．

病期は**表5-17**のとおり第1期から第5期に分類される．糖尿病性腎症は徐々に発症し，無症状なことが多い．第3期のころから急速に腎機能が低下し腎不全に陥る．

表5-17 糖尿病性腎症病期分類[注1)]

病期	尿アルブミン値（mg/gCr）あるいは尿タンパク値（g/gCr）	GFR（eGFR）（mL/分/1.73㎡）
第1期（腎症前期）	正常アルブミン尿（30未満）	30以上[注2)]
第2期（早期腎症期）	微量アルブミン尿（30～299）[注3)]	30以上
第3期（顕性腎症期）	顕性アルブミン尿（300以上）あるいは持続性タンパク尿（0.5以上）	30以上[注4)]
第4期（腎不全期）	問わない[注5)]	30未満
第5期（透析療法期）	透析療法中	

注1）糖尿病性腎症は必ずしも第1期から順次第5期まで進行するものではない．本分類は，厚労省研究班の成績に基づき予後（腎，心血管，総死亡）を勘案した分類である（Clin Exp Nephrol 18：613-620，2014）．
注2）GFR 60 mL/分/1.73 m^2 未満の症例はCKDに該当し，糖尿病性腎症以外の原因が存在し得るため，他の腎臓病との鑑別診断が必要である．
注3）微量アルブミン尿を認めた症例では，糖尿病性腎症早期診断基準に従って鑑別診断を行った上で，早期腎症と診断する．
注4）顕性アルブミン尿の症例では，GFR 60 mL/分/1.73 m^2 未満からGFRの低下に伴い腎イベント（eGFRの半減，透析導入）が増加するため，注意が必要である．
注5）GFR 30 mL/分/1.73 m^2 未満の症例は，尿アルブミン値あるいは尿タンパク値にかかわらず，腎不全期に分類される．しかし，とくに正常アルブミン尿・微量アルブミン尿の場合は，糖尿病性腎症以外の腎臓病との鑑別診断が必要である．

（日本糖尿病学会，編・著．糖尿病治療ガイド 2022-2023：文光堂：2022．p87より）

2…診断と管理の概要

① 早期診断基準（日本腎臓学会・日本糖尿病学会糖尿病性腎症合同委員会，2005年）

1. 検査対象：尿たんぱく陰性か陽性（＋1程度）の糖尿病患者
2. 必須事項：尿中アルブミン値30～299 mg/gCr，3回測定中2回以上
3. 参考事項：尿中アルブミン排出率：30～299 mg/24時間，または20～199 μg/分．尿中Ⅳ型コラーゲン値：7～8 μg/gCr以上．腎サイズ：腎肥大

※高血圧（良性腎硬化症），高度肥満，メタボリック症候群，尿路系異常・尿路感染症，うっ血性心不

糖尿病性腎症重症化予防プログラム
（2016年4月厚生労働省策定）糖尿病性腎症から透析治療に移行する患者を減らすために，日本医師会，日本糖尿病対策推進会議との協定のもとに全国的な取り組みを策定した．リスクの高い患者を早期に見つけ出し，適切な治療につなげる．各自治体の実情に合わせて，医師の判断にしたがって看護師，管理栄養士など多職種がかかわる予防計画の作成などの取り組みが行われている．

全などでも微量アルブミン尿を認めることがある.

② 管理

腎症進展の予防には，肥満是正，禁煙，厳格な血糖・血圧・脂質の管理が重要であり，病期別の基準に従って生活指導を行う（**表5-18**）．アルブミン/クレアチニン比（ACR）は尿たんぱくの出現前に悪化を反映するため，定期的（3～6か月に1回）に随時尿で測定する（正常：＜30 mg/gCr，微量アルブミン尿：30～299 mg/gCr，顕性アルブミン尿：≧300 mg/gCr．日を替えて微量アルブミン尿が3回中2回以上あれば**早期腎症**と診断）．糖尿病性腎症の病期分類とCKD重症度分類の関係は表5-3参照（p131）．

第3期からたんぱく質と食塩の摂取制限の指導を行い，進展に従って低たんぱく質食を考慮する（後述）．管理目標130/80 mmHg未満の十分な血圧コントロールにより，腎症の悪化を遅くすることができる．アンジオテンシン変換酵素（ACE）阻害薬やアンジオテンシンⅡ受容体拮抗薬（ARB）は腎機能低下を防ぐ．一方，糖尿病腎不全患者は全身浮腫，心不全などの併発が多く，適切な時期の透析導入を行う．

3…栄養ケアプラン・実施

● 基本方針

血糖コントロールと病期に応じたたんぱく質コントロールおよび血圧コントロールを基本として以下のように考える．

① 糖尿病食による血糖コントロール
② 腎機能低下に応じてたんぱく質摂取の制限
③ 1日の必要エネルギーの維持
④ 食塩，カリウム，水分摂取制限

① 血糖のコントロールは，糖尿病1型・2型食事療法の考え方に準じる（p.86表4-3 A, B参照）．

② たんぱく質の制限は腎不全への進展抑制効果がある．第3期から0.8 g/kg/日の低たんぱく質食とする．

③ 食塩を制限して血圧をコントロールする．高カリウム血症の場合，カリウム制限，浮腫の程度に応じて水分制限を行う．p.128慢性腎臓病の食事療法の基本の項に準じる．

たんぱく質，食塩の摂取量が患者の食事記録から正しく評価できない場合，p.131サイドメモに示す算定式から求められる．

● 食品の選択と調理の工夫

① 良質のたんぱく質を選ぶ（p.52たんぱく質コントロール食の項参照）．動たん比率は40%以上とする．

② 食塩の少ない食品や調味に注意する（p.66食塩制限食の項参照）．

③ 高カリウム血症の場合は，カリウムの多い食品を避け，ゆでたり水にさらしたりして用いる（p.75カリウムコントロール食の項参照）．

④ 特別用途食品を用いると栄養素のバランスがとりやすいが，たんぱく質調整食品やエネルギー調整食品を用いる場合は血糖値のコントロールを考え，砂糖，粉あめの使い方に注意すること（p.52たんぱく質コントロール食の項参照）．血糖値を上げない甘味料を用いる（p.48表3-2参照）．

⑤ 脂質エネルギー比は30%を超えないようにする．

4…給与食事摂取量

糖尿病性腎症の病期と食事療法の基準（給与食事摂取量）を**表 5-18** に示す．

表 5-18　糖尿病性腎症の病期　食事療法の基準（給与食事摂取量）

病期	総エネルギー (kcal/kg 標準体重 / 日)	たんぱく質	食塩 (g/ 日)	カリウム（K） (g/ 日)	備考
第 1 期 （腎症前期）	25 ～ 30	20%エネルギー 以下	高血圧があれば < 6.0	制限せず	糖尿病食が 基本
第 2 期 （早期腎症期）	25 ～ 30	20%エネルギー 以下	高血圧があれば < 6.0	制限せず	糖尿病食が 基本
第 3 期 （顕性腎症期）	25 ～ 30	0.8 ～ 1.0 g/kg 標準体重/日	< 6.0	制限せず 高 K 血症あれば< 2.0	たんぱく質 制限食
第 4 期 （腎不全期）	25 ～ 35	0.6 ～ 0.8 g/kg 標準体重/日	< 6.0	< 1.5	たんぱく質 制限食
第 5 期 （透析療法期）	血液透析（HD）： 30 ～ 35	0.9 ～ 1.2 g/kg 標準体重/日	< 6.0	< 2.0	水分制限
	腹膜透析（PD）： 30 ～ 35	0.9 ～ 1.2 g/kg 標準体重/日	PD 除水量(L)×7.5 ＋尿量(L)×5	原則制限せず	水分制限

（日本糖尿病学会，編・著．糖尿病治療ガイド 2018-2019：文光堂：2018．p88-9 より改変）

5…食品構成および献立

日本糖尿病学会編・著の「糖尿病腎症の食品交換表 第 3 版」（以下，糖尿病腎症の食品交換表）（**表 5-19**）は，「糖尿病食事療法のための食品交換表 第 7 版」にたんぱく質の制限を加え，スムーズに食事療法ができるように配慮されている．食品分類の表 1 には治療用特殊食品やエネルギー調整食品を加えて，低たんぱく質でエネルギーの調整が容易に行うことができるようになっている．表 1 と表 3 の食品は A・B・C，表 5 では A・B でたんぱく質含量別に区分され，たんぱく質量のコントロールができる．

また，食塩やカリウムを多く含む食品にマークが付けられており，制限がある場合にとりすぎにならないよう利用することができる．さらに，たんぱく質をほとんど含まないエネルギー調整食品の利用法が示されている．

糖尿病性腎症の食品構成（**表 5-20**）および献立（**表 5-21**）を，糖尿病腎症の食品交換表を用いて示す．

MEMO

インスリン，インスリン分泌促進薬と食品との相互作用

インスリン製剤，スルホニル尿素（SU）薬を服用している場合，食事を抜くと血糖値の低下が大きく低血糖を起こし，場合によっては昏睡状態になることがあるので，緊急事態に備えて角砂糖などを常時携帯しておく必要がある．また，悪酔いの原因であるアセトアルデヒドの分解を阻害する作用があることから，アルコールを摂取した場合異常酩酊をきたすので，原則として禁酒を厳守させる指導が必要である．

表 5-19 糖尿病性腎症の食品分類表（糖尿病腎症の食品交換表による）

食品の分類		食品の種類	たんぱく質量による区分（たんぱく質，g）	1 単位（80 kcal）あたりの栄養素の平均含有量		
群	表			炭水化物（g）	たんぱく質（g）	脂質（g）
Ⅰ群	1	穀物，治療用特殊食品	A（0～1.9）	18.5	1.5	0
		いも，糖質の多い野菜と種実	B（2～3.9）	15	2.5	1
		豆（大豆を除く）	C（4 以上）	13	5	1
	2	くだもの		19	1	0
Ⅱ群	3	魚介，肉	A（0～5.9）	1	5	6
		卵，チーズ	B（6～11.9）	1	8	5
		大豆とその製品	C（12 以上）	1	15	2
	4	牛乳と乳製品（チーズを除く）		7	4	4
Ⅲ群	5	油脂，多脂性食品，脂質が多い種実	A（0～1.9）	0	0	9
			B（2 以上）	0	3	8
Ⅳ群	6	野菜（糖質の多い一部の野菜を除く），海草，きのこ，こんにゃく		14	4	1
	調味料	みそ，砂糖，みりんなど		12	3	2

糖尿病性腎症の患者は，とくにたんぱく質，食塩やカリウム摂取に注意することが必要である．病状によりたんぱく質量の制限が異なるので，日本糖尿病学会による「糖尿病腎症の食品交換表」では，表 1 と表 3 ではたんぱく質量に従って A・B・C の 3 区分，表 5 では A・B の 2 区分にあらかじめ分け，同じ区分にある食品間で互いに交換することができるように工夫されている．区分の違う食品とは含まれている栄養素の種類やたんぱく質量が違うので交換はできない．

表 5-20 糖尿病性腎症第 4 期（腎不全期）食品構成（例）（糖尿病腎症の食品交換表による）
（体重 56 kg，1 日 23 単位，1,800 kcal，たんぱく質 40 g の場合）

表	単　位	たんぱく質区分			たんぱく質（g）	脂　質（g）
			単　位	1 単位あたり（g）		
1	14	A	8	1.5	12	0
		B		2.5		
		C		5		
		特*	6		1	3
2	0.7			1	0.7	0
3	2.2	A	0.5	5	2.5	3
		B	1.7	8	13.6	8.5
		C		15		
4	0.7			4	2.8	2.8
5	3.4	A	3.4	0	0	30.6
		B		3	0	0
6	1.2			4	4.8	1.2
調味料	0.8			3	2.4	1.6
合計	23				39.8	50.7

*：治療用特殊食品（たんぱく質調整食品）ゆめごはん 1/5 およびビスケットとおこしを含めて計算．
マクトンを用いた場合，脂質エネルギー比の計算に注意すること（脂質エネルギー比 20～25%）．
P, F, C（% E）= 9，25，66
動たん比率が 40%以下にならないように表 3 の用い方に注意すること．
表 6，表 2 についてはカリウムの多い食品に注意すること．

表 5-21 糖尿病腎症の食品交換表による糖尿病性腎症第 4 期（腎不全期）献立（例）
エネルギー 1,800 kcal（23 単位） たんぱく質 40 g カリウム 1,500 mg 食塩 5 g

	調理名 食塩（%）	材料	重量 (g)	表 1 （単位）	表 2 （単位）	表 3 （単位）	表 4 （単位）	表 5 （単位）	表 6 （単位）	調味料	ナトリウム (mg)	カリウム (mg)
朝	パン	クロワッサン	80	(A)4.0							376	72
		無塩バター	3					(A)0.3			0	1
	牛乳	牛乳	80				0.7				33	120
	サラダ	キャベツ（ゆで）	60						*		3	(60)
	(0.5%)	ピーマン（ゆで）	10						*		0	(10)
		にんじん（ゆで）	10						*		3	(14)
		ドレッシング	15					(A)0.7			180	5
	果物	オレンジ	80		0.4						1	112
昼	飯	飯	150	(A)3.0							2	44
	魚のピカタ	いさき	40			(B)0.7					64	120
	(0.7%)	卵	15			(B)0.3					21	20
		低たんぱく小麦粉	4	(特)0.2							0	0
		ししとうがらし(ゆで)	20						*		0	(34)
		無塩バター	5					(A)0.5			1	1
		塩	0.4								156	0
	煮物	だいこん（ゆで）	70						*		12	(81)
	(0.8%)	にんじん（ゆで）	20						*		7	(27)
		オクラ（ゆで）	10						*		0	(13)
		かぼちゃ（西洋）	45	(A)0.5							0	(101)
		砂糖	3							0.2	0	0
		マクトン	5					(A)0.5			0	0
		しょうゆ	6								342	23
		だし汁	50								17	32
	中華風酢の物	はるさめ乾（ゆで）	4	(A)0.2							0	0
	(0.5%)	きゅうり	20						*		0	40
		もやし（ゆで）	20						*		0	(7)
		ごま油	5					(A)0.5			Tr	Tr
		しょうゆ	2								114	8
		酢	7								0	0
		からし									0	1
		砂糖	3							0.2	0	0
間食	ビスケット	MCT 入りビスケット	24	(特)1.0							33	9
	おこし	でんぷんハイおこし	18	(特)1.0							2	3
夕	飯	ゆめごはん 1/5	180	(特)3.6							2	0
	とり団子	とり肉もも皮なし	40			(B)0.7					28	128
	(0.5%)	葉ねぎ	10						*		0	26
		土しょうが	3						*		0	8
		しょうゆ	1								57	4
		低たんぱく小麦粉	4	(特)0.2							0	0
		油	5					(A)0.5			0	Tr
	フライドポテト	じゃがいも（ゆで）	30	(A)0.3							0	(62)
		油	3					(A)0.3			0	Tr
	ひたし	きゅうり	20						*		0	※(20)
	(0.7%)	りんご	45		0.3						Tr	54
		はくさい	50						*		3	(55)
		ごま	2					(A)0.1			0	8
		油揚げ	10			(A)0.5					0	9
		しょうゆ	3								171	12
	みそ汁	みそ（淡色辛）	6							0.2	294	23
	(0.7%)	だいこん	20						*		3	(23)
		葉ねぎ	5						*		0	※(7)
		だし汁	100								34	63
		合計		14 (A)8 (特)6	0.7	2.2 (A)0.5 (B)1.7	0.7	(A)3.4	1.2	0.6	1,962 (5 g 食塩)	1,456

カリウムの（ ）内は，ゆでて調理をすると 1/2 流出するものと考えた．
※：生で用いるが細かく切るため，カリウム量はゆでたものと同値と考えた．
ナトリウム，カリウムの値については日本食品標準成分表 2020 年版（八訂）を使用した．
＊：野菜 1.2 単位 350 g が朝・昼・夕食に適宜配分されていることを示す．

7 妊娠高血圧症候群 Hypertensive disorders of pregnancy; HDP

1…妊娠高血圧症候群の成り立ち

妊娠時に**高血圧**を認めた場合を妊娠高血圧症候群という．従来，**妊娠中毒症**（gestalional toxicosis）という名称が使われていたが，2005 年 4 月日本産科婦人科学会より**妊娠高血圧症候群**（pregnancy induced hypertension；PIH）という名称が公表され，2018 年 5 月日本妊娠高血圧学会より hypertensive disorders of pregnancy（HDP）という英文名称が公表された．

病態から，妊娠高血圧，妊娠高血圧腎症，加重型妊娠高血圧腎症，高血圧合併妊娠の 4 型に分類される．**表 5-22** に妊娠高血圧症候群における高血圧とたんぱく尿の診断基準と症候による亜分類を示す．

表 5-22 妊娠高血圧症候群における高血圧とたんぱく尿の診断基準と症候による亜分類

妊娠高血圧症候群における高血圧とたんぱく尿の診断基準
①収縮期血圧 140 mmHg 以上，または，拡張期血圧が 90 mmHg 以上の場合を高血圧と診断する．
②次のいずれかに該当する場合をたんぱく尿と診断する．
1．24 時間尿でエスバッハ法などによって 300 mg/ 日以上のたんぱく尿が検出された場合
2．随時尿で protein/creatinine（P/C）比が 0.3 mg/mg・CRE 以上である場合
③ 24 時間蓄尿や随時尿での P/C 比測定のいずれも実施できない場合には，2 回以上の随時尿を用いたペーパーテストで 2 回以上連続して尿たんぱく 1+ 以上陽性が検出された場合をたんぱく尿と診断することを許容する．
症候による亜分類
①重症について：次のいずれかに該当するものを重症と規定する．なお，軽症という用語はハイリスクでない妊娠高血圧症候群と誤解されるため，原則用いない．
1．妊娠高血圧・妊娠高血圧腎症・加重型妊娠高血圧腎症・高血圧合併妊娠において，血圧が次のいずれかに該当する場合 収縮期血圧　160 mmHg 以上の場合　　拡張期血圧　110 mmHg 以上の場合
2．妊娠高血圧腎症・加重型妊娠高血圧腎症において，母体の臓器障害または子宮胎盤機能不全を認める場合
・たんぱく尿の多寡による重症分類は行わない．
②発症時期による病型分類：妊娠 34 週未満に発症するものは早発型，妊娠 34 週以降に発症するものは遅発型

（日本妊娠高血圧学会，編．妊娠高血圧症候群の診療指針 2021：メジカルビュー社；2021．p9 より改変）

2…栄養アセスメント

表 5-23 に示すような背景がある場合は発症リスクが高い．本人や家族の妊娠高血圧症候群，高血圧，糖尿病，腎臓病などの病歴，35 歳以上の高齢出産，15 歳以下の若年出産，初産，肥満，睡眠不足やストレスなどの背景について評価し，日常から注意することで発症を予防したり，重症化させないことが大切である．早期発見のため，1 か月で 2 kg 以上体重が増加する場合は要注意となる．**体重管理**とし，

Side memo

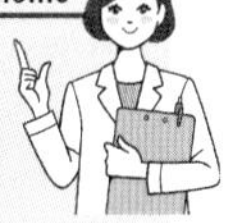

妊娠中の体重増加指導の目安*

体格区分（非妊娠時）**	推奨体重増加量
低体重：BMI 18.5 未満	12 ～ 15 kg
ふつう：BMI 18.5 以上 25.0 未満	10 ～ 13 kg
肥満（1 度）：BMI 25.0 以上 30.0 未満	7 ～ 10 kg
肥満（2 度以上）BMI 30.0 以上個別対応（上限 5 kg までが目安）	

（日本産科婦人科学会，2021）

*「増加量を厳格に指導する根拠は必ずしも十分ではないと認識し，個人差を考慮したゆるやかな指導を心がける．」産婦人科診療ガイドライン産科編 2020 CQ010 より
**体格分類は日本肥満学会の肥満度分類に準じた．

食事療法が基本である.

表 5-23 妊娠高血圧症候群発症の危険因子

1. 高血圧家系(遺伝因子)	6. 慢性腎炎・糖尿病の合併(血管病変因子)
2. 若年・高年初産婦(社会的・加齢的因子)	7. 就労, 過労, ストレス, 生活貧窮(社会的因子)
3. 肥満, 甲状腺機能亢進症(代謝的因子)	8. 低栄養・貧血(栄養的因子)
4. 妊娠高血圧症候群の既往歴(発病素因)	9. 寒冷(血管攣縮・ストレス因子)
5. 多胎妊娠・羊水過多症(子宮因子)	10. 心理的負担(自律神経因子)

3…栄養ケアプラン

● 基本方針

発症後は, **安静下での食事療法**が中心となる. 安静にすることで, 母体にかかる循環器系(とくに腎臓)の負荷が軽減され, 子宮内の血流循環が改善され, 症状が軽くなる. 妊婦の体重過多があれば, エネルギーを制限し, 食塩を控えた栄養バランスのとれた食事療法を行う. 安静下での食事療法で改善がみられない場合のみ, 専門医による薬物療法がとられる.

● 食事療法の基本(表 5-24 参照)

① 治療の基本は安静にし, 過食を避け, 肥満に注意する
② 高血圧の予防や改善のため食塩を制限する(p.66 食塩制限食の項参照). 一般に過度の制限は胎盤の血流量が低下するので妊婦での急激な制限は勧められない
③ 尿にたんぱく質が漏れやすいため良質のたんぱく質は十分にとる. 妊娠後期は, 胎児の発育が盛んな時期である
④ 水分は基本的には制限しない. むくみやすい人は医師に相談する
⑤ 血圧を下げる効果や胎児に必要なためカルシウムを十分にとる

4…栄養ケアの実施

● 食品の選択と調理の工夫

① 良質のたんぱく質を含む食品を選ぶ.
② 植物性の油や魚類を多くとる.
③ アルコールの過食は避ける.
④ 食塩の少ないものを選び調理の工夫をする.

5…給与食事摂取量

妊娠高血圧症候群の食事療法と生活指導(給与食事摂取量)を**表 5-24** に示す.

妊婦の食塩制限が及ぼすリスク

・HDP の患者ではすでに循環血液量が減少している. したがって極端な減塩はさらに循環血液量を減少させ, 病態を悪化させる.
・尿量減少, ヘマトクリット値や血清尿酸値の上昇, 腎機能低下などの病態悪化が高頻度に発症する.

表 5-24 妊娠高血圧症候群の食事療法と生活指導（給与食事摂取量）

エネルギー	たんぱく質	食　塩	水　分	その他
非妊娠時 BMI 24以下の妊婦 30 kcal ×理想体重(kg)＋ 200 kcal/ 日 非妊娠時 BMI 24以上の妊婦 30 kcal ×理想体重(kg)	理想体重（kg）× 1.0 g/ 日 ［予防には理想体重(kg)×1.2 ～ 1.4 g/日が望ましい］	7 ～ 8 g/ 日程度とする 極端な食塩制限は勧められない ［予防には 10 g/ 日以下が勧められる］	1 日尿量 500 mL 以下や肺水腫では前日の尿量＋ 500 mL 程度に制限する それ以外は制限しない 口渇を感じない程度の摂取が望ましい	動物性脂肪と糖質は制限し，高ビタミン食とすることが望ましい

※生活指導：安静．ストレスを避ける［予防には軽度の運動，規則正しい生活が勧められる］

（日本産科婦人科学会，1998 より改変）

6…食品構成

妊娠高血圧症候群の食品構成表の例を**表 5-25** に示す．

表 5-25 妊娠高血圧症候群の食品構成表（例）

	給与食事摂取量			
	エネルギー（1,800 ～ 1,900 kcal）	たんぱく質（60 ～ 70 g）		食　塩（7 ～ 8 g）
食品群	重量（g）	エネルギー（kcal）	たんぱく質（g）	脂質（g）
飯	400	672	10.0	1.2
パン類	80	211	7.4	3.5
いも類	50	36	0.6	0.1
砂糖類	25	92	0	0
油脂類	15	130	0	14.1
大豆・大豆製品②	100	118	8.8	7.1
みそ類	10	19	1.3	0.6
魚介類①	70	110	13.4	5.1
獣鳥肉類①	40	84	6.3	6.2
卵類	50	75	6.4	5.0
生乳類	200	134	7.0	6.0
果実類	200	124	1.2	0.6
緑黄色野菜②	120	37	1.6	0.3
その他の野菜②	230	52	2.1	0.4
きのこ類	30	6	0.8	0
藻類（乾）	9	2	0.3	0
合計		1,902	67.1	50.2

P，F，C（%E）＝ 14，24，62
動たん比率＝ 49%

妊娠高血圧症候群早期発症予知検査

平均動脈圧	85 mmHg 以上	フィブロネクチン値	増加
Ht 値	35%以上	尿中 Ca	低下
尿酸値	4.5 mg/dL 以上	子宮動脈血流波形	拡張期切痕
血小板数	低下	ロールオーバーテスト	拡張期血圧 20 mmHg 以上増
AT-Ⅲ値	低下	ハンドグリップテスト	血圧 10 mm 以上増
		AT-Ⅱ負荷テスト	感受性亢進

8 肝臓疾患 Liver disease

1…肝臓の働き

肝臓は人体の工場といわれ，主に下記①～③に示す３つの働きをしている．

① 栄養の代謝と貯蔵

小腸から吸収されたブドウ糖や脂肪酸をエネルギー源として貯蔵し，必要に応じて放出する．また，人体に必要なたんぱく質や**血液凝固因子**，コレステロールなどを合成する．

② 解毒作用と排泄

薬やアルコールの無毒化，たんぱく質分解産物・アンモニアの尿素への転換，赤血球老廃物・**ビリルビンの排泄**を行う．

③ 胆汁の生成

脂溶性ビタミンや脂肪酸の吸収を助ける**胆汁**を生成し分泌をする．

肝臓に障害が起きると，各種栄養素の代謝に異常を生じ，血清たんぱく質の合成・分解が低下し，血清アルブミン量の減少から血液の浸透圧に影響を及ぼし，浮腫を生じる．またアンモニアが体内に蓄積すると**肝性昏睡**に陥る．さらに，胆汁分泌が低下すると脂質の消化吸収が悪化し，血液中の**胆汁色素**（**ビリルビン**）の排泄が低下すると体の粘膜・皮膚にビリルビンが沈着して黄染し，**黄疸**を引き起こす．

黄疸の原因

間接ビリルビン増加

① 溶血性黄疸：ヘモグロビンが大量に出すぎたため，ビリルビンが過剰（悪性貧血，溶血性貧血など）．

② Gilbert 症候群，Crigler-Najjer 症候群．

直接ビリルビン増加

③ 肝細胞性黄疸：ビリルビンの排泄異常（ウイルス性肝炎，中毒性肝炎など）．

④ 閉塞性黄疸：胆管のどこかに通過障害が起きた場合（胆石，がんなど）．

⑤ 肝細胞障害性黄疸：急性肝炎，閉塞性黄疸，肝硬変，肝癌薬剤によるもの．

肝臓疾患は急性肝炎，劇症肝炎，慢性肝炎，肝硬変，脂肪肝などがある．各項に区別して述べる．

2…生理・生化学検査

表 5-26 に肝機能を評価する生理・生化学検査を急性肝炎，慢性肝炎，肝硬変別に示した．なお肝機能の影響を受けやすい胆道系疾患（p.178）を並列して記載した．肝疾患の原因には，ウイルス性，薬物性，アルコール性，自己免疫性，代謝性，循環障害などがあるので，その鑑別診断を行う必要がある．

抗ウイルス療法

ウイルスに感染した場合には，増殖抑制のために各種インターフェロン（注射）が使用される．B 型肝炎にはラミブジン，C 型肝炎にはリバビリンの経口薬と併用されることが多い．インターフェロン療法開始１～２週間後，食欲不振を伴うことがあるため，患者の嗜好に合わせ食欲不振に陥らないように注意する．

Gilbert（ジルベール）症候群

非抱合型の先天性高ビリルビン血症．非溶血性の疾患．

Crigler-Najjer（クリグラー・ナジャー）症候群

先天性ビリルビン代謝異常．間接型高ビリルビン血症．中枢神経障害を伴う．

表 5-26 肝臓・胆道疾患の生理・生化学検査

	検査項目		急性肝炎	慢性肝炎	肝硬変	胆道系疾患	備　考
機能	インドシアニン・グリーン試験（ICG）	血清	↑遅延	↑	⬆遅延	↑	解毒機能をみる
たんぱく質	総たんぱく質	血清	↓	↓	↓		たんぱく質の合成能をみる 肝臓は広く侵されると血清 Alb 量が減少し，A/G 比は低下する
	アルブミン/グロブリン比（A/G 比）	血清	↓	↓	↓		
血液凝固血小板数	プロトロンビン時間(PT)，ヘパプラスチンテスト（HPT）	血清	延長 ↑	延長 ↑	延長 ⬆	延長 ↑	10 ～ 12 秒が基準．血液凝固因子 Ⅱ・Ⅶ・Ⅹ因子量を反映
膠質反応	チモール混濁試験(TTT)	血清	↑	↑	↑		TTT は IgM，ZTT は IgG と相関する．試薬を加えて濁度の強さがγ-グロブリンの量を反映する
	硫酸亜鉛試験(ZTT)	血清	↑～→	↑	⬆		
脂質	総コレステロール(T-C)	血清	↓	↓	↓	⬆	胆汁うっ滞で上昇し，肝細胞機能障害で低下する
	総胆汁酸（TBA）	血清	↑	↑	↑	⬆	
生体色素	ビリルビン（胆汁色素）	血清	↑	（↑）	⬆	⬆	胆汁のうっ滞を示す
	ウロビリノーゲンビリルビン	尿	+～卄	+～卄	卌～+	（−）	血清ビリルビンが増加すると，尿中増加する
	ビリルビン・ウロビリン	便	+			+（白便）	
酵素	トランスアミナーゼ AST（GOT） ALT（GPT）	血清	⬆	↑	↑	（↑）	細胞が破壊されると血中に増加する. AST>ALT 肝硬変の指標が進行すると AST<ALT となる
	乳酸脱水酵素（LDH）	血清	⬆	↑～→	↑～→	（↑）	
	コリンエステラーゼ(Ch-E)	血清	→	↓	⬇	（→）	Ch-E は肝臓の合成能の指標．胆道閉塞の場合は上昇
	アルカリホスファターゼ(ALP)	血清	↑～→	↑～→	↑～→	⬆	ALP，γ-GTP，LAP は胆道系酵素で胆汁うっ滞時に上昇する
	γ-グルタミルトランスペプチターゼ（γ-GTP）	血清	↑	↑	↑	⬆	薬剤性・アルコール性肝脂肪障害
その他	アンモニア	血清	↑	↑～−	↑		肝不全，肝性昏睡で増加
	フィッシャー比（BCAA/AAA）				↓		肝性昏睡で低下
	AFP				⬆（がん）		がんで上昇

画像診断：腹部超音波断層法（エコー），核磁気共鳴（MRI），OGTT，肝炎ウイルスマーカー

9 急性肝炎・劇症肝炎 Acute hepatitis・Fulminant hepatitis

1…急性肝炎・劇症肝炎の成り立ち

急性肝炎は**表 5-27** に示すように**ウイルス感染**で発生するものがほとんどで，そのほか，薬剤，自然毒などで発症し，急激に**肝細胞の壊死**を招く．急性肝炎発症期には，発熱，全身倦怠感，食欲不振に陥

黄疸症状の背景因子
血清総ビリルビン濃度の基準値は，0.2 ～ 1.2 mg/dL であり，2 mg/dL を超えると眼球結膜（強膜）に出現し，3 mg/dL 以上で皮膚に出現するため，軽度の黄疸を見のがさないためには眼球視診が大切である．黄疸以外に掻痒感を伴ったり，重症になると意識障害をきたす．

表 5-27 肝炎ウイルスの種類と特徴

	A 型肝炎	B 型肝炎	C 型肝炎	D 型肝炎	E 型肝炎
原因ウイルス	HAV	HBV	HCV	HDV（HBV 存在下）	HEV
主な感染経路	経口 （食事，生水）	経皮 （血液，体液）	経皮 （血液）	経皮 （血液，体液）	経口 （食事，生水）
母子感染	なし	あり	あり（まれ）	あり	なし
好発年齢	全年齢層	青年	青，壮年	青年（キャリア）	全年齢層
劇症化	あり（まれ）	あり	あり（まれ）	あり	あり（まれ）
キャリア化	なし	あり	あり	あり	なし
慢性化	なし	あり	あり	あり	なし
肝癌	なし	あり	あり	あり	なし

（日本病態栄養学会，編．病態栄養認定管理栄養士のための病態栄養ガイドブック改訂第7版．南江堂；2022．p152より）

り，心胸部の疼痛・圧迫感がある．肝細胞の炎症が進行すると，黄疸，強い食欲不振，下痢，嘔吐などを伴い重症化することがある．

劇症肝炎は，急性肝炎と同様ウイルスや薬剤によるが，発症後8週間以内に大量の肝細胞が壊死し，高度の黄疸，出血，意識障害（**肝性昏睡Ⅱ度以上**），腹水など，重篤な症状を呈し，食事はほとんどとれない状態に陥る．肝性脳症発現が10日以内のものを**急性型**，11日～8週までのものを**亜急性型**と区別する．救命率は前者で50%，後者で20%と予後の状態が悪く，経過観察が重要である．

2…栄養アセスメント

① 身体計測

体重変化と喫食や消化器官の状態との関連を調べ，栄養状態を判定する．

② 生理・生化学検査

成因にかかわらず，細胞壊死に伴いAST，ALT，LDHが高度に上昇するのが特徴である．ウイルス性の急性肝炎，とくにC型肝炎の70%が慢性化しやすく，肝硬変，がん化へと進行するリスクが高いので臨床検査値や症状の経過観察が重要である．また，たんぱく質の合成能の低下により血清たんぱく質量が減少する（表5-26参照）．

③ 食事調査

食欲不振に陥るため，喫食調査の評価を行う．

3…栄養ケアプラン

● 基本方針

急性肝炎が発症すると，肝組織の破壊から黄疸を呈する．この時期を**急性期**または**黄疸期**とし，強い食欲不振を伴うことが多い．とくに脂質を制限し，消化吸収のよい食品や調理法を選択し，食べられるだけの食事をし，不足の栄養素を輸液で補う．肝臓機能が回復してくる**回復期**は肝細胞の再生のために必要なたんぱく質を付加した食事とし，脂質も徐々に増やしていくなど肝機能に対応した食事療法を行う．**劇症肝炎**では，ほとんど食事ができない絶食状態のため，厳重な**ICU管理下**での**経静脈栄養**（輸液）となる．

劇症肝炎の栄養療法の基本

劇症肝炎昏睡期には末梢静脈または中心静脈よりブドウ糖を投与し，通常脂肪乳剤やアミノ酸製剤は用いない．回復期になると，肝不全用のアミノレバンEN，ヘパンを用い，経口投与へと徐々に移行する．

●食事療法の基本

病態を的確にとらえ，肝障害に対応した食事療法を行う．

急性期・黄疸期

- 経口栄養と経静脈栄養（輸液）で必要エネルギーを補給する．
- 体重維持に必要なたんぱく質を摂取する．
- 消化吸収力に合わせた流動食や軟食を基本とし，脂質を制限し，食欲に応じた**頻回食**とする．
- ビタミンの貯蔵や代謝障害を起こすため，ビタミンを十分にとる．とくに，脂質制限から脂溶性ビタミン摂取に注意する．また，ミネラル不足，とくに肝細胞機能障害による亜鉛欠乏に留意する．

回復期

- 肝細胞の回復に合わせ，エネルギー，たんぱく質を付加し，脂質は徐々に増やす．

4…栄養ケアの実施

●食品の選択と調理の工夫

- 嗜好性を重視し，良質のたんぱく質食品を使用する（卵，乳製品，豆腐，脂肪の少ない魚など）．
- 野菜類は食物繊維の多いものや硬い食材は避け，じゃがいも，やまのいもなどのエネルギーが得られる食品，また，葉菜類の部位（葉先のみ利用）を選択する（p.30 軟食の項参照）．
- 脂質の多い肉（脂肪の部分を除去）や調理油の使用を制限する．1 回の食事での使用が多くならないように留意し，煮物，浸し物，蒸し物料理を中心とする（p.60 脂質コントロール食の項を参照）．
- むかつきを伴う場合は，刺激物や温かい料理は避ける（冷たい料理のほうが食べやすい）．
- アルコールは禁止とする．

5…給与食事摂取量

急性肝炎の給与食事摂取量を p.164 表 5-29 に示す．

6…食品構成および献立

急性肝炎の食品構成は p.165 表 5-30 に，献立は p.167 表 5-32 に示す．

10 慢性肝炎 Chronic hepatitis

1…慢性肝炎の成り立ち

肝炎が 6 か月以上持続した場合，慢性肝炎という．C 型肝炎の 70％が慢性化し，次いで B 型肝炎からのものが多く，組織学的な炎症や線維化度の程度より分類される．B 型肝炎は HBs 抗原キャリアの血液を介しての感染で，出生時の母子感染（垂直感染）が多く，3 歳以下の乳幼児期の水平感染では持続感染（キャリア化）することがある．また，日本での**肝癌発症要因**の 90％が，C 型肝炎ウイルス（HCV），B 型肝炎ウイルス（HBV）および**肝硬変**からの移行によるものである．

C 型肝炎をはじめ多くの場合，自覚症状がないことが多いが，B 型肝炎では黄疸，全身倦怠感，食欲

AST > ALT
肝硬変進展の指標となる．

肝硬変と腹水
門脈圧の亢進や低アルブミン血症に伴って症状が出現するため，肝硬変の進行の所見となる．

慢性肝炎の治療
C 型慢性肝炎の中心的な治療はインターフェロン（IFN），ペグインターフェロン（PEG-IFN），リバビリン療法がある．B 型肝炎では肝機能正常者が多く，経過観察が重要である．

不振などを伴う．触診から肝腫大や上腹部不快感を伴うことがある．慢性肝炎が重症化すると劇症化することがある（p.155 急性肝炎の項参照）．

2…栄養アセスメント

① 身体計測

体重，体組成の測定から栄養状態を総合的に評価する必要がある．

② 生理・生化学検査

肝細胞の壊死に伴い AST（GOT），ALT（GPT），**膠質反応**（ZTT，TTT）が上昇するため定期的に評価し，**活動期**（肝硬変への進行）・**非活動期**（肝細胞の再生により肝硬変に進行しない）の評価を行い，治療効果の判定に用いる．また，6 か月ごとの**肝生検**や**肝線維化マーカー**，**腹部エコー**による肝細胞の壊死，繊維化，炎症所見が重要となる．慢性肝炎の急性増悪では**血清ビリルビン値**が上昇し，**黄疸**が出現する（p.155 表 5-26 参照）．

③ 食事調査

長期にわたる疾患であり，自覚症状がなく，食事に偏りがあると栄養状態が悪く**低たんぱく質**状態に陥りやすいので，食事調査などを実施し，肝機能の回復に役立てる．

3…栄養ケアプラン

● 基本方針

長期にわたる栄養ケアが必要となるため，家族などの支援が得られやすい環境づくりを支援する（家族を含めた栄養教育の実施など）．食事が単調にならないように工夫し，基本的には次に示すように病期に区別した食事療法を行う．また，体調や消化吸収力に合わせて，食事形態も考慮する．慢性肝炎ではビタミン，ミネラルの需要が高いうえに，食欲不振から微量栄養素不足に陥りやすいので注意する．

● 食事療法の基本

非活動期

高たんぱく質で十分なエネルギーをとることを基本とし，**急性肝炎回復期**の食事に準ずる．エネルギーが多いと肝脂肪の蓄積を招くため注意する．肥満や高血圧を伴う場合は 30 ～ 35 kcal/kg 体重とする．

活動期

基本的には**肝硬変**の食事療法に準ずるが（p.162 参照），食欲低下がしばしばみられる．この場合は，食事回数を増やし，無理なく摂取できるように配慮する．

また，C 型肝炎の患者の 40％に，肝臓に過剰に鉄が沈着しているので（**高フェリチン血症**），この場合は**鉄制限食**とする．インターフェロン（IFN）による**IFN 療法**に伴い，食欲不振に陥ることがあるので，嗜好性を重視し，消化吸収のよい食品や調理の工夫を行う．

4…栄養ケアの実施

● 食品の選択と調理の工夫

慢性肝炎の非活動期の食品の選択と調理の工夫については p.157 急性肝炎の食品の選択と調理の工夫項参照．活動期については p.162 肝硬変の食品の選択と調理の工夫の項を参照．

C 型肝炎の食事療法の留意点

C 型肝炎では，インスリン抵抗性を示すことが多いので，血糖値をコントロールし，糖尿病の合併を防ぐ．また，鉄の吸収が亢進し，肝組織内に過剰の鉄が沈着することが多い，血清フェリチン高値，肝機能の異常が持続し，血清トランスアミナーゼ高値では鉄を 6 mg/ 日に制限する．

5…給与食事摂取量

慢性肝炎の給与食事摂取量は p.164 表 5-29 に示す.

6…食品構成および献立

慢性肝炎の食品構成は p.165 表 5-30, p.166 表 5-31 に, 献立は p.167 表 5-32, p.168 表 5-33 に示す.

11 肝硬変 Liver cirrhosis

1…肝硬変の成り立ち

慢性肝炎が数か月以上続き, 肝細胞の破壊・再生を繰り返し, ついには元の肝細胞が再生できず, 線維化した硬い組織に変化し, その結果下記①~④のような症状が起こる (**図 5-4**). 肝硬変の成因はC型肝炎が約 70%, B 型肝炎が 15%, アルコール性が 10% である.

① **アルブミン生成障害・血液凝固因子産生低下**：肝臓によるアルブミン生成障害により, 低アルブミン血症となり, 血液の**膠質浸透圧低下**の結果, **浮腫**や**腹水**が起こる. 血液凝固因子産生低下により消化管, 肝臓に出血が起こりやすい.

② **アンモニア処理障害・ビリルビン排泄障害**：アンモニア処理障害により, **肝性脳症**を発症し意識障害を起こす. またビリルビン排泄障害により**黄疸**を発症する.

③ **門脈圧亢進**：肝硬変になると, 肝臓が硬くなるため, 血液がスムーズに流れず血流障害となり, 門脈の圧力が高まって, **門脈圧亢進症**を発症する. このため血液は, ほかの血管を迂回して流れるようになり, 細い血管に大量の血液が流れ込むので無理が生じ, **食道静脈瘤**が発症. これが破裂, 大出血して, 死亡の原因になる. また, 血流障害により腎循環血流量が減少し, レニン・アンジオテンシン系の活性化に伴い, ナトリウムの血中濃度が増加し, 貯留傾向となる.

④ **その他**：**インスリン抵抗性**の増悪のためエネルギー源としての糖質の利用率が低下する. また体た

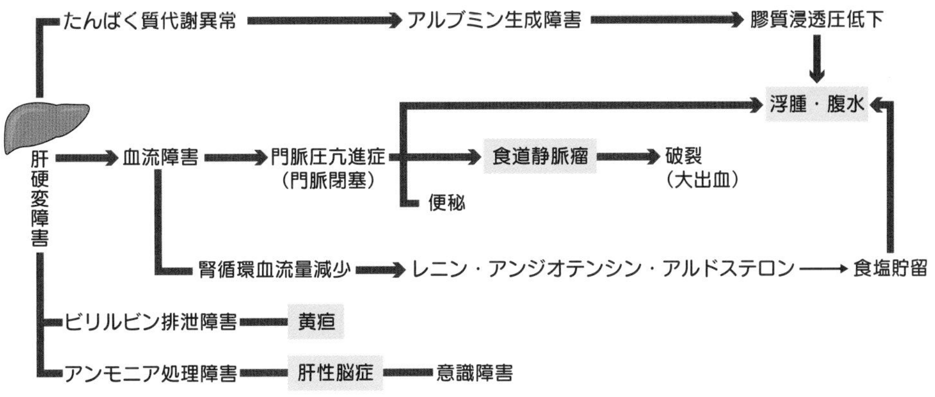

図 5-4 肝硬変の主な症状

肝疾患の経腸栄養剤の利用法
- 食事がとれない場合, 経口的に使用する.
- 食道静脈瘤がある場合は, チューブによる投与を行う.
- 腹水を伴う場合は高たんぱく・高エネルギーの組成を使用する.
- 肝性脳症を伴う場合は BCAA (分岐鎖アミノ酸) 製剤を用いる.

肝性昏睡
肝疾患末期症状. 高アンモニア血症による中枢神経症による昏眠. 覚醒時でも, 知能, 言語障害を伴い, 「羽ばたき振戦」を特徴とする神経的所見を示す.

んぱく質の異化亢進がみられ，その原因の一つに**分岐鎖アミノ酸**の減少と**芳香族アミノ酸**の増加などアミノ酸のインバランスを生じる（p.161 サイドメモ参照）．脂質代謝異常として **n-6 系**，**n-3 系**の多価の不飽和脂肪酸が欠乏する．ほかにも，くも状血管腫，手掌紅斑，女性化乳房，腹壁静脈怒張などの症状が現れる．

2…栄養アセスメント

① 身体計測

肝硬変では，栄養障害に陥りやすいので，体重，BMI，体脂肪率，上腕周囲長，握力測定からの筋力低下，浮腫，腹水の身体所見などによる評価が必要である．

② 診断基準

血小板，アルブミン，コリンエステラーゼの低下，プロトロンビン時間の延長，超音波検査での肝硬変パターンを審査する．肝硬変の重症度分類として Child-Pugh 分類（**表 5-28**）があり，治療法の選択，その効果，予後の判定などに用いられる．

③ 生理・生化学検査

上記の診断項目の経過観察を行う．肝硬変が進行すると重篤な肝不全に陥り，AST/ALT 比の逆転（1 以上），血清ビリルビンやアンモニアの上昇，フィッシャー比の減少などがみられる．また，肝細胞の線維化度は血小板数，プロトロンビンと相関を示し，腹部エコーや MRI は診断の有用な指標となる．重症度 A は代償期，重症度 B および C は非代償期に相当する．さらに症状が進むと肝不全となる（表 5-26 参照）．

④ 食事・生活調査

食事摂取量，食塩，水分摂取量，排尿，排便，睡眠，疲労感の有無などを調査・評価し，改善点を明らかにする必要がある．

3…栄養ケアプラン

● 基本方針

肝硬変は進行すると**肝癌**，**食道静脈瘤**などを発症し，生命にかかわるので，3 ～ 6 か月ごとの超音波

表 5-28 肝硬変の重症度分類（Child-Pugh 分類）

Child-Pugh スコア	1 点	2 点	3 点
肝性脳症	なし	軽度（Ⅰ～Ⅱ）	昏睡（Ⅲ～Ⅳ）
腹水	なし	軽度	中度量以上
血清ビリルビン値（mg/dL）*	2.0 未満	2.0 ～ 3.0	3.0 超
血清アルブミン値（g/dL）	3.5 超	2.8 ～ 3.5	2.8 未満
プロトロンビン時間活性値（%）	70 超	40 ～ 70	40 未満
国際標準化（INR）**	1.7 未満	1.7 ～ 2.3	2.3 超

* ：血清ビリルビン値は，胆汁うっ滞（PBC）の場合は，4.0mg/dL 未満を 1 点とし，10.0mg/dL 以上を 3 点とする．

** ：INR：international normalized ratio

各項目のポイントを加算し，その合計点で分類する．

Child Pugh 分類

クラス A：5 ～ 6 点，クラス B：7 ～ 9 点，クラス C：10 ～ 15 点

食道静脈瘤

門脈圧亢進により側副血管路の食道や胃上部の粘膜下層の静脈が増加し，腫瘤状に拡大した状態をいう．80％が肝硬変によって発症する．その他，突発性門脈圧亢進，バッド・キアリ症候群，日本住血吸虫症などにより発症する．破裂して大量出血すると死亡することになる．

検査やAFPなどの検査を実施し，同時に低栄養状態に陥らないようにする．肝硬変は病態により，肝機能が壊死した細胞の分を残された細胞で代償できる**代償性**と，残された細胞では代償できない**非代償性**に区別され，さらに病態が進行し肝機能に重篤な障害を生じた**肝不全**に区別される．

●食事療法の基本

食事療法は基本的にはほかの肝臓疾患の食事と同じ方針であるが，肝硬変の食事は，肝臓の侵された程度によって大きく異なる．また，食事回数や時間などを個々に対応して実施する必要がある．脂質エネルギー比率は20～25%とする．

① **代償性**：自覚症状は少なく，食欲もある．たんぱく質を付加するなど十分な栄養をとる．

② **非代償性**：食欲不振も強く，栄養を与えても十分代謝されない．したがって，たんぱく質は軽い制限とし，できるだけ必要量に近づけるよう食事回数を増やすなど工夫する．

③ **肝不全**：たんぱく質は制限して，肝性脳症を予防する．

肝硬変の進行により，**黄疸**，**腹水**，**食道静脈瘤**，**肝性昏睡**の特徴的な症状が現れる．

黄疸の出ているとき：急性肝炎黄疸期（p.157参照）に準ずる．

腹水や浮腫のあるとき：食塩・水分を制限する．浮腫の程度により1日添加食塩量3～6g未満（p.66食塩制限食の項参照）．

食道静脈瘤があるとき

- 軟らかい食事とする（p.30軟食の項参照）．
- 硬いものや，角のあるもの（あられ，せんべい，硬い干物など）は避ける．
- 大きなかたまりや，一度に多くのものを飲みこまない．
- 刺激物は避ける．

肝性昏睡の危険のあるとき

- **高アンモニア血症**のためたんぱく質を制限する．1日0.5g/体重kg以下とする．
- **芳香族アミノ酸**（**AAA**）濃度の上昇と**分岐アミノ酸**（**BCAA**）濃度の低下から**アミノ酸インバランス**を生ずる．**肝性脳症**を予防するためにも特殊アミノ酸製剤を用いて，**フィッシャー**（**F**）**比**を適性に保つ必要がある（サイドメモ参照）．
- 腸内で発生するアンモニア産生・吸収を抑制する合成二糖類（ラクツロース，ラクチトール）を経口投与する．
- 肝細胞の壊死からグリコーゲンの蓄積量が低下している場合には，睡眠中にグリコーゲン枯渇状態

Side memo

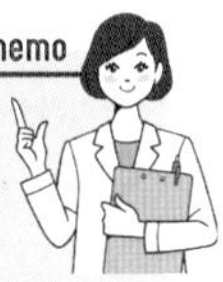

分岐鎖アミノ酸製剤

肝性脳症を伴う慢性肝不全患者の栄養状態の改善を目的として用いられる経口栄養剤である．

分岐鎖アミノ酸（BCAA）：バリン，ロイシン，イソロイシン

肝細胞が侵されると，インスリン抵抗性のため糖質の利用率が低下したんぱく質の異化が亢進する．そのために分岐鎖アミノ酸が利用され消費が増加する．

芳香族アミノ酸（AAA）：フェニルアラニン，チロシン，トリプトファン

肝臓でしか代謝されないので血液中にたまる．

フィッシャー比（BCAA/AAA）

通常健康な人では約3であるが，肝細胞が侵されると1～2に低下するのでBCAAを補給することで栄養状態を改善する．

になるので，**就寝前軽食**（late evening snack; **LES**，200 kcal 程度）をとる必要がある．最近では，LES に BCAA 付加の栄養製剤が積極的に利用されている．
・昏睡に陥った場合の栄養は輸液や栄養剤で補給する．
・便秘を防ぐ．便秘は腸内での腐敗菌の増殖を促しアンモニア産生が高まり血中アンモニア増加の原因になるので，消化吸収力を考慮し，食物繊維（オリゴ糖，アルギン酸，ペクチンなどのプレバイオティクス，p.195 参照）を積極的にとる．

4…栄養ケアの実施

●食品の選択と調理の工夫

- 食欲不振に陥りやすいので，食材も少量ずつ多種類を用い，料理の外観，味，テクスチャーなどに変化をつけるなどの工夫が必要である．
- たんぱく質は良質のものをとる．脂質の多い肉を避け，大豆製品，魚を利用する．
- 脂質の多い食品を避ける．脂質が酸化した過酸化脂質は肝臓に負担となるので，加工品や保存に気をつける．また n-3 系の多価不飽和脂肪酸の欠乏を防ぐために，魚を多く与えるようにする．
- 耐糖能異常を伴うため，血糖値の急上昇しやすい食品を避ける（p.90 糖尿病の食品の選択と調理の工夫の項参照）．
- 食道静脈瘤がある場合は軟食に準じ，よく噛んで食べる（p.29 軟食の項参照）．
- 就寝前軽食は消化吸収のよい炭水化物食品を用いる．
- 便秘予防のために，食物繊維の多い野菜や果物，海藻，豆類などを用い，消化のよい温野菜料理にする．

5…給与食事摂取量

肝硬変の給与食事摂取量を p.164 表 5-30 に示す．

6…食品構成および献立

肝硬変の食品構成を p.166 表 5-31 に，献立を p.168 表 5-33 に示す．

演習問題

肝硬変（代償性）の献立を p.166 表 5-31 の食品構成に従って作成し，実習しなさい．間食を取り入れ無理なく食べられるように工夫すること．

⑫ 脂肪肝 Fatty liver

1…脂肪肝の成り立ち

脂肪肝の原因は**過栄養**，**肥満**，**過度のアルコール摂取**，**糖尿病**，**脂質異常症**で発症しやすい．自覚症状を伴わず，身体所見での特徴もないことから気付きにくい疾患である．

2…栄養アセスメント

① 身体計測

体重や内臓脂肪の蓄積との相関があることから，体重測定や腹囲，インピーダンス法での測定から内臓脂肪量を評価する．

② 生理・生化学検査

肝臓の超音波診断から判定される．発症時は軽度の肝機能低下を示す．進行すると，細胞壊死・炎症を呈し，**肝硬変**や**肝癌**に進展するので，病態の悪化を防止するために肝細胞の組織検査を定期的に受ける必要がある．

③ 食事調査

過食や過度のアルコール摂取によることが多いので，食事や飲酒習慣の内容を調査する．

3…栄養ケアプラン

● 基本方針

脂肪肝は**アルコール性**と**非アルコール性**に区別される．前者は過度のアルコール飲酒のため肝臓で多量の中性脂肪を合成する．また，食事摂取が不十分なため栄養状態が悪く，たんぱく質不足からリポたんぱく質の合成が低下し，脂肪を肝臓以外に運び出すことができず，脂肪肝を発症する．後者では，飲酒の習慣がないにもかかわらず，アルコール性と同様の病態を呈することがある．この疾患が重症化し，肝細胞の壊死・炎症が進行して肝硬変や肝癌に進行する病態を**非アルコール性脂肪肝**（nonalcoholic steatohepatitis; NASH）という．病態に応じた食事，生活習慣の改善を行う．

● 食事療法の基本

アルコール性脂肪肝はアルコールを制限または禁止し，栄養バランスのよい食事をとる．非アルコール性脂肪肝ではエネルギーを減らすことを基本とする．

● 運動療法の基本

食事と運動により 2 ～ 3 kg/ 月の減量を目指し，短期・長期目標を設定した体重管理を行う（p.97 肥満症の項参照）．

4…栄養ケアの実施

● 食品の選択と調理の工夫

脂肪肝の食品の選択と調理の工夫は，p.45 低エネルギー食，p.90 糖尿病の食品の選択と調理の工夫の項，p.173 脂質異常症の食品の選択と調理の工夫の項に準ずる．

肥満と脂肪肝発症

BMI 25%以上では 50%，BMI 30%以上では 80%に脂肪肝が発症するという報告がある．

5…給与食事摂取量

脂肪肝の給与食事摂取量を表 5-29 に示す．

6…食品構成および献立

脂肪肝の食品構成は肥満症 p.102 表 4-15，献立は p.103 表 4-16 を参照．

肝臓疾患の給与食事摂取量のまとめ

表 5-29　肝臓疾患の給与食事摂取量

区　分	エネルギー（kcal）	たんぱく質（g）	脂質（g）	備　考
急性肝炎 （急性期・黄疸期）	1,300 ～ 1,600 25 ～ 30/kg 体重	60 ～ 65 1.0 ～ 1.2/kg 体重	20 ～ 30	脂質エネルギー比率 15 ～ 20%E
急性肝炎（回復期） 慢性肝炎（非活動期）	1,700 ～ 1,900 35/kg 体重	70 ～ 75 1.2 ～ 1.5/kg 体重	40 ～ 45	脂質エネルギー比率 20 ～ 25%E
肝硬変（代償期） 慢性肝炎（活動期）	1,800 ～ 2,000 35/kg 体重	70 ～ 75 1.2 ～ 1.5/kg 体重	40 ～ 45	脂質エネルギー比率 20 ～ 25%E
肝硬変（非代償期） 肝不全	1,700 ～ 1,900 30 ～ 35/kg 体重	40 ～ 50 0.6 ～ 0.8/kg 体重	35 ～ 40	脂質エネルギー比率 20 ～ 25%E 肝不全適応浮腫腹水の程度によって食塩を 5 g とする．
脂肪肝（過栄養性）	1,300 ～ 1,500 25 ～ 30/kg 体重	65 ～ 70 1.1 ～ 1.2/kg 体重	30 ～ 35	脂質エネルギー比率 20 ～ 25%E

アルコール性脂肪肝はアルコールを禁止し栄養のバランスを考慮すること．

肝硬変（非代償期）：高アンモニア血症，肝性脳症のある場合は食事由来のたんぱく質から生成されるアンモニア量を減らすために，たんぱく質の制限をする．アミノ酸バランスを是正する目的で，経口分岐鎖アミノ酸製剤で補う．このような場合はエネルギーと脂質量を確保し，たんぱく質は制限し，経口分岐鎖アミノ酸バランスを保つ．１日の食事で十分に摂取できないときは分食とする．

MEMO

肝臓疾患の食品構成および献立（急性肝炎・慢性肝炎・肝硬変）のまとめ

表5-30 急性肝炎（急性期・黄疸期）（4回食）および
急性肝炎（回復期）・慢性肝炎（非活動期）の食品構成表（例）

	急性肝炎（急性期・黄疸期）の食品構成表（4回食）					急性肝炎（回復期）・慢性肝炎（非活動期）の食品構成表				
栄養摂取基準	エネルギー 1,300～1,500 kcal		たんぱく質 60～65 g	脂質 20～30 g		エネルギー 1,700～1,900 kcal		たんぱく質 70～75 g	脂質 40～45 g	
食品群	重量 (g)	エネルギー (kcal)	たんぱく質 (g)	脂質 (g)	備考	重量 (g)	エネルギー (kcal)	たんぱく質 (g)	脂質 (g)	備考
全かゆ	450	320	5.0	0.5						
飯						360	605	9.0	1.1	
パン	70	185	6.5	3.1		60	158	5.6	2.6	
いも類	100	71	1.2	0.2		100	71	1.2	0.2	
砂糖類	40	148	0	0		30	111	0	0	
油脂類	10	75	0.1	8.1	バター	12	104	0	11.3	
大豆・大豆製品①	80	70	6.3	4.0		100	88	7.9	5.0	
みそ類	10	19	1.3	0.6		10	19	1.3	0.6	
魚介類①	70	69	13.0	1.2						
②						80	110	17.4	3.8	
獣鳥肉類①	50	60	11.2	1.3						
②						50	88	10.9	3.2	
卵類	50	75	6.4	5.0		50	75	6.4	5.0	
生乳類	200	92	7.6	2.0	低脂肪	200	134	7.0	6.2	
果実類	200	124	1.2	0.6		200	124	1.2	0.6	
緑黄色野菜①	120	46	2.2	1.4						
②						120	37	1.6	0.3	
その他の野菜①	230	46	1.8	0.2						
②						230	52	2.1	0.4	
藻類										
菓子類						20	64	1.2	0.9	
合計		1,401	63.8	28.2			1,840	72.8	41.2	

P，F，C（%E）＝18，18，64
動たん比率＝60%

P，F，C（%E）＝16，20，64
動たん比率＝57%

脂質を制限するので魚介類，獣鳥肉類は脂肪の少ない①とした．油脂はバターとし，牛乳は低脂肪乳とした．脂質エネルギー比率を15～20%とした．
菓子類はカステラで計算した．

MEMO

表 5-31 肝硬変（代償性）・慢性肝炎（活動期）および肝硬変（非代償性）・肝不全の食品構成表（例）

	肝硬変（代償性）・慢性肝炎（活動期）の食品構成表					肝硬変（非代償性）・肝不全の食品構成表				
摂取栄養基準	エネルギー 1,800～2,000 kcal		たんぱく質 70～75 g	脂質 40～45 g		エネルギー 1,700～1,900 kcal		たんぱく質 40～50 g	脂質 35～40 g	
食品群	重量 (g)	エネルギー (kcal)	たんぱく質 (g)	脂質 (g)	備考	重量 (g)	エネルギー (kcal)	たんぱく質 (g)	脂質 (g)	備考
飯	400	672	10.0	1.2		400	672	10.0	1.2	
パン	80	211	7.4	3.5						
低たんぱく質飯						180	302	0.9	0.5	
いも類	100	71	1.2	0.2		50	36	0.6	0.1	
砂糖類	30	111	0	0		30	111	0	0	
油脂類	10	87	0	9.4		25	217	0.1	23.5	
大豆・大豆製品②	100	118	8.8	7.1		50	59	4.4	3.5	
みそ類	10	19	1.3	0.6						
魚介類③	80	126	15.3	5.8		40	63	7.7	2.9	
獣鳥肉類①						30	35	6.7	0.8	
〃 ②	50	77	10.9	3.2						
卵類	50	75	6.4	5.0		40	60	5.1	4.0	
生乳類	200	134	7.0	6.2		100	67	3.5	3.1	
果実類	200	124	1.2	0.6		200	124	1.2	0.6	
緑黄色野菜①						120	46	2.2	0.4	
〃 ②	120	37	1.6	0.3						
その他の野菜①						230	46	1.8	0.2	
〃 ②	230	52	2.1	0.4						
藻類（乾）	2	3	0.3	0.1		2	3	0.3	0.1	
菓子類	20	64	1.2	0.9						
合計		1,981	74.7	44.5			1,841	44.5	40.9	

P，F，C（%E）＝15，20，65
動たん比率＝53%

P，F，C（%E）＝10，20，70
動たん比率＝52%

アミノレバン（分岐鎖アミノ酸配合総合栄養剤）を服用している場合は，アミノレバンEN 600mL中エネルギー630kcal，たんぱく質40.5g，脂質10gが含まれているので食事量に注意する．
動たん比率を上げるためにたんぱく質調整食品（低たんぱく質飯）を用いた．砂糖類にはエネルギー調整食品を含む．菓子類はカステラで計算した．

MEMO

表 5-32 急性肝炎（回復期）・慢性肝炎（非活動期）献立（例）
（エネルギー 1,700 ～ 1,900 kcal　たんぱく質 70 ～ 75 g）

区分	料理名（食塩%）	材料名（g） ＼ 食品群		主食 飯 (g)	主食 パン類 (g)	いも類 (g)	砂糖類 (g)	油脂類 (g)	大豆・大豆製品 (g)	みそ類 (g)	魚介類 (g)	獣鳥肉類 (g)	卵類 (g)	生乳 (g)	果実類 (g)	緑黄色野菜 (g)	その他の野菜 (g)	菓子 (g)
朝	パン	パン	60		60													
		ジャム	15				15											
	牛乳	牛乳	200											200				
	サラダ（0.5%）	きゅうり	30														30	
		トマト	30													30		
		ゆで大豆	30						30									
		キャベツ（ゆで）	50														50	
		マヨネーズ	12					12										
		塩	0.6															
	果物	みかん	100												100			
昼	飯	飯	180	180														
	焼き魚（1.0%）	あじ	60								60							
		だいこん（おろし）	40														40	
		しょうゆ	6															
	炊き合わせ（1.2%）	さといも	60			60												
		ふき	30														30	
		焼き豆腐	70						70									
		しょうゆ	13															
		砂糖	8				8											
	みそ汁	みそ	10							10								
		はくさい	20														20	
		ごぼう	20														20	
夕	飯	飯	180	180														
	焼きとり（1.0%）	とり肉	50									50						
		しょうゆ	3															
	付け合わせ（0.8%）	ブロッコリー	30													30		
		じゃがいも	40			40												
		塩	0.6															
	卵とじ（0.8%）	卵	50										50					
		みつば	20													20		
		ふ	3															
		だし汁	50															
		しょうゆ	6															
		砂糖	3				3											
	酢のもの（0.8%）	ほうれんそう	40													40		
		しめじ	30														30	
		いか	20								20							
		酢	8															
		砂糖	3				3											
		しょうゆ	5															
間食	菓子	ビスケット	20															20
	果物	いちご	100												100			
合計				360	60	100	29	12	100	10	80	50	50	200	200	120	220	20
食品構成による参考量				360	60	100	30	12	100	10	80	50	50	200	200	120	230	

卵とじは材料＋だし汁の食塩%.

表 5-33 慢性肝炎（活動期）・肝硬変（代償期）献立（例）
（エネルギー 1,800 ～ 2,000 kcal　たんぱく質 70 ～ 75 g）

区分	料理名（食塩%）	食品群／材料名（g）		飯 (g)	パン類 (g)	いも類 (g)	砂糖類 (g)	油脂類 (g)	大豆・大豆製品 (g)	みそ類 (g)	魚介類 (g)	獣鳥肉類 (g)	卵類 (g)	乳・乳製品 (g)	果実類 (g)	緑黄色野菜 (g)	海藻 (g)	その他の野菜 (g)	菓子 (g)
	飯	飯		200															
	みそ汁	みそ	10							10									
	(0.8%)	豆腐	50						50										
		葉ねぎ	5													5			
		わかめ（乾）	1														1		
	卵とじ	卵	50										50						
	(0.7%)	たまねぎ	50															50	
朝		にんじん	15													15			
		だし汁	30																
		しょうゆ	7																
	酢のもの	キャベツ	50															50	
	(0.5%)	きゅうり	20															20	
		砂糖	3				3												
		酢	7																
		塩	0.3																
	トースト	パン	80		80														
		いちごジャム	15				15												
	クリーム煮	とり肉	50									50							
	(0.5%)	マッシュルーム	30															30	
		たまねぎ	50															50	
		じゃがいも	50			50													
		にんじん	15													15			
昼		牛乳	200											200					
		小麦粉	7		7														
		バター	10					10											
		塩	1.4																
	サラダ	レタス	10															10	
	(0.5%)	きゅうり	15															15	
		塩	0.1																
	果物	みかん	50												50				
間食	コンポート	りんご	150												150				
		砂糖	5				5												
	飯	飯	200	200															
	たいのレモン蒸し	たい	70								70								
	(0.8%)	塩	0.6																
		レモン	5																
	煮物	さつまいも	50			50													
		砂糖	5				5												
	ごまあえ	ほうれんそう	80													80			
夕	(0.8%)	ごま	4																
		しょうゆ	3																
	すまし汁	豆腐	50						50										
	(0.7%)	魚だんご	10								10								
		葉ねぎ	5													5			
		だし汁	150																
		塩	0.6																
		しょうゆ	6																
	カステラ		20																20
合計				400	87	100	28	10	100	10	80	50	50	200	200	120	1	225	20
食品構成による参考量				400	80	100	30	10	100	10	80	50	50	200	200	120	2	230	20

食塩制限食では，すまし汁はしょうゆのみで味をつけるほうが作りやすく，食べやすい．

応用編

第6章 脂質コントロール食

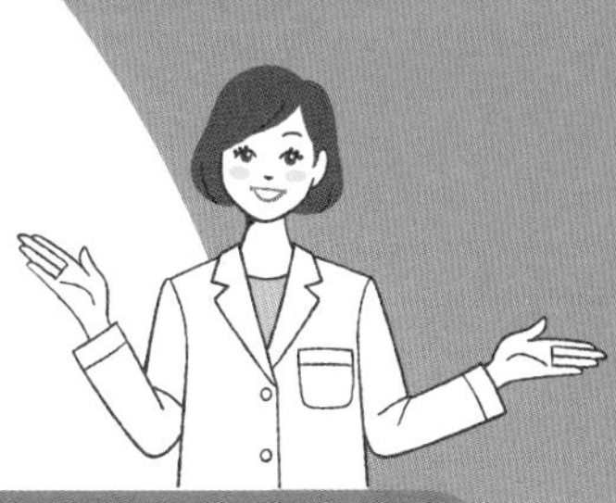

1 脂質異常症 Dyslipidemia

1…脂質異常症の成り立ち

脂質異常症は，**LDLコレステロール**（LDL-C），**トリグリセリド**（TG）が異常に高値あるいは**HDLコレステロール**（HDL-C）が低値となる病態をいう．また，脂質異常症は，血清リポたんぱくの量的，質的な変化により**動脈硬化巣**（粥状動脈硬化；atherosclerosis）を高頻度で形成する．形成された**粥状動脈硬化**は，中・大動脈の内膜下に脂肪沈着と線維化を生じ，血管壁が肥厚して弾力を失うので，脳，心臓，腎臓など主要な臓器に重篤な症状をきたすことになる．したがって，脂質異常症の治療は，動脈硬化性疾患を予防することになる．「動脈硬化性疾患予防ガイドライン 2022年版」では，冠動脈疾患またはアテローム血栓性脳梗塞がある場合を二次予防の対象，糖尿病，慢性腎臓病，末梢動脈疾患がある場合を高リスクとし，さらに久山町研究スコアによるリスク分類に応じた脂質管理目標値を設定するとして，動脈硬化性疾患の包括的管理の重要性を示している（**図6-1**）．

2…栄養アセスメント

① 臨床診査

自覚症状，既往歴，体重変化，家族歴．

② 身体計測

身長・体重およびBMIによる体重管理（肥満予防），腹囲，体脂肪率．

③ 診断基準

脂質異常症の診断基準は**表6-1A**に示す．また**表6-1B**に示すように，脂質異常症（LDLコレステロール）以外の動脈硬化の**危険因子**をもっている患者にはより厳しい目標値が設定される．

④ 生理・生化学検査（表6-2）

脂質の管理を中心として血圧，糖尿病など危険因子の検査も行う．

⑤ 食生活（生活習慣調査）

食生活，喫煙，運動習慣，家族歴などを調査する．

3…栄養ケアプラン

● 基本方針

表6-1Bに示す「動脈硬化性疾患予防ガイドライン 2022年版」に準じて一次予防を重視した栄養管理目標を設定する．

一次予防では，原則として一定期間生活習慣の改善に努力し，その効果を評価した後に，薬物療法の

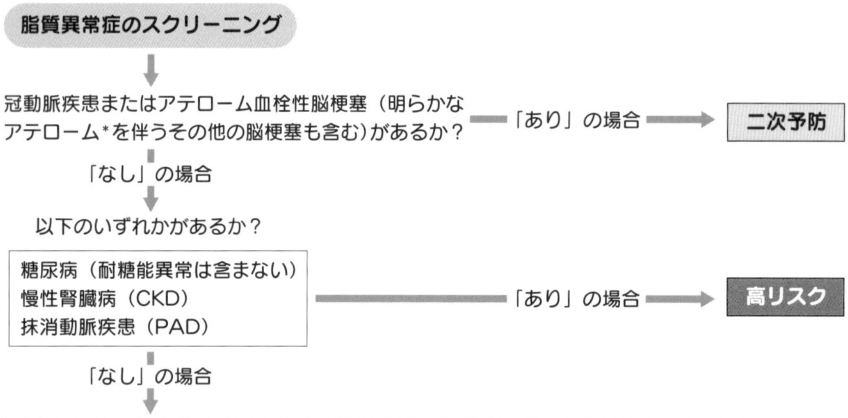

久山町研究によるスコア				予測される10年間の動脈硬化性疾患発症リスク	分類
40～49歳	50～59歳	60～69歳	70～79歳		
0～12	0～7	0～1	−	2%未満	低リスク
13以上	8～18	2～12	0～7	2%～10%未満	中リスク
−	19以上	13以上	8以上	10%以上	高リスク

久山町研究のスコア（図3-2）に基づいて計算する.
*頭蓋内外動脈に50%以上の狭窄，または弓部大動脈粥腫（最大肥厚4mm以上）
注：家族性高コレステロール血症および家族性III型高脂血症と診断された場合はこのチャートを用いずにガイドラインの第4章「家族性高コレステロール血症」，第5章「原発性脂質異常症」をそれぞれ参照すること.

久山町研究によるスコア

①性別	ポイント
女性	0
男性	7

②収縮機血圧	ポイント
<120 mmHg	0
120～129 mmHg	1
130～139 mmHg	2
140～159 mmHg	3
160 mmHg～	4

③糖代謝異常（糖尿病は含まない）	ポイント
なし	0
あり	1

④血清LDL-C	ポイント
< 120 mg/dL	0
120～139 mg/dL	1
140～159 mg/dL	2
160 mg/dL～	3

⑤血清HDL-C	ポイント
60 mg/dL～	0
40～59 mg/dL	1
< 40 mg/dL	2

⑥喫煙	ポイント
なし	0
あり	2

注1：過去喫煙者は⑥喫煙はなしとする.

①～⑥のポイント合計	点

図6-1 動脈硬化疾患予防からみた資質管理目標値設定のためのフローチャート
（日本動脈硬化学会，編．動脈硬化性疾患予防ガイドライン2022年版：日本動脈硬化学会：2022．p69より作成）

適応を検討する．この導入は個々の患者の動脈硬化性疾患の**危険因子**を十分に検討してから適応する．危険因子の少ない低リスク群では薬物療法の必要性はかなり低い．高齢者については，前期高齢者（65歳以上75歳未満）では成人と同じく高LDLコレステロール血症が冠動脈疾患の重要な危険因子となる．また禁煙，肥満の改善，有酸素運動などが必要である．冠動脈疾患の既往がある場合には表6-1B

表 6-1 A 脂質異常症診断基準

LDL コレステロール	140 mg/dL 以上 120 ～ 139 mg/dL	高 LDL コレステロール血症 境界域高 LDL コレステロール血症**
HDL コレステロール	40 mg/dL 未満	低 HDL コレステロール血症
トリグリセライド	150 mg/dL 以上（空腹時採血*） 175 mg/dL 以上（随時採血*）	高トリグリセライド血症
Non-HDL コレステロール	170 mg/dL 以上 150 ～ 169 mg/dL	高 non-HDL コレステロール血症 境界域高 non-HDL コレステロール血症**

*基本的に 10 時間以上の絶食を「空腹時」とする．ただし水やお茶などカロリーのない水分の摂取は可とする．空腹時であることが確認できない場合を「随時」とする．
**スクリーニングで境界域高 LDL-C 血症，境界域高 non-HDL-C 血症を示した場合は，高リスク病態がないか検討し，治療の必要性を考慮する．
・LDL-C は Friedewald 式（TC－HDL-C－TG/5）で計算する（ただし空腹時採血の場合のみ）．または直接法で求める．
・TG が 400 mg/dL 以上や随時採血の場合は non-HDL-C（=TC－HDL-C）か LDL-C 直接法を使用する．ただしスクリーニングで non-HDL-C を用いるときは，高 TG 血症を伴わない場合は LDL-C との差が＋30 mg/dL より小さくなる可能性を念頭においてリスクを評価する．
・TG の基準値は空腹時採血と随時採血により異なる．
・HDL-C は単独では薬物介入の対象とはならない．
編注：カロリー＝エネルギー，トリグリセライド＝トリグリセリド（表中ではガイドラインの表記に合わせた）．
（日本動脈硬化学会，編．動脈硬化性疾患予防ガイドライン 2022 年版：日本動脈硬化学会：2022．p22 より）

表 6-1 B リスク区分別脂質管理目標値

治療方針の原則	管理区分	脂質管理目標値（mg/dL）			
		LDL-C	non HDL-C	TG	HDL-C
一次予防 まず生活習慣の改善を行った後薬物療法の適用を考慮する	低リスク	< 160	< 190	< 150（空腹時）*** < 175（随時）	≧ 40
	中リスク	< 140	< 170		
	高リスク	< 120 < 100*	< 150 < 130*		
二次予防 生活習慣の是正とともに薬物治療を考慮する	冠動脈疾患またはアテローム血栓性脳梗塞（明らかなアテローム****を伴うその他の脳梗塞を含む）の既往	< 100 < 70**	< 130 < 100**		

・*糖尿病において，PAD，細小血管症（網膜症，腎症，神経障害）合併時，または喫煙ありの場合に考慮する．.
・**「急性冠症候群」，「加増性高コレステロール血症」，「糖尿病」，「冠動脈疾患とアテローム血栓性脳梗塞（明らかなアテロームを伴うその他の脳梗塞を含む）」の 4 病態のいずれかを合併する場合に考慮する．
・一次予防における管理目標達成の手段は非薬物療法が基本であるが，いずれの管理区分においても LDL-C が 180 mg/dL 以上の場合は薬物治療を考慮する．家族性高コレステロール血症の可能性も念頭においておく．
・まず LDL-C の管理目標値を達成し，次に non-HDL-C の達成を目指す．LDL-C の管理目標を達成しても non-HDL-C が高い場合は高 TG 血症を伴うことが多く，その管理が重要となる．低 HDL-C については基本的には生活習慣の改善で対処すべきである．
・これらの値はあくまでも到達努力目標値であり，一次予防（低・中リスク）においては LDL-C 低下率 20 ～ 30％も目標値としてなり得る．
・***10 時間以上の絶食を「空腹時」とする．ただし水やお茶などカロリーのない水分の摂取は可とする．それ以外ん条件を「随時」とする．
・****頭蓋内外動脈の 50％以上の狭窄，または弓部大動脈粥腫（最大肥厚 4 mm 以上）
・高齢者についてはガイドラインの第 7 章を参照．
（日本動脈硬化学会，編．動脈硬化性疾患予防ガイドライン 2022 年版：日本動脈硬化学会：2022．p71 より）

動脈硬化のタイプ
①アテローム（粥状）硬化：太い動脈内膜にコレステロールが沈着し，線維化，石灰化，潰瘍化する（心筋梗塞，脳血栓）．
②中膜硬化：中膜から進行し石灰化や破裂が起こる．
③細動脈硬化：微細動脈全体が構造変化する（脳出血，腎硬化症）．

動脈硬化の危険因子
①疾病要因：脂質異常症，高血圧，糖尿病，肥満，高尿酸血症，痛風．
②その他の要因：加齢，ストレス，喫煙，遺伝的要因．

表 6-2 脂質異常症の生理・生化学検査

		検査項目		備　考
基本検査	身体計測	腹囲	↑	上昇すると生活習慣病になりやすい
		体脂肪率，内臓脂肪面積	↑	
	脂質	総コレステロール（T-C）	↑	動脈硬化指数（AI：atherogenic index） ＝LDL-C*/HDL-C（LH 比とよぶ） 2 以上では血管内コレステロール塊が大きく，1.5 以下では小さい．糖尿病・高血圧症など動脈硬化リスクのある人は，1.5 以下を目標とし，2.5 以上ではコレステロール降下薬投与が勧められる．
		LDL コレステロール（LDL-C）	↑	
		トリグリセリド（TG）	↑	
		HDL コレステロール（HDL-C）	↓	
		リポたんぱく（LP）	↑	脂質とアポたんぱくの複合体，VLDL，LDL，HDL に分けられる
合併症		血糖，HbA1 c，トランスアミナーゼ (AST，ALT)，γ-GPT，尿素窒素 (BUN)，クレアチニン (CRE)，N，K	↑	脂肪肝や肝機能異常の程度を知る
		血圧，脳 CT スキャン，脳血管撮影，心エコー，冠動脈の撮影，眼底，腹部 CT（内臓脂肪）		

*：LDL-C 値は，著しい高トリグリセリド血症がないとき（TG400 mg/dL 未満）は下記の Friedewald の式に従って，VLDL-C は TG の約 1/5 として求められる．LDL–C ＝ TC － HDL-C － TG/5

の二次予防を管理目標とする．

● 食事療法の基本

表 6-3 に示すように，「動脈硬化性疾患予防ガイドライン 2022 年版」に従い，総摂取エネルギーの適正化を図る．標準体重（身長 m^2 ×22）× 身体活動レベルを維持する．標準体重 1 kg あたりのエネルギーは軽い労作で 25 ～ 30 kcal，普通の労作で 30 ～ 35 kcal，重い労作で 35 ～ kcal とする．エネルギー摂取を減らすと体脂肪率が減少し，インスリン抵抗性が改善される．たんぱく源として肉類を少なく，魚や大豆製品を増やすほか，食物繊維の多い食品や，植物ステロールの摂取量を増やすと LDL コレステロールが低下する．これはコレステロールの吸収が阻害されるからである．抗酸化物質を多く含む野菜や果物などの摂取をこころがける．

脂質異常症の病型に配慮し，**高 LDL コレステロール血症**，**高トリグリセリド血症**，この両者が併存する場合，あるいは**高カイロミクロン血症**など，その型に応じて，よりきめ細かい食事指導を行う．脂質のエネルギー比を 20 ～ 25％に抑え，飽和・不飽和脂肪酸の比率を考慮した指導を実施する．

トランス脂肪酸は LDL コレステロールを増加し，HDL コレステロールを低下する．また，インスリン抵抗性を亢進させる．市販の油脂加工食品のとりすぎに注意する（p173 脚注参照）．

なお，食事療法にあたっては，その内容だけでなく，食生活パターンの乱れを是正することも大切である．一般に原則のみを指導するだけでは十分な効果が得られないことも多く，個々の患者の食習慣とその問題点を考慮した指導が望まれる．

食事療法と同時に運動療法の簡易指針が示されている．

Side memo

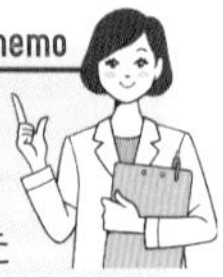

家族性コレステロール血症
(Familial Hypercholesterolemia；FH)

病態は，1）高 LDL-C 血症，2）早発性冠動脈疾患，3）腱・皮膚黄色腫を 3 主徴とし，LDL 受容体またはその関連遺伝子の異常にて発症する常染色体優性遺伝性疾患である．

黄色腫
高コレステロール血症にみられる症状．脂質を貪食した組織球の集合による黄色台状隆起を起こす．眼瞼，肘，アキレス腱に生じやすい．

血栓の原因
LDL コレステロール増加がその成因といわれている．最も悪いのは変性した LDL，とくに酸化 LDL である．フリーラディカル（活性酸素）によって酸化された LDL が動脈壁に溜まり，マクロファージがこれを取り込んで動脈硬化巣をつくり，血栓の原因となる．

表 6-3 動脈硬化性疾患予防のための食事療法

1. 過食に注意し，適正な体重を維持する
・総エネルギー摂取量（kcal/ 日）は，一般に目標とする体重（kg）* × 身体活動量（軽い労作で 25 ～ 30，普通の労作で 30 ～ 35，重い労作で 35 ～）を目指す
2. 肉の脂身，動物脂，加工肉，鶏卵の大量摂取を控える
3. 魚の摂取を増やし，低脂肪乳産品を摂取する
・脂肪エネルギー比率を 20 ～ 25%，飽和脂肪酸エネルギー比率を 7%未満，コレステロール摂取量を 200 mg/ 日未満に抑える
・n-3 系多価不飽和脂肪酸の摂取を増やす
・トランス脂肪酸の摂取を控える
4. 未精製穀類，緑黄色野菜を含めた野菜，海藻，大豆および大豆製品，ナッツ類の摂取を増やす
・炭水化物エネルギー比率を 50 ～ 60%とし，食物繊維は 25 g/ 日以上の摂取を目標とする
5. 糖質含有量の少ない果物を適度に摂取し，果糖を含む加工食品の大量摂取を控える
6. アルコールの過剰摂取を控え，25 g/ 日以下に抑える
7. 食塩の摂取は 6 g/ 日未満を目標にする

* 18 ～ 49 歳：[身長（m）]^2 × 18.5 ～ 24.9kg/m^2，50 ～ 64 歳：[身長（m）]^2 × 20.0 ～ 24.9kg/m^2，65 ～ 74 歳：[身長（m）]^2 × 21.5 ～ 24.9kg/m^2，75 歳以上：[身長（m）]^2 × 21.5 ～ 24.9kg/m^2 とする

（日本動脈硬化学会，編．動脈硬化性疾患予防ガイドライン 2022 年版：日本動脈硬化学会；2022．p.101 より）

● 運動療法の基本

表 6-4 に運動療法の基本を示す．減量中は，筋肉量を減らさないためにも食事療法と運動療法を併用する．

4…栄養ケアの実施

● 食品の選択と調理の工夫

① 適正なエネルギー量を守る

② 脂質の少ない食品や調理法を選ぶ（p.44 エネルギーコントロール食の項参照）．

③ 脂質の質に注意する：飽和脂肪酸，一価不飽和脂肪酸，多価不飽和脂肪酸のバランスに注意し，また，n-3 系多価不飽和脂肪酸の摂取を増やすように魚の摂取量を増やす．成人の摂取量のうち少なくとも 1 日 1 g 以上を EPA，DHA で摂取することが望ましい．食品中の DHA，EPA の含有量は p.60 脂質コントロール食の項参照．コレステロールの多い食品は多量にとらないこと．

④ ビタミン C，E，β-カロテンなどの多い緑黄色野菜の摂取量を増やす（p.60 脂質コントロール食の項参照）：多価不飽和脂肪酸は体内で酸化されやすいので，この酸化を防止するために脂質の抗酸化作用の高いビタミン E，β-カロテンをとる．また，ビタミン C は動脈壁組織を構成するコラーゲンの合成に必要である．その他，フラボノイド類にも抗酸化作用がある．

⑤ 大豆および大豆製品にはイソフラボンが含まれ，軽度の LDL コレステロールの低下，抗酸化作用，血圧低下作用がある．

Side memo

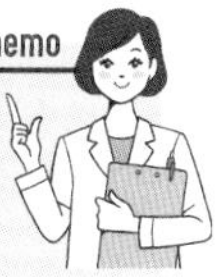

リポたんぱく質による WHO 診断基準の脂質異常症の型分類

Ⅰ型　高カイロミクロン血症（アポ C-Ⅲ↑）
Ⅱa 型　高 LDL 血症（アポ B-Ⅲ↑）
Ⅱb 型　高 VLDL・LDL 血症（アポ B.C-Ⅲ↑）
Ⅲ型　高 β-VLDL 血症（アポ E 欠 or↑）
Ⅳ型　高 VLDL 血症（アポ C-Ⅲ↑，E↑e-Ⅲ↑E↑）
Ⅴ型　高 CM・VLDL 血症（アポ C- Ⅲ↑）

血清中のリポたんぱく質はその比重に従って軽くて粒子の大きいものから順にカイロミクロン，VLDL，IDL，LDL，HDL と大別される．

表 6-4 A 運動療法指針

種　類	有酸素運動を中心に実施する（ウォーキング，速歩，水泳，エアロビクスダンス，スロージョギング，サイクリング，ベンチステップ運動など）
強　度	中強度以上を目標にする*
頻度・時間	毎日合計 30 分以上を目標に実施する（少なくとも週に 3 日は実施する）
その他	運動療法以外の時間もこまめに歩くなど，できるだけ座ったままの生活を避ける

*中強度：通常速度のウォーキング（＝歩行）に相当する運動強度．メッツ（METs）（安静時代謝の何倍に相当するかを示す活動強度の単位）では一般的に，3 メッツ（歩行）であるが個々人の体力により異なる．運動中の主観的強度としてボルグ・スケール（右下表）11 ～ 13（楽である～ややきつい）．

（日本動脈硬化学会，編．動脈硬化性疾患予防ガイドライン 2022 年版：日本動脈硬化学会；2022．p102 より）

表 6-4 B 運動療法の効果

- 運動療法は体力を維持もしくは増加させ，健康寿命を延伸させる．
- 動脈硬化性疾患の予防・治療効果がある．
- 脂質代謝を改善し，血圧を低下させ，血管内皮機能の改善や易血栓傾向を軽減する．
- インスリン感受性や耐糖能を改善し，糖尿病のリスクを下げる．
- 精神的ストレスや認知機能の低下を抑制する．

（日本動脈硬化学会，編．動脈硬化性疾患予防のための脂質異常症診療ガイド 2018 年版：日本動脈硬化学会；2018．p54 より）

表 6-4 C 運動療法実施時の注意点

- 元気であると感じるときにだけ運動する．
- 発熱・不眠などの体調不良，平常時の心拍数より 20 拍/分以上高い場合などはその日の運動は中止する．
- 運動は食直後を避け，食前または食後 2 時間以降に行う．
- 座りがちな生活を送っている人や高齢者は，運動に関連した心事故の発生リスクが高いため，徐々に身体活動レベルを上げるように心がける．
- 冠動脈疾患患者では心事故が多発する早朝の運動は避ける．
- 気温や湿度に合わせて服装に気をつけ，運動を調整する．　など

（日本動脈硬化学会，編．動脈硬化性疾患予防のための脂質異常症診療ガイド 2018 年版：日本動脈硬化学会；2018．p55-6 より）

ボルグ・スケール（主観的運動強度）

スケール	自　覚
20	
19	非常にきつい
18	
17	かなりきつい
16	
15	きつい
14	
13	ややきつい
12	
11	楽である
10	
9	かなり楽である
8	
7	非常に楽である

（Borg GA：Med Sci Sports Exerc 1973；5：90-3）

⑥ 食物繊維の多い野菜，果物を選ぶ：25 g 以上の摂取が望ましい．ペクチン，ガラクトマンナン，海藻多糖類，グルコマンナンなどの水溶性食物繊維は，胆汁酸の腸肝循環を減じ，LDL 受容体活性を増加させるため，LDL コレステロールを低下させる（p.44 エネルギーコントロール食の項参照）．日常的に 350 g 以上の野菜，きのこ，海藻，こんにゃく，いも，豆類，未精製穀類などの食物繊維の多い食品を積極的に用いる．食物繊維を多くとることは，冠動脈疾患や血管疾患などの死亡率低下と相関があると報告されている．果物は果糖の少ないものを選ぶ．

⑦ 食塩量の少ないものや調理法を選ぶ（p.66 食塩制限食の項参照）．

⑧ アルコール飲料を禁止または制限する．

⑨ たばこを禁止または制限する．たばこは LDL コレステロール値を上昇させ，LDL コレステロールの酸化を促進する．

TG 1,000 mg/dL 以上の高 TG 血症の栄養管理

カイロミクロンが血中に増加している場合が多く，急性膵炎の誘発リスクが高い．脂質量はエネルギー比率 15％以下の制限食を基本とする．

トランス脂肪酸の多い食品（g/100 g）

ショートニング（0.46 ～ 24），マーガリン（0.44 ～ 16），マヨネーズ・マヨネーズタイプドレッシング（0.34 ～ 1.1），植物性油脂（0.21 ～ 5.4），ファットスプレッド（0.32 ～ 4.4），菓子パイ（0.15 ～ 4.6），クロワッサン（0.22 ～ 2.6），ルウ/カレー，ハヤシ，シチュー（0.07 ～ 6.4）（農林水産省データ抜粋）

●病型別食品選択

- 高コレステロール血症の場合：コレステロールの多いものを避ける（p.60 脂質コントロール食の項参照）.
- 高トリグリセリド血症の場合：しょ糖，果糖の多い食品は避ける．砂糖，砂糖菓子，ケーキ，クッキー，干しがき，干しぶどう，ブドウ糖，はちみつ，ジュースなどおよび甘味の強い果物などを避ける．なかでもしょ糖，乳糖，麦芽糖は吸収が速く，トリグリセリドの素材になりやすいので過剰摂取を避ける．
- 高カイロミクロン血症の場合：MCT 製品を使用する．普通の油脂は LCT（Long Chain Triglyceride）であるが，MCT に変えると腸内のカイロミクロンの増加を防止する（図 6-2，表 6-5）.

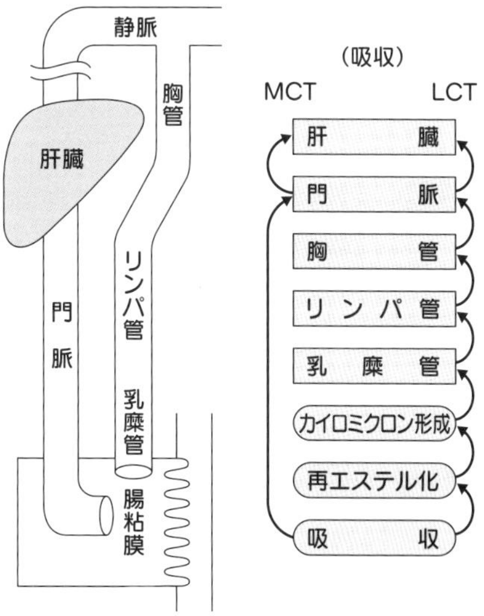

図 6-2 MCT と LCT の消化および吸収

表 6-5 MCT の生理学的特性と臨床応用

物理化学的特性	生理学的特性	臨床応用面
MCT は水に溶けやすいため酵素の作用を受けやすい	腸管内の酵素による加水分解は LCT より速く，かつ完全である	腸管内膵リパーゼ濃度の低下（膵機能不全） 小腸の吸収面積の減少（小腸切除高エネルギー食に利用）
MCT 由来の脂肪酸は水溶性である	水中で分散させるために胆汁酸塩を必要としない	胆汁酸塩の腸管内濃度の減少，胆管閉塞，慢性実質性肝臓病
	MCT はカイロミクロン形成がない小腸粘膜細胞に取り込まれ，門脈を経由して肝臓へ運ばれる	膵機能不全，カイロミクロン血症，急性・慢性膵炎

(Greenberger NJ, et al. N Engl J Med 1969；280(19)：1045)

5…給与食事摂取量

脂質異常症の給与食事摂取量を表 6-6 に示す．

表 6-6 脂質異常症の給与食事摂取量

種　類	エネルギー (kcal)	たんぱく質 (g)	脂　質 (%E)	炭水化物 (g)	コレステロール (mg)	食　塩 (g)
高コレステロール血症	1,500 ～ 1,600 (25 ～ 30/kg 体重)	60 ～ 70 (1.0 ～ 1.2/kg 体重)	20 以下	250 ～ 300	200 以下	6 未満
高トリグリセリド血症	1,500 ～ 1,600 (25 ～ 30/kg 体重)	60 ～ 70 (1.0 ～ 1.2/kg 体重)	20 ～ 30	150 ～ 200 (50 ～ 60%)	300 以下	6 未満
高コレステロール血症 高トリグリセリド血症	1,500 ～ 1,600 (25 ～ 30/kg 体重)	60 ～ 70 (1.0 ～ 1.2/kg 体重)	20 ～ 30	150 ～ 200 (50 ～ 60%)	200 以下	6 未満
高カイロミクロン血症	1,500 ～ 1,600 (25 ～ 30/kg 体重)	60 ～ 70 (1.0 ～ 1.2/kg 体重)	15 以下	250 ～ 300	300 以下	6 未満

6…食品構成および献立

脂質異常症の食品構成を表 6-7，6-8，献立例を表 6-9 に示す．

表 6-7 脂質異常症（高コレステロール血症）食品構成表（例）

エネルギー (1,500 ～ 1,600 kcal)	たんぱく質 (60 ～ 70 g)	脂質 (20% E 以下)	炭水化物 (250～300 g)	食　塩 (6 g 未満)

食品群	重　量（g）	エネルギー (kcal)	たんぱく質 (g)	脂　質 (g)	炭水化物 (g)	備　考
飯	320	538	8.0	1.0	118.7	
パン類	60	158	5.6	2.6	28.0	
いも類	100	71	1.2	0.2	16.9	
砂糖類	10	37	0	0	9.5	
油脂類	15	138	0	15.0	0	植物油
大豆・大豆製品②	100	118	8.8	7.1	5.0	
みそ類	10	19	1.3	0.6	2.2	
魚介類③	70	110	13.4	5.1	1.7	
獣鳥肉類①	30	36	6.7	0.8	0.1	
卵類	25	38	3.2	2.5	0.1	
生乳類	200	92	7.6	2.0	11.0	低脂肪
果実類	200	124	1.2	0.6	31.9	
緑黄色野菜②	120	37	1.6	0.3	8.2	
その他の野菜②	250	56	2.3	0.5	12.5	
きのこ類	30	6	0.8	0	2.0	
藻類（乾）	4	5	0.5	0.1	1.7	
合計		1,583	62.2	38.4	249.5	

コレステロールを制限するために，卵類を減らし，魚介類を増やしている．
食物繊維を増やすために，野菜類を 350 g 以上とる．

P，F，C (%E) = 16，22，62
動たん比率＝ 50%

表 6-8 脂質異常症（高トリグリセリド血症）食品構成表（例）

エネルギー (1,500 ～ 1,600 kcal)	たんぱく質 (60 ～ 70 g)	脂質 (20～30% E)	炭水化物 (150～200 g)	食　塩 (6 g 未満)

食品群	重　量（g）	エネルギー (kcal)	たんぱく質 (g)	脂　質 (g)	炭水化物 (g)	備　考
飯	260	437	6.5	0.8	96.5	
パン類	60	158	5.6	2.6	28.0	
いも類	50	36	0.6	0.1	8.4	
砂糖類	10	37	0	0	9.0	
油脂類	25	230	0	25.0	0	植物油
大豆・大豆製品②	100	118	8.8	7.1	5.0	
みそ類	10	19	1.3	0.6	2.2	
魚介類③	100	157	19.2	7.2	2.4	
獣鳥肉類①	40	48	9.0	1.0	0.1	
卵類	40	60	5.1	4.0	0.1	
生乳類	200	92	7.6	2.0	11.0	低脂肪
果実類	50	31	0.3	0.1	8.0	
緑黄色野菜②	120	37	1.6	0.3	8.2	
その他の野菜②	250	56	2.3	0.5	12.5	
きのこ類	30	6	0.8	0	2.0	
藻類（乾）	4	5	0.5	0.1	1.7	
合計		1,528	69.2	51.4	195.1	

血中トリグリセリドの材料になりやすい砂糖，果物，飯を減らしている．
食物繊維を増やすために，野菜類を 350 g 以上とる．

P，F，C (%E) = 18，30，52
動たん比率＝ 59%

脂質低下薬と食品との相互利用

ヒドロキシメチルグルタリル（HMG）-CoA 還元酵素阻害薬（スタチン系），商品名でメバロチン，リポバス，ローコール，リピトールやカルシウム拮抗薬のスプレンジール，アダラート，バイミカードなどを服用している場合，グレープフルーツの苦味成分・ナリンジンが肝薬物代謝酵素に対する阻害作用をもつため，薬の血中濃度が数倍上昇する恐れがあるので，グレープフルーツが制限される．

表6-9 脂質異常症（高コレステロール血症）献立（例）
（エネルギー　1,500 ～ 1,600 kcal　たんぱく質 60 ～ 70 g　脂質 20%E　コレステロール 200 mg 以下
食塩 6 g 未満）

区分	料理名（食塩%）	食品群 / 材料名（g）		飯 (g)	パン類 (g)	いも類 (g)	砂糖類 (g)	油脂類 (g)	大豆・大豆製品 (g)	みそ類 (g)	魚介類 (g)	獣鳥肉類 (g)	卵類 (g)	乳・乳製品 (g)	果実類 (g)	緑黄色野菜 (g)	その他の野菜 (g)	きのこ類 (g)	藻類 (g)	ナトリウム (mg)	コレステロール (mg)
朝	サンドイッチ	食パン	60		60															282	0
		卵	25										25							35	93
		無塩マヨネーズ（全卵型）	10					10												0	6
		塩	0.3																	117	0
		トマト	60													60				2	0
		レタス	15														15			0	0
	粉ふきいも	じゃがいも	50			50														1	0
	牛乳	牛乳（低脂肪）	200											200						120	12
昼	飯	飯	160	160																2	0
	たい塩焼	まだい	70								70									36	48
	(0.7%)	塩	0.5																	195	0
	野菜のマリネ	赤ピーマン	20													20				Tr	0
	(0.5%)	きゅうり	30														30			0	0
		キャベツ	40														40			2	0
		マッシュルーム	20															20		1	0
		酢	8																	0	0
		オリーブ油	5					5												Tr	0
		砂糖	2				2													0	0
		糸寒天（乾）	2																2	0	0
		塩	0.3																	117	0
		粒こしょう	少々																	0	0
	茶巾しぼり	さつまいも	50			50														6	0
		砂糖	5				5													0	0
	浸し	ほうれんそう	40													40				6	0
	(0.8%)	はくさい	40														40			2	0
		焼きもみのり	少々																	1	0
		しょうゆ（濃）	3																	171	0
		だし汁	3																	1	―
	果物	りんご	100												100					Tr	0
夕	飯	飯	160	160																2	0
	煮物	木綿とうふ	100						100											9	0
	(0.8%)	ごぼう	20														20			4	0
		乾しいたけ	2															(10)		0	0
		砂糖	5				5													0	0
		しょうゆ（濃）	6																	342	0
		だし汁	50																	17	―
	酢の物	きゅうり	50														50			1	0
	(0.7%)	若鶏ささ身	30									30								12	20
		にんじん	10													10				3	0
		酢	7																	0	0
		しょうゆ	3																	189	0
		だし汁	5																	2	―
	みそ汁	淡色辛みそ	8							10										392	0
	（だし汁の	だいこん	30														30			5	0
	0.8%)	にんじん	10													10				3	0
		わかめ（乾）	1																1	93	0
		だし汁	120																	41	―
	果物	みかん	100												100					1	0
	合　計			320	60	100	12	15	100	10	70	30	25	200	200	140	225	30	3	2,213	179
	食品構成による参考量			320	60	100	10	15	100	10	70	30	25	200	200	120	250	30	4	2,362	200以下

（　）内は乾物を戻した重量．ほうれんそう浸しは絞った重量に対する食塩濃度．だし汁は g で計量．　　食塩 5.6 g
わかめのナトリウム量は戻しで算出．

演習問題

高トリグリセリド血症の給与食事摂取量と食品構成表（例）に基づいて献立を立てて実習しなさい．

② 胆道系疾患 Biliary tract disease

1…胆道系疾患の成り立ち

胆道は胆嚢と胆管からなる．胆汁は肝臓で作られ，胆管を通って十二指腸に送られるが，途中で胆嚢に蓄えられる．胆管と膵管の十二指腸への出口は同一であるため，胆道と膵臓の疾患は互いに密接な関係をもっている．**胆汁**中には，**胆汁酸・コレステロール・ビリルビン**などが含まれている．

三大栄養素のうち，脂質は水に溶けず，そのままでは消化吸収できないので，胆汁酸は脂質を水に溶かす乳化剤の役割をもつ．十二指腸に食物が到達すると，**コレシストキニン**というホルモンが分泌され，胆嚢を収縮させ，胆汁が十二指腸に送られる．

胆道の疾患は，胆道が細菌などで冒されたり，胆道の結石や腫瘍のための胆道閉塞により起こるものとがある．いずれも胆汁うっ滞を起こし，腸管内に流入する胆汁の不足に基づく消化吸収障害や黄疸を起こす．右背部痛，発熱，腎障害などを伴う発症の背景には，肥満，過食，不規則な食生活，ストレス，過労，薬剤などがある．

● 分類

①閉塞が起きる場合：**胆石症**（cholelithiasis）

胆石は胆道内に結石ができたもので（胆嚢胆石約78%，胆管系胆石約20%），**コレステロール胆石・ビリルビン胆石**，その他肝内結石などに分けられる．最近は食生活の洋風化を反映して，コレステロール胆石が60%と非常に多い．胆石の生成は胆汁うっ滞，胆道の炎症および胆汁成分の異常が主な因子である．

②炎症が起きる場合：**胆管炎**（cholangitis），**胆嚢炎**（cholecystitis）

胆管や十二指腸乳頭部に胆石ができると腹痛を伴い，急性胆嚢炎や急性胆管炎を発症することが多いが，胆嚢胆石は自覚症状を伴う．

胆嚢炎は主として胆汁の細菌感染によって起こる．これは腸の中の大腸菌が十二指腸の胆管の出口から血液によって胆嚢に逆流し，感染する場合が多い．また，胆石症や胆汁うっ滞など胆汁の流れが悪い場合に発症しやすい．急性胆嚢炎の90%が胆石症を併発している．

Side memo

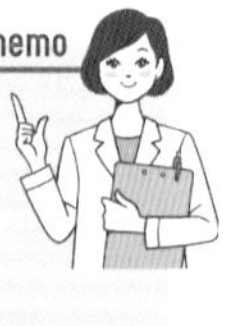

脳卒中患者の栄養管理のポイント

- 脳卒中患者では入院時に，栄養状態，嚥下機能，血糖値を評価することが勧められる．
- 意識障害のある患者，嚥下障害のある患者，状態の不安定な患者では禁食にし，補液を行うことが勧められる．
- 低栄養状態にある患者や褥瘡のリスクが高い患者では，十分なカロリーの高たんぱく食が妥当である．栄養状態が良好な患者への高カロリー高たんぱく食は勧められない．
- 飲食や経口服薬を開始する前には，嚥下機能を評価するよう勧められる．ベッドサイドでの簡便なスクリーニング検査としては水飲みテストが有用であり，精密な検査が必要な場合には嚥下造影検査や内視鏡検査が妥当である．
- 脳卒中発症後７日間にわたって十分な経口摂取が困難な患者では，経腸栄養（早期には経鼻胃管，長期にわたる場合は経皮的内視鏡的胃瘻）または中心静脈栄養を行うことは妥当である．

（日本脳卒中学会脳卒中ガイドライン委員会，編．脳卒中治療ガイドライン 2021：協和企画；2021．p32 より）

表 6-10　急性胆管炎診断基準

A. 全身の炎症所見
A-1. 発熱（悪寒戦慄を伴うこともある）
A-2. 血液検査：炎症反応所見
B. 胆汁うっ滞所見
B-1. 黄疸
B-2. 血液検査：肝機能検査異常
C. 胆管病変の画像所見
C-1. 胆管拡張
C-2. 胆管炎の成因：胆管狭窄，胆管結石，ステント，など
確診：Aのいずれか＋Bのいずれか＋Cのいずれかを認めるもの
疑診：Aのいずれか＋BもしくはCのいずれかを認めるもの

（急性胆管炎・胆嚢炎診療ガイドライン改訂出版委員会．急性胆管炎・胆嚢炎診療ガイドライン2018：医学図書出版；2018．p49より）

表 6-11　急性胆嚢炎診断基準

A. 局所の臨床徴候
A-1　Murphy's sign
A-2　右上腹部の腫瘤触知・自発痛・圧痛
B. 全身の炎症所見
B-1　発熱
B-2　CRP値の上昇
B-3　白血球数の上昇
C. 急性胆嚢炎の特徴的画像検査所見
確診：Aのいずれか＋Bのいずれか＋Cのいずれかを認めるもの
疑診：Aのいずれか＋Bのいずれかを認めるもの

（急性胆管炎・胆嚢炎診療ガイドライン改訂出版委員会．急性胆管炎・胆嚢炎診療ガイドライン2018：医学図書出版；2018．p50より）

2…栄養アセスメント

胆管炎・胆嚢炎

ALP，γ-GTP，AST，ALT，総コレステロール，血清総ビリルビン値などの上昇を伴う（p.155表5-26参照）．急性胆管炎・胆嚢炎の診断基準は**表6-10，6-11**に示すとおりである．また，食生活との関連が強いので，肥満，糖尿病，脂質異常との関連を評価する．長期療養の場合には，血清たんぱくやアルブミン，コレステロール値などから栄養状態を評価する．

胆石

腹部超音波検査を中心に判定する．

またコレステロール結石かビリルビン結石など石の成分を検査する．

3…栄養ケアプラン

●基本方針

胆石症

胆石生成を促進させないようにする．

① 急性発作期

疝痛の増悪や再発を起こさないため1～2日は絶食し，電解質とブドウ糖などの輸液を投入する．経口摂取が可能になれば，脂質を1日10g以下に制限しながら，症状に合わせて流動食より徐々に軟食に移行する．

② 安定期（症状がなくても発作予防のため，以下の点に留意する）

脂質は胆汁排泄促進のため適量とり（1日30g程度に抑える），規則正しい食生活と適度な運動を行い，肥満者については摂取エネルギーを制限して体重の軽減を図る．

- コレステロール胆石

コレステロールを多く含む食品を制限し，飽和脂肪酸を制限し，多価不飽和脂肪酸を多くとる．肥満

コレシストキニン（CCK）
迷走神経と十二指腸から分泌されるホルモン．脂質やアミノ酸による刺激で強く分泌される．

胆汁酸
胆汁酸には強力な界面活性作用があり，脂質をミセル化し，膵リパーゼの消化作用を受けやすくする．

者は胆汁中のコレステロール濃度が高く結石を作りやすいため，適正体重にコントロールする．また，食物繊維を多くとることにより，血中コレステロール値を下げ便秘を予防する．便秘は腸の内圧を高め，胆石の発作の誘因となる．

- ビリルビン胆石

たんぱく質の不足はビリルビン胆石の生成を助長するため，暴飲暴食を避け，バランスのとれた食事をとる．

胆管炎・胆嚢炎

① 急性期

発熱，右上腹部痛，悪心，嘔吐，軽度黄疸を示し，この時期は安静，絶食により鎮痛する．

絶食時は非経口的に水分や栄養を補給する．症状の軽減に伴い流動食から始め軟食に移行する．

② 慢性期

胆石症の食事療法に準じる．

- 便秘は発作を誘発するので注意する．

● 食事療法の基本

胆嚢・胆管の収縮（発作を誘発する）を防止し，胆汁のうっ滞を防ぎ，排泄を増加させることを目的とし，黄疸持続期間を短縮する．

発作の誘発と胆汁うっ滞を防ぐことを目的とする．

①規則正しい食生活（規則正しい生活は胆汁濃度を一定にして胆汁のうっ滞を防ぐ）
②脂質を制限するが胆汁排泄促進のため，適量とる（脂質は胆嚢収縮を誘発しやすい）
③急性期はたんぱく質を軽度制限する（急性期にはたんぱく質は胆汁分泌を促進し発作の誘因となる．症状が安定してくれば，とくに制限の必要はない）
④胃液の分泌を促進するものは避ける（胃の運動，胃液の分泌が亢進すると十二指腸粘膜が刺激され，それによって胆嚢が収縮する）
⑤とくに脂溶性ビタミン不足に注意（胆汁の十二指腸への流出の不足と脂質制限のため，とくに脂溶性ビタミンの不足に注意する）
⑥食物繊維の多い食品をとる（腸内通過時間を短縮し，有害物質の排泄を促進させ，便の量を増やし，コレステロールや胆汁酸などを吸着した糞便として排泄する）
⑦アルコールは制限する（胃液の分泌を促進する）
⑧胆石の場合は石の種類によって食事療法が異なる

4…栄養ケアの実施

● 食品の選択と調理の工夫

- 脂質の少ない食品を選ぶ（p.45 エネルギーコントロール食の食品の選択と調理の工夫項参照）．
- 刺激物は避ける（カレー粉，からし，わさび，コーヒー，濃い茶，炭酸飲料）．
- コレステロールの多いものは避ける（コレステロール胆石）．
- 脂質の多い肉類を避け，植物性油または魚（油）を適量とる（黄疸の強い場合）．
- 野菜，海藻，豆類など食物繊維の多いものを選ぶ（p.45 エネルギーコントロール食の食品の選択と調理の工夫項参照）．

コレステロール胆石
胆汁中のコレステロールが増加すると，これに対する胆汁酸とレシチンの割合が小さくなるため，胆汁中に排出されたコレステロールが固まりやすくなる．過食・肥満・高コレステロール血症が誘因となる．

ビリルビン胆石
胆汁中のビリルビン排泄の増加や胆汁うっ滞などが誘因となる．

胆石を起こしやすいタイプ
英語では3Fといわれる．つまりFatty（肥満）・Female（女性）・Forties，Fifties（中年）である．

- とくに塩辛いものは避ける（胃液の分泌を促進する）.
- 胃液の分泌を亢進するものは避ける（アルコール，炭酸飲料，香辛料，肉エキス，カフェインを含む飲料）.
- 1 食あたりの量をほぼ均等になるよう 3 食に配分する.
- ビタミンDや，ビタミンE，βカロテンなど脂溶性のビタミンを多くとる（p.62 表 3-11 参照）.

5…給与食事摂取量

胆道系疾患の給与食事摂取量を**表 6-12** に示す.

表 6-12　胆道系疾患の給与食事摂取量

	エネルギー（kcal）	たんぱく質（g）	脂　質（g）
急性期	700～800	20～25	5～8
回復期	1,400～1,600	40～50	10～20
安定期	1,800～1,900 30/kg 体重	60～70 1.0～1.1/kg 体重	20～30

6…食品構成

胆道系疾患の食品構成を**表 6-13** に示す.

表 6-13　胆道系疾患食品構成表（例）

栄養摂取基準	急性期食					安定期食				
	エネルギー 700～800 kcal		たんぱく質 20～25 g	脂　質 5～8 g		エネルギー 1,800～1,900 kcal		たんぱく質 60～70 g	脂　質 20～30 g	
食品群	重量（g）	エネルギー（kcal）	たんぱく質（g）	脂質（g）	備　考	重量（g）	エネルギー（kcal）	たんぱく質（g）	脂質（g）	備　考
五分かゆ	600	276	4.8	0.6	200×3	飯 400	672	10.0	1.2	200×2
パン類						80	211	7.4	3.5	
いも類	100	71	1.2	0.2		100	71	1.2	0.2	
砂糖類	10	37	0	0		20	74	0	0	
油脂類						10	87	0	9.4	
大豆・大豆製品①	50	36	3.3	2.1	豆腐	50	44	4.0	2.5	
みそ類						10	19	1.3	0.6	
魚介類①						60	59	11.5	1.0	
獣鳥肉類①						50	60	11.2	1.3	
卵類	20	30	2.6	2.0		50	75	6.4	5.0	
生乳類	25	90	8.5	0.3	脱脂粉乳	25	90	8.5	0.3	脱脂粉乳
果実類	200	124	1.2	0.6		200	124	1.2	0.6	
緑黄色野菜①	100	38	1.8	0.3		120②	37	1.6	0.3	
その他の野菜①	100	20	0.8	0.1		230②	52	2.1	0.4	
きのこ類						20	4	0.5	0	
藻類（乾）						2	3	0.3	0	
菓子類	30	77	0.4	0.1	ぎゅうひ	50	129	0.7	0.1	ぎゅうひ
合計		800	24.6	6.3		合計	1,811	67.9	26.4	

P，F，C（%E）＝12，7，81
動たん比率＝45%

P，F，C（%E）＝15，13，72
動たん比率＝55%

3 膵臓疾患 Pancreatitis

肝臓から出る胆管は，膵臓の頭部の近くを通って，膵管と一緒に（膵管開口部）開く構造になっている．膵臓は，肝臓・胆道系疾患と互いに影響し合ってその症状が現れる．

膵臓は**インスリン**，**グルカゴン**などを分泌する内分泌と，重炭酸と消化酵素を含む膵液を生成する外分泌の両方の機能をもつ器官である．膵炎は外分泌細胞，糖尿病は内分泌細胞の病気である．

膵臓が侵されると膵液の排泄障害が起き，消化酵素が十二指腸に届かなくなり，重炭酸による胃液の中和が行われないと消化酵素の作用を受けにくくなり，消化不良を起こし，とくに脂肪の消化吸収に大きく影響する．したがって膵管が完全に閉鎖されるか，膵臓全体の炎症などが起こると，脂肪を多く含んだ**脂肪便**が出る．また，内分泌障害が起きると糖代謝に異常を起こす（p.82 糖尿病の項参照）．あるいは，膵臓の頭部にがんができたり，膵臓が腫れると，胆管が圧迫されて胆汁分泌が障害され**黄疸**を起こす．

胆管と膵管の合流部に結石があると，胆汁だけではなく膵液の流れも障害されるので，膵炎が起こる．成因は約50%がアルコール性で男性に多く，女性では結石性が多い．原因不明の特発性もある．

● 分類

膵臓に炎症が起きた場合：急性膵炎と慢性膵炎に大別される．

胆管が圧迫された場合：膵臓結石，膵臓癌による．

内分泌障害：糖尿病や膵島腫瘍．

4 急性膵炎 Acute pancreatitis

1…急性膵炎の成り立ち

膵液は1日に1～1.5 L分泌されているといわれ，種々の消化酵素を含んでいる．

そのうちトリプシンは強力なたんぱく質分解酵素であり，膵臓自身もたんぱく質でできている．膵臓が消化されないのは，膵臓中のトリプシノーゲンが不活性な形で存在し，十二指腸に出た後，活性トリプシンに変わる．しかし，何かの原因で膵臓中のトリプシノーゲンが膵臓の中で活性化されると，膵自体が自己消化されるため炎症が起こり，細胞が壊死していく．これが急性膵炎である．

自覚症状は疼痛，嘔吐，発熱や黄疸などである．

2…栄養アセスメント

生理・生化学検査

血清・尿アミラーゼ高値，血清リパーゼ高値がみられる．胞胞の破壊はAST，ALTを指標とする．また白血球数が増加する．急性膵炎の重症例（約20%）では，障害を受けた膵細胞から炎症性サイトカインが大量に放出され，ほかの臓器にも波及し多臓器不全による死亡リスクが高く，厚生労働省難治性疾患の対応となっている．血液・機能検査（パンクレオザイミン・セクレチン試験），画像診断（X線検査，超音波検査，CT，MRI）による迅速な診断が要求される．急性膵炎の主な原因は，男性はア

膵臓の外分泌機能（血管外放出）
膵臓は三大栄養素の中心的消化を担う．膵アミラーゼは糖質を二糖類に，トリプシンはたんぱく質をアミノ酸に，リパーゼは脂質を脂肪酸とグリセリンに分解する．

膵臓の内分泌機能（血管内放出）
膵臓のほとんどの細胞は外分泌細胞であり，内分泌細胞はその中に島のように点在し，ランゲルハンス島と呼ばれ複数種類の細胞が点在し，α細胞はグルカゴン，β細胞はインスリンを分泌する．

ルコール，女性は胆石である．

3…栄養ケアプラン

●基本方針

軽症では2～3日，中等症では1週間，重症では2～6週間絶食し，安静を保つ．十分な輸液管理が重要で，軽症では3～4L/日，重症では5L/日の輸液が必要になる．高カロリー輸液投与では血糖値が上昇しやすくなるので，必要に応じてインスリンを投与する．血清アルブミンを3.0g/dL以上は保つように投与し，たんぱく質分解酵素阻害剤の投与を行う．絶食期が長い場合は中心静脈栄養や経腸栄養を導入するが，最近の研究では，入院後48時間までに経腸栄養を導入することにより，感染性合併症を減少させ，死亡率を低減できることが報告されている．以下，急性期，回復期，安定期の3段階の基本的な栄養管理の方針を示す．

●食事療法の基本

膵液分泌を抑制することを目的とする

① 脂質制限――膵液分泌亢進を抑制する
② 急性期はたんぱく質を制限し，回復期は徐々に増加する
③ 胃液分泌を亢進するものを避ける．アルコール禁止．カフェイン飲料，炭酸飲料，香辛料や刺激物は制限――膵液分泌を刺激する
④ 脂溶性ビタミンの不足に注意
⑤ 規則正しい食生活（量は6～8分目とし，腹痛時は4～5回食とする）

急性期：食物を摂取すると消化酵素が分泌され自己消化が促進されてしまうため絶飲・絶食が必要で，経静脈栄養とする．症状が安定してくると，少量の水分補給からはじめ，薄い番茶，砂糖湯，おもゆなど，糖質を中心とした流動食を基本とする．

回復期：脂質10g/日以下の三分かゆより各段階を2～3日かけて全かゆに移行する．基本的には軟菜食の経過食の移行と食事方針は変わらないが，少しずつ，脂質とたんぱく質を徐々に増量していく．

安定期：炎症が治癒するまで脂質は30g/日以下に制限し，植物性たんぱく質食品と魚類を中心とした食事とする．脂溶性ビタミンの不足に注意する．胃液分泌を刺激しないよう1日3回規則正しく食べる．消化のよい食品や調理法を用いる．アルコールは障害を与えるので厳禁とする．カフェイン飲料，香辛料も制限する．消化吸収不良による低栄養や合併する糖尿病対策が重要である．

4…栄養ケアの実施

●食品の選択と調理の工夫

基本的な考え方は，p.180胆道系疾患の食品の選択と調理の工夫の項参照．とくに脂質の少ない良質のたんぱく源として白身魚を適量，使用する．魚の旬や天然ものと養殖ものでは脂質量に大きな差があるので留意して使用する．

5…給与食事摂取量

急性膵炎の給与食事摂取量をp.186表6-14に示す．

インスリノーマ
p.86 脚注参照．

Zollinger-Ellison（ゾーリンジャー・エリソン）症候群
膵島のガストリン産生細胞腫瘍が原因でガストリンの過剰分泌を生じ，胃液分泌亢進のために難治性潰瘍や下痢を伴う疾患．

多臓器不全
肺，肝，腎，消化器，神経系，血液系など，複数の重要な臓器が同時に機能不全に陥る病態．広範囲の外傷，熱傷，敗血症などの重症感染症に起こる．

6…食品構成および献立

急性膵炎の食品構成を p.186 表 6-15 に，献立を p.187 表 6-16，p.188 表 6-17 に示す．

5 慢性膵炎 Chronic pancreatitis

1…慢性膵炎の成り立ち

慢性膵炎は急性膵炎の繰り返しからの移行により発症し，その成因としてはアルコールの多飲が全体の約 70%を占める．成因により**アルコール性慢性膵炎**（1 日 80 g 以上のエタノール飲酒）と**非アルコール性膵炎**（特発性，遺伝性，家族性など）に大別されている．

慢性膵炎では重炭酸塩の分泌低下のため，上部小腸管腔内の pH が低下し，消化酵素が活性化されない．また，胆汁酸が沈殿し，脂肪の消化が阻害される．その結果，脂肪下痢，次いでたんぱく質の消化不良を起こすが，糖質の消化障害はほとんどみられない．

上腹部，背部に疼痛があり，機能は保たれているが，下痢や食欲不振を伴う場合を**代償期**，疼痛は軽減しているが，病態は進行し，膵機能の荒廃を伴う症状（高血糖，低血糖，低栄養障害など）がみられる場合を**非代償期**とする．

代償期は，しばしば急性膵炎様の発作を起こし，血清アミラーゼが上昇する．非代償期になると，腹痛が軽減し，**血清アミラーゼ値**は基準値以下になることが少なくない．これは疾患がよくなったのではなく，壊れる細胞が残っていない状態である．消化酵素が出なくなり，消化不良をきたす．下痢・脂肪便・低栄養などが起こる．また内分泌細胞にも障害が起こり，**膵性糖尿病**や**膵萎縮**，膵石の形成，**胆管閉塞性黄疸**，**悪性腫瘍**の合併リスクが高い．

2…栄養アセスメント

① 身体計測

下痢や食欲不振から低栄養に陥りやすいので，定期的に体重測定や体組成の評価を行う．

② 生理・生化学検査

血清膵アミラーゼやリパーゼが代償期には高値，非代償期には膵組織の破壊が進行して低値を示す．**画像診断**や**血中 CRP 値**，尿中膵酵素値などから総合的に病態を評価する．また，代償期では糖尿病を合併するリスクが高いので予防上，血糖値の評価が重要となる．消化機能の低下による下痢や脂肪便などに対して消化酵素が使われる．消化酵素は中性の状態で効力があるため，胃酸を中和するために胃酸分泌抑制剤が併用される．

③ 食事・生活習慣の調査

脂肪やアルコール摂取，ストレスなどから再燃を繰り返し重症化することがあるので，重症化を予防するために食事，生活習慣上のコントロールや支援の必要がある．

慢性膵炎患者数

（2011 年，厚生労働省難治性疾患克服研究事業より）
推定患者数は 66,980 人，人口 10 万人あたり 52.4 人，推定新規発症患者数 17,830 人，人口 10 万あたり 14.0 人，男女比は 4.6：1．発症年齢の中央値は 53 歳．成因の 1 位がアルコール性 67.5％，2 位が特発性 20.0％，男性の 1 位がアルコール性 75.7%，女性の 1 位は特発性 51.0%．

アルコールが慢性膵炎を引き起こすメカニズム

多量のアルコール飲酒を続けると，膵臓の中が酸性になる．このことから本来不活性の消化酵素が膵臓内で活性化され，自己消化が発生すると考えられている．

3…栄養ケアプラン

●基本方針

代償期は，安静を保ち，急性膵炎の食事療法に準じる．

非代償期は，消化剤（パンクレアチン製剤など）を投与し，消化吸収を助け，高血糖の場合には，インスリン投与や糖尿病療法に準じた食事指導を行う．

●食事療法の基本

- 脂質は 15 ～ 30 g/ 日に制限する．膵リパーゼを必要としない MCT が有効である．
- たんぱく質は膵組織修復のため良質のものを不足しないように与える．少ない消化酵素でも消化が促進されるように，よく噛んで食事をとることが大切である．
- アルコール性慢性膵炎では，予後の経過が悪いことが多く，禁酒を守ることが重要である．
- その他　禁煙，ストレスの回避．

4…栄養ケアの実施

●食品の選択と調理の工夫

急性膵炎に準ずる，長期の食事療法が要求されるため，単調にならない調理工夫が必要である．低栄養にならないように，良質のたんぱく食品を用い，乳化型の油脂や MCT を利用する．

5…給与食事摂取量

慢性膵炎の給与食事摂取量を表 6-14 に示す．

6…食品構成および献立

慢性膵炎の食品構成を p.186 表 6-15 に，献立を p.188 表 6-17 に示す．

MEMO

膵性糖尿病

アルコール性慢性膵炎，とくに飲酒継続患者で発症率が高い．慢性膵炎が進行し，ランゲルハンス島の細胞が破壊されインスリン分泌細胞の減少とグルカゴン分泌細胞の減少から低血糖を起こしやすく血糖値の変動を伴う不安定型糖尿病を発症する．

急性・慢性膵臓疾患の給与食事摂取量のまとめ

表 6-14　膵臓疾患の給与食事摂取量

		エネルギー (kcal)	たんぱく質 (g)	脂　質 (g)	炭水化物 (g)	備　考
急性膵炎	急性期	700～800	20～25	5～8	150	流動食 三分かゆ食
	回復期①	800～1,000	30	10	200	五分かゆ食
	回復期②	1,200～1,400	40～50	10～15	210	七分かゆ食
	安定期①	1,400～1,600	50～60	15～20	250	全かゆ食
	安定期②	1,700～1,800 30/kg	60～70 1.0～1.1/kg	25～30	300	軟飯または飯
慢性膵炎	代償期	1,700～1,800	60～70	25～30 (腹痛時は 20)	280～300	疼痛誘発を避けるため 1日4～5回食

＊慢性膵炎の非代償期は，急性膵炎回復期①，②に準じる．

急性・慢性膵臓疾患の食品構成および献立のまとめ

表 6-15　急性膵炎（安定期②）・慢性膵炎（代償期）食品構成表（例）

栄養摂取基準					
エネルギー（1,700～1,800 kcal）		たんぱく質（60～70 g）		脂　質（25～30 g）	
食品群	重　量 (g)	エネルギー (kcal)	たんぱく質 (g)	脂　質 (g)	備　考
飯	400	672	10.0	1.2	200 × 2
パン類	80	211	7.4	3.5	
いも類	100	71	1.2	0.2	
砂糖類	40	148	0	0	砂糖菓子を含む
油脂類	10	87	0	9.4	
大豆・大豆製品①	50	44	4.0	2.5	
みそ類	10	19	1.3	0.6	
魚介類②	80	110	17.4	3.8	
獣鳥肉類①	50	60	11.2	1.3	
卵類	30	45	3.8	3.0	
生乳類	25	90	8.5	0.3	脱脂粉乳
果実類	200	124	1.2	0.6	
緑黄色野菜②	120	37	1.6	0.3	
その他の野菜②	230	52	2.1	0.4	
きのこ類	20	4	0.5	0	
合計		1,774	70.2	27.1	

P，F，C（%E）＝16，14，70
動たん比率＝58%

表 6-16 急性膵炎（回復期②）献立（例）
（エネルギー 1,200 ～ 1,400 kcal　たんぱく質 40 ～ 50 g　脂質 10 ～ 15 g）

区分	料理名（食塩%）	材料名	重量（g）	エネルギー（kcal）	たんぱく質（g）	脂質（g）
朝	かゆ（0.3%）	五分かゆ	200	66	0.8	0.2
	ピューレースープ（スープの 0.5%）	かぼちゃ	50	39	0.6	0.1
		とりがらスープ	150	11	0.8	0.6
		塩	0.8	0	0	0
	ポーチドエッグ	卵	50	71	5.7	4.7
		塩	0.5	0	0	0
間食	カステラ	カステラ	70	219	4.6	3.0
	果物	みかん	100	49	0.4	Tr
	スキムミルク	スキムミルク	20	71	6.1	0.1
		砂糖	20	78	0	0
昼	かゆ（0.3%）	五分かゆ	200	66	0.8	0.2
	煮魚（0.8%）	さといも	50	27	0.6	0.1
		ひらめ（養殖）	60	69	11.4	1.9
		砂糖	5	20	0	0
		しょうゆ	5	4	0.3	0
	トマトジュース	トマト	100	18	0.7	0.1
間食	りんごのコンポート	りんご	100	53	0.1	Tr
		砂糖	20	78	0	0
	ヨーグルト	脱脂ヨーグルト	100	65	4.0	0.2
夕	かゆ（0.3%）	五分かゆ	200	66	0.8	0.2
	豆腐のとりあんかけ（だし汁の 0.8%）	とりささ身ミンチ（若鶏）	20	20	3.9	0.1
		木綿豆腐	50	37	3.4	2.3
		かたくり粉	3	10	0	0
		しょうゆ	3	2	0.2	0
		砂糖	3	12	0	0
		だし汁	60	1	0.1	Tr
	ほうれんそうの煮びたし（0.8%）	ほうれんそうの葉先	50	9	0.9	0.1
		砂糖	1	4	0	0
		しょうゆ	2	2	0.1	0
		合計		1,165	46.1	13.8

P，F，C（%E）＝16，11，73
動たん比率＝66%

だし汁は mL で計量，ピューレースープの食塩%はだし汁に対するものである．
脂質量が 15 g 以下の場合は各食品によって脂質量の差が大きいので，食品構成表により献立を立てるより各食品ごとに栄養量を計算するほうがよい．

表 6-17 急性膵炎（安定期②）・慢性膵炎（代償期）献立（例）
（エネルギー 1,700 ～ 1,800 kcal　たんぱく質 60 ～ 70 g　脂質 25 ～ 30 g）

区分	料理名	材料名（g）		飯 (g)	パン類 (g)	いも類 (g)	砂糖類 (g)	油脂類 (g)	大豆・大豆製品 (g)	みそ類 (g)	魚介類 (g)	獣鳥肉類 (g)	卵類 (g)	乳・乳製品 (g)	果実類 (g)	緑黄色野菜 (g)	その他の野菜 (g)	きのこ類 (g)	藻類 (g)
朝	パン	フランスパン	80		80														
	ささ身のサラダ	ささ身	30									30							
		塩	0.2																
		キャベツ	50														50		
		赤ピーマン	20													20			
		ピーマン	20													20			
		きゅうり	50														50		
		たまねぎ	5														5		
		サラダ油	5					5											
		酢	10																
		砂糖	3				3												
	果物	りんご	50												50				
	牛乳	スキムミルク	20											20					
		水	200																
		砂糖	15				15												
昼	飯	飯	200	200															
	煎り豆腐	木綿豆腐	50						50										
		とりひき肉	20									20							
		にんじん	10													10			
		しめじ	20															20	
		さやいんげん	10													10			
		油	5					5											
		砂糖	5				5												
		うすくちしょうゆ	6																
		卵	30										30						
	かぶとえびのくず煮	かぶ	80														80		
		えび	20								20								
		きぬさや	5													5			
		ゆず皮	2																
		うすくちしょうゆ	4																
		みりん	8				(3)												
		かたくり粉	2																
	果物	バナナ	100												100				
夕	飯	飯	200	200															
	白身魚のホイル焼き	たら	60								60								
		たまねぎ	20														20		
		にんじん	10													10			
		きょうな（みずな）	40													40			
		こいくちしょうゆ	6																
		レモン果汁	8												8 ジュース				
	さつまいものオレンジ煮	さつまいも	100			100													
		オレンジジュース	100												(50) ジュース				
		砂糖	12				12												
	わかめのみそ汁	わかめ（乾）	2																2
		たまねぎ	20														20		
		淡色辛みそ	10							10									
合計				400	80	100	38	10	50	10	80	50	30	20	208	115	225	20	2
食品構成による参考量				400	80	100	40	10	50	10	80	50	30	20	200	120	230	20	2

パンは脂肪の少ないフランスパンにした．オレンジジュース 100 g はみかん 50 g に換算した．みりんは砂糖の 1/3 とした．

応用編

第7章 易消化食

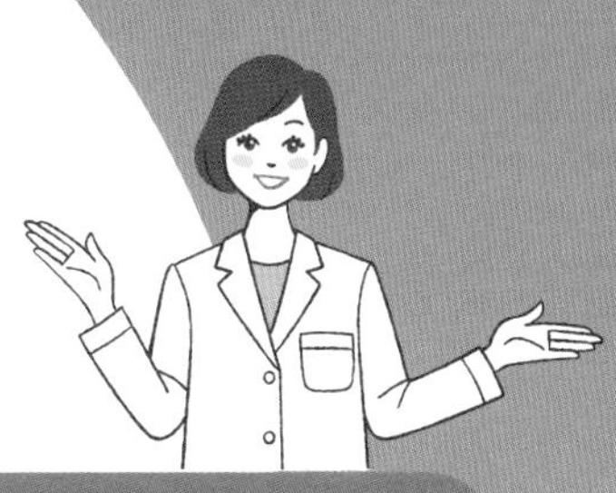

① 胃腸疾患と食事療法の基本

急性の胃炎や腸炎は暴飲暴食，アルコール過剰摂取，薬剤，食中毒やストレス，過労によることが多い．悪心，嘔吐，下痢，胃・腹痛には薬剤による効果が高い．多くの場合は数日中に症状が改善されるため，消化のよい食事をとり，胃を庇護する．症状が重い場合は，絶食し脱水状態や電解質異常にならないように，末梢静脈や経口より水分を補給する．経口摂取ができるようになったら，流動食→三分かゆ食→五分かゆ食→七分かゆ食→全かゆ食などと，胃回復に合わせて**易消化食**をとる（軟食は，消化管の術後の経過食としても用いられることが多い）．

急性胃炎の繰り返しなどから慢性化すると長期化し，食欲不振から栄養不良に陥るので，胃に負担のかからない消化のよい食品や調理法を選択し（p.30 軟食の項参照），ゆっくりとよく噛んで3食規則正しい食事をとることが大切である．また，胃粘膜表層の炎症に多い**過酸性胃炎**の場合は，とくに長時間の空腹を避け，胃を刺激する食品，調理を避ける．胃粘膜・胃腺の萎縮に多い**無酸（減酸）性胃炎**は，塩酸の分泌が少ないため，一度に多くのたんぱく質食品や生物の食品をとりすぎないようにし，胃を刺激する炭酸飲料や薄いコーヒー，オレンジジュース，酢の物，肉エキスなどを適量とるとよい．

主な胃腸疾患としては，下記のようなものがある．

①**胃疾患**（gastritis）：急性胃炎，慢性胃炎，胃潰瘍，胃癌，胃アトニー，胃拡張症，胃下垂．

②**腸疾患**（enterocolitis）：赤痢，腸チフス，腸結核，急性腸炎，慢性腸炎，虫垂炎，十二指腸潰瘍，クローン病，潰瘍性大腸炎，腸癌，腸閉塞症（イレウス），十二指腸憩室，大腸ポリープ，大腸憩室，痔，吸収不良症候群，たんぱく漏出性胃腸症，過敏性腸症候群

② 消化性潰瘍 Peptic ulcer 胃潰瘍 Gastric ulcer，十二指腸潰瘍 Duodenal ulcer

1…消化性潰瘍の成り立ち

胃潰瘍とは，胃壁の組織欠損を生ずる**潰瘍性病変**である．以前は，粘膜の血流や粘液などの**防御因子**のバランスが崩れて酸やペプシンなどの**攻撃因子**のほうが優勢になった場合に潰瘍が生じると考えられていたが，現在ではそのバランスを乱して潰瘍を起こす最大の原因は，*Helicobacter pylori*（ヘリコ

胃アトニー
神経障害により胃の筋肉緊張が著しく低下または消失している状態．運動能力が消失する．

胃切除後の合併症
ダンピング症候群，下痢，貧血，骨量減少．

たんぱく質漏出性胃腸症
健常人でもアルブミンの 10 ～ 20％は消化管壁からの漏出により代謝されるが，悪性腫瘍やメネトリエ病（胃粘膜肥厚）などで異常に亢進され低たんぱく質血症，浮腫を伴う．

バクター・ピロリ：**HP**）菌の感染であると考えられている．HP 菌に次いで**消炎鎮痛薬**（NSAID），**ステロイド剤**，**抗生物質**などの薬剤使用がある．胃潰瘍のほとんどはこのどちらか，あるいは両方が原因となっている．**十二指腸潰瘍**は十二指腸に胃潰瘍と同様の病変を発症する．胃潰瘍と十二指腸潰瘍は同様の病態であり，治療法もほぼ同じで，両者をまとめて**消化性潰瘍**という．

2…栄養アセスメント

診断はＸ線造影や内視鏡診断で胃癌や胃悪性リンパ腫などの**悪性病変**との鑑別を的確に行う．さらに，**HP 菌**（ピロリ菌）の感染診断をする．

胃潰瘍の原因が解明され，**ピロリ菌除菌治療**が中心となった．食事療法のエビデンスデータがなく，現在の食事療法の役割は非常に低くなっている．

嘔気による経口摂取不良，腹痛による食事摂取量の低下，出血に伴う栄養状態の悪化，狭窄に伴う通過障害によって，**栄養摂取障害**による **PEM** にも陥りやすい．したがって，潰瘍に伴う低栄養状態の改善が栄養療法の最も重要な点となる．

① 身体計測

体重管理などに留意する．

② 生理・生化学検査

白血球数，血液像および電解質，HP 感染検査，低栄養の指標（総たんぱく，アルブミン），貧血指標（血清鉄，ヘモグロビン，ヘマトクリット，赤血球）．

③ 食事調査

食事内容や食欲の変化，生活状況（嗜好品や生活リズム等）の把握．

④ その他

上部消化管内視鏡検査，HP 菌感染診断，尿便検査（尿一般，便潜血）など．

3…栄養ケアプラン・実施

潰瘍の**極期**（**活動性の出血**や**穿孔**の可能性が高い場合，また出血に対する治療を実施した直後など）は，**絶飲食**とし**輸液管理**を行う．消化管出血を伴う**重症ケース**では２～３日間の絶食，止血確認後は流動食から軟食へと形態を常食に近づける．急性期は**頻回食**を基本とする．

軽症の場合は，胃の庇護を原則としながら，日常的な食事とする．潰瘍部位に直接刺激を与えず，胃の運動および胃液分泌抑制に留意する．胃粘膜修復のため，たんぱく質，ビタミン，ミネラルなどを補給する．なお，脂質が多い食品は胃内滞留時間が長いため避け，また，粘膜を刺激するアルコールやカフェイン，香辛料などを控え胃酸分泌を高める食塩，菓子類なども控える（食品の選択と調理および献立例については，p.24 流動食，p.30 軟食の項を参照）．

低色素性貧血を認める場合には，鉄を多く含む食品をとる（p.203 表 8-3 参照）．また，食事内容，経口摂取量，体重増減等を調べ，低栄養状態の改善がみられるかを継続的に観察する．

HP 菌感染について

グラム陰性菌で，ヒトの胃粘膜に棲息する．強いウレアーゼ活性，プロテアーゼやリパーゼ活性を有するため，高度の炎症を生じる．

十二指腸潰瘍の 90 ～ 100%，胃潰瘍の 70 ～ 80%が HP 菌によるものである．

HP 菌感染は，ほとんどが胃酸の分泌や胃粘膜の免疫能の働きが不十分な乳幼児期に成立し，ほとんどが無症状である．

離乳食開始の時期に，保護者から乳児に経口感染するという報告が多い．

③ 胃食道逆流症 Gastro-esophageal reflux disease; GERD

1…胃食道逆流症の成り立ち

胃食道逆流症は，胃液や十二指腸液などの消化液が食道に逆流し，食道粘膜に炎症を起こして発症する．寝たきり，円背，胃の機能低下や神経障害などにより発症することが多い．発症の因子は攻撃因子と防御因子があり，このバランスが崩れることで，**びらん**，潰瘍などの粘膜病変が発症する．

攻撃因子：胃液，十二指腸液，胆汁の逆流等．

防御因子：**下部食道括約筋**（LES），**食道粘膜の抵抗力**，蠕動運動，唾液分泌，嚥下する力（逆流した胃液を再度，胃に排出），重力など．このうち重要となるのが，下部食道括約筋にある**逆流防止機構**である．胃の拡張に引き続いて生じる下部食道括約筋の一過性の弛緩によって酸逆流が出現する．

2…栄養アセスメント

薬物治療が中心となるが，治療の中断による再燃・再発が多いので予防する．食欲不振から低栄養にも陥りやすいので，食事や生活指導による症状のコントロール，QOL の改善を行う．

① 身体計測

体重，身長，BMI，低栄養に留意する．

② 生理生化学検査

たんぱく質，アルブミンなどの一般血液検査，食道 X 線造影，内視鏡検査，pH モニタリングなど．

③ 食生活（生活習慣）調査

食欲の低下，胃内容物の逆流による嘔吐により，食事摂取量の低下などをチェックする．また，逆流性食道炎の存在によるストレス係数を検討する．

3…栄養ケアプラン・実施

● 食事療法の基本

① 胃の伸展刺激による一過性下部食道括約筋弛緩の抑制のために，1 回の食事量を少なくする．
② 就寝時の逆流を少なくするため，就寝 2 時間前の食事はやめる．
③ 高たんぱく質食は長時間にわたり胃に滞留するので避ける．
④ 高脂肪食は十二指腸からの**コレシストキニン**の分泌促進や**胃酸分泌**も亢進するので避ける．
⑤ 胃酸分泌亢進抑制のため，刺激物（チョコレートやアルコール，コーヒー，紅茶など）を控える．

生活指導：腹圧上昇の防止のため，ベルトなどで腹部を強く締めすぎない．また，重いものを持つことや，前屈姿勢を避ける．肥満や便秘に注意する．就寝時には，上半身・頭部を 45 度程度起こす（ファーラー位）．食事直後に横にならない．下部食道括約筋圧低下を防ぐために禁煙とする．

④ 過敏性腸症候群 Irritable bowel syndrome ; IBS

1…過敏性腸症候群の成り立ち

腸管に器質的疾患がないにもかかわらず，腹痛・腹部不快感を伴う下痢・便秘を１～３か月以上，慢性的に繰り返す**機能性疾患**で，**表 7-1** のように分類される．多くの場合，**ストレス**による腸管自律神経の異常によって症状が出現・悪化する．また，嘔気・嘔吐，食欲不振等の消化器症状や，頭痛，眩暈，動悸等の全身症状や不眠，うつ等の不安障害精神症状を呈する場合がある．また，血便や体重減少，発熱はみられず，睡眠中やリラックス状態の時には症状は出現しない．致死的疾患ではないが，QOL の著しい低下を伴うため，早期の対応が必要である．10 ～ 40 歳代に多いが，最近では中高年層にも多くみられる．有病率は 10 ～ 20％であり，女性に多い．

消化管知覚過敏，消化管運動異常，心理的異常（抑うつ，不安）を伴うことが多い．

表 7-1　過敏性腸症候群の分類

分　類	硬便または兎糞状便が 25％	軟便（泥状便）または水様便が 25％
便秘型（IBS-C）	↑	↓
下痢型（IBS-D）	↓	↑
混合型（IBS-M）	↑	↑
分類不能型（IBS-U）	便性状異常の基準が IBS-C，D，M のいずれも満たさないもの	

2…栄養アセスメント

この疾患は長期にわたって症状が続くことが多いため，下記の評価項目をチェックし，低栄養のリスクを軽減し，QOL の向上を図る．

① 身体計測

器質的疾患による消化器症状とは異なることの確認のため，体重変動のチェックを行う．また，うつ病・不安障害や下痢・腹痛などの消化器症状の有無，低栄養リスクのチェックを行う．

② 血液検査

器質的疾患除外のために，生理生化学検査，末梢血球数，炎症反応，尿一般検査，便潜血検査，大腸造影検査または大腸内視鏡検査等を必要に応じて行う．

③ 食事調査

食欲の変化などに注意する．また，腹痛・下痢を悪化させるような食事であるか，本人にその自覚があるかを確認する．摂取食品と便の性状変化についても調べる．

3…栄養ケアプラン・実施

● 基本方針

規則正しく３食をとり，暴飲暴食を避けて，食物繊維の多い食品や刺激物を避ける．下痢型は p.196 下痢症の項参照．便秘型は p.198 便秘症の項参照．

● 運動療法の基本

適度な運動は，整腸効果が期待できるほか，気分転換・ストレス解消にもつながる．体操や散歩などの軽い運動を生活に取り入れるように心がける．

5 潰瘍性大腸炎・クローン病
Ulcerative colitis ; UC, Crohn's disease ; CD

1…潰瘍性大腸炎・クローン病の成り立ち

炎症性腸疾患（inflammatory bowel disease; IBD）には，感染，薬剤，血流障害，ストレスなどのように原因が明らかな腸炎と**潰瘍性大腸炎**（ulcerative colitis; UC）や**クローン病**（crohn's disease; CD）などのように原因不明（**非特異性腸炎**）の疾患がある．後者の疾患は細菌，ウイルスなど，さまざまな病因が想定されてきたが，最近になって免疫異常に起因する部分が大きいことが明らかになってきた．わが国でもIBD患者は増加傾向にある．一般の炎症性腸疾患とは区別して治療に当たらなければならない（**表7-2**）．

表7-2 潰瘍性大腸炎とクローン病の症状と治療方針

	潰瘍性大腸炎	クローン病
対 象	30歳以下に多いが小児や60歳以上でも起こる	初発年齢は思春期から20歳代で長期にわたる
症 状	下痢，粘液便，下血，便秘，貧血，腹痛，食欲不振，体重減少，衰弱	腹痛，下痢，下血，発熱，肛門病変，低たんぱく血症，貧血，発育不全，体重減少
発症部位と臨床所見	大腸に限局．直腸，S字結腸に好発．連続性．左半球結腸型，全大腸型に分類．発赤びらん，表層性の炎症や潰瘍形成	消化管全域．回盲部に好発．関節炎，虹彩炎，肝障害など全身性合併症．非連続性．大腸型，小腸型，小腸大腸型に分類．肉芽腫（敷石状分布），全層性の炎症や瘻孔
治 療	薬物療法，外科的治療（手術）	栄養療法，薬物療法

2…栄養アセスメント

潰瘍性大腸炎では，頻回の下痢や粘血便，腹痛を伴うため，食事摂取量が低下する．また，下痢や発熱で代謝亢進を伴い，**たんぱく質異化状態**になるとともに潰瘍からの出血，たんぱく質漏出により，高頻度に栄養障害が出現し，低たんぱく質，**低アルブミン血症**，**鉄欠乏性貧血**などを伴う．また，両疾患ともに，ビタミンやミネラル，微量元素などの多くの栄養素の欠乏・不足状態がみられる．潰瘍性大腸炎に比べて，クローン病でより栄養障害をきたしやすい．いずれも完治しにくく，長期にわたる疾患であり，がん発症のリスクを伴う．定期的な栄養アセスメントを実施する．薬物治療と併せて，食事指導についてはQOLを重視して行う．

① 身体計測

身長，体重，BMI，上腕周囲長（AC），上腕三頭筋皮下脂肪厚（TSF），上腕三頭筋囲（AMC）．

② 生理生化学検査

血沈，血小板，赤血球，血清鉄，ヘモグロビン，C反応性たんぱく質，総たんぱく質，アルブミン，総コレステロール，電解質やビタミン濃度等（とくに低カリウム血症の有無）．

③ その他

X線検査，内視鏡検査，病理検査など．

クローン病・潰瘍性大腸炎
クローン病は1932年，Crohnらによって命名された終末回腸に好発する炎症性疾患で，欧米人に多い疾患である．2014年において特定疾患（難病）登録者証をもっている患者数は，UCでは約17万人，CDは4万人であり，毎年増加傾向にある．両疾患は，厚生労働省指定の難病である．

3…栄養ケアプラン・実施

●基本方針

① 食事療法，② 薬物療法（免疫抑制剤，副腎皮質ステロイド剤など），③ 狭窄，がん化，出血の場合は外科的手術を行う．

潰瘍性大腸炎においては，薬物治療が中心となり，有効な食事療法はない．ただし，重症や激症で激しい下痢や粘血便，腹痛がみられる場合には，腸管安静と全身管理の目的で**中心静脈栄養**を行う．急性増悪時の症状緩和のために，**低残渣食**（LRD，食物繊維を10 g以下とする）を勧める．寛解期においては食物繊維を制限する理由はなく，乳製品についてもカルシウム摂取の必要上制限の必要はない．

クローン病においては，栄養剤を用いた栄養療法の導入が再燃防止のために必須である．また，アレルギー反応を起こす可能性のあるたんぱく抗原を含む食事や栄養剤を禁止して，消化吸収機能に負荷のかかる脂質制限を適切に行う．

●食事療法の基本

潰瘍性大腸炎

食事移行時には，下痢を助長しやすい動物性脂質や乳製品摂取を控える．ただし寛解期では，特別な食事制限はしない．n-3系多価不飽和脂肪酸には抗炎症作用があるため，積極的に摂取する（p.62表3-9参照）．水溶性食物繊維（p.46表3-1 A参照）は，**プレバイオティクス**（p.195サイドメモ参照）としての働きがあるため，適度に摂取する．

クローン病

急性増悪期は原則として絶食のうえで栄養療法を行う．その際，中心静脈栄養法（とくに**狭窄**，**内瘻**，**複雑肛門病変**，**腹腔内膿瘍**，頻回の下痢や大量出血などを伴う場合）か，経管的な成分栄養剤（エレンタール）もしくは消化態栄養剤（ツインライン）の投与（30 kcal/kg理想体重 / 日）が推奨される．その際，10～20%脂肪乳剤200～500 mL×1～2/週の点滴を行い必須脂肪酸の欠乏を防ぐ必要がある．消化態栄養剤の受容性が低い場合は，半消化態栄養剤（ラコール）を用いる．

経口摂取が可能になれば，毎日少量ずつ食品を試しながら選ぶ．寛解導入後も継続的に栄養剤を投与し，少しずつ経口摂取にスライド式に移行することで，栄養療法非併用の場合に比べて再燃率が低いとの報告がある（**図7-1**）．在宅の栄養療法でも，短腸症候群などで栄養の吸収が不十分な場合はTPNを考慮する．

●食品の選択と調理の工夫

① たんぱく質食品は植物性，魚介類を中心にして（あまだい，あんこう，かれいなどの白身の魚や絹ごし豆腐など），炎症の発現や増強にかかわりの強い食肉は抑える．

② 脂質の多い食品は避け，消化のよいMCT（p.55参照）や乳化型のオイルを使用して腸への負担をかけない．またn-6系の摂取量が多いと炎症を誘発する．n-6系のリノール酸（サフラワー油，大豆油など）を抑え，n-3系のα-リノレン酸（えごま油，しそ油，亜麻仁油など）やEPA，DHA（青背の魚など）を多く摂取して，n-6系とn-3系の脂肪酸のバランスを是正する．脂溶性ビタミンA・D・E・Kの不足に注意し，サプリメントの使用も視野に入れる．

③ 消化の悪い海藻，きのこ，貝類（かきを除く），とうもろこしは禁止とする（青菜，キャベツなどは葉先を用いる．果物は缶詰を用いる）．水溶性ビタミンC，B_{12}，葉酸の不足やミネラル，銅，カルシウム，マグネシウム，鉄，セレン，亜鉛の不足が報告されているので注意する．寛解期には水溶性

C反応性たんぱく質（CRP）
炎症や組織損傷が起きるとサイトカインが放出され，肝臓でCRPが合成されるので炎症マーカーになる．CRPは白血球の細菌貪食作用を促進し，生体を防御するために増加する．

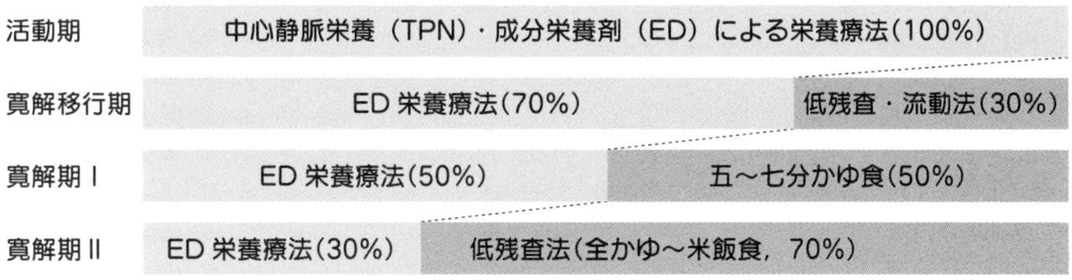

図 7-1　クローン病のためのスライド方式栄養療法の目安

食物繊維が推奨されている．

④ 下痢を起こしやすい乳糖を控える．

⑤ 腸内細菌叢の改善を促すプロバイオティクス（ヨーグルト，ぬか漬け，塩麹，白みそ，納豆などの植物性乳酸菌）とプレバイオティクス（オリゴ糖，水溶性食物繊維）を積極的に摂取する（下記サイドメモ参照）．

⑥ 消化のよい調理法を選択する（野菜は熟煮，裏ごしにする，ミキサーにかける．果物はコンポートにする）．

⑦ 刺激の強い食品を避ける（香辛料，アルコール，コーヒーなど）．

⑧ 極端に冷たいものや熱いものは避ける．

⑨ 膨満感，下痢を誘発する食品は避ける（炭酸飲料，発酵食品など）．

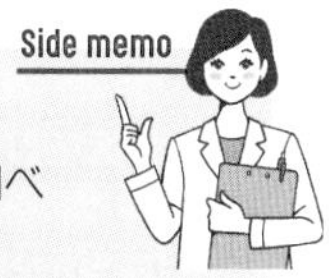

クローン病患者の食生活

クローン病では免疫反応が過剰になっていることが多く，IgE レベルで食物に対する抗体反応を調べてみると，牛肉，豚肉，小麦，そばに陽性反応を示す場合が多い．

クローン病を発病する前の食習慣の調査結果から，ファストフードのハンバーガー，フライドチキン，ホットドッグ，インスタントめん，フライドポテトやチョコレート，スナック菓子，ヨーグルト，ケーキ類，菓子パン，まんじゅうなどの甘い菓子類をよく食べている場合が多いことから，飽和脂肪酸や糖分のとりすぎが原因の一つと考えられている．

完治しにくいことから栄養療法を主体とし，薬物療法を効果的に行い，QOL の向上を視点に入れた指導が必要である．

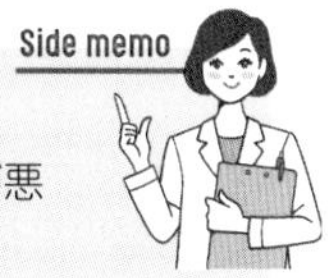

プロバイオティクスとプレバイオティクス

生きたまま腸内に到達可能な乳酸菌をプロバイオティクス，腸内の善玉菌が栄養源に利用できるが悪玉菌は利用できないオリゴ糖や食物繊維をプレバイオティクスという．

- プロバイオティクスの生理機能

　悪玉菌はアンモニアを産生し，ニトロソアミンといった発がん性物質を作るが，プロバイオティクスを摂取して善玉菌を増やすと悪玉菌の減少により，腸内環境が改善され，アレルギー症状の軽減，がんの予防効果やビタミンの多くが合成され，免疫力の増強，整腸作用の効果が報告されている．

- プレバイオティクスの生理機能

①大腸で発酵すると，酢酸，酪酸，コハク酸などの有機酸を産生する．酸性下では悪玉菌の活動が抑制され，善玉菌が増える．その結果，大腸がんや大腸の炎症を抑制する．

②中性脂肪，コレステロールを低下させ，インスリン抵抗性の改善から整腸作用や体力，免疫力をアップさせる．

③小腸の穏やかな消化，大腸での発酵から有機酸を産生するなど時間をかけて吸収されることから空腹感を抑制し，有機酸は 2 kcal/g と低エネルギーのため，血糖値を上げず，ダイエットの効果がある．

4…給与食事摂取量

クローン病患者における給与食事摂取量を**表 7-3** に示す.

表 7-3 クローン病の給与食事摂取量

エネルギー	高エネルギー（30 kcal/kg 体重 / 日）
たんぱく質	高たんぱく質（1.2 ～ 1.8 g/kg 体重 / 日）
脂質	低脂質食（0.5 ～ 0.7 g/kg 体重 / 日） 再燃徴候ありの場合，10 ～ 15 g/ 日に制限し，改善されても 30 g/日に制限する．再燃傾向がある場合は，20 g/ 日以下とする
食物繊維	低残渣食（10 g/ 日）

栄養剤併用を含める．寛解期には水溶性食物繊維を摂取する.

5…献立

クローン病患者で寛解期に入ると徐々に成分栄養剤を減らし，再燃徴候がなければ最終的に ED を中止し，天然食品を利用した p.197 表 7-4 に示すような食事療法をすることができる．ただし，体調不良の場合には，朝食や間食などを成分栄養剤に替えて摂取することとする.

6 下痢症 Diarrhea

1…下痢症の成り立ち

下痢症は腸運動の亢進により，腸内内容物が腸管を通る時間が短い場合，腸の水分吸収能力が低下したときや，腸からの水分分泌が多い場合などに起こる．成人では，1 日に摂取する水分量約 2 L と消化液約 8 L を，小腸で 5 ～ 9 L，大腸で 1 ～ 2 L を吸収する．便の水分量は 60 ～ 80％で，下痢の場合 90％となる．その原因は，不消化食物の物理的な刺激，食物の腸内での異常発酵や腐敗，細菌感染，中毒性物質摂取やアルコール過飲などがある.

2…栄養アセスメント

下痢が突発性で短期的な場合は大腸の運動亢進によるものが多く，あまり問題ではないが，継続している場合は，栄養不良を伴う場合があるのでその原因を明らかにする．一般的な下痢は血液中電解質濃度の測定により，脱水や電解質バランスの検討を行う.

3…栄養ケアプラン・実施

●基本方針

腸粘膜を刺激しないことを原則とする.

① 刺激物を避け，残渣の少ないものを与える

クローン病の原因と治療法
病原体から体を守る白血球の一部が自分の腸を攻撃して炎症を起こす免疫異常により発症．炎症を抑える薬やステロイドが中心だが，効果がない場合は体外に血液を循環させる白血球の除去や，炎症を起こす TNF-α を中和する．抗 TNF-α 抗体を投与し，外瘻を閉鎖し，患者の QOL の改善を図る.

CD 患者への栄養補助食品
重度の CD 患者では，ビタミン，ミネラルを豊富に含む野菜，果物などが摂取できない．その栄養素を補足するために，液体飲料，ブイ・クレス（ニュートリー）を用いることで，改善効果が得られているエビデンスデータがある.

表 7-4 低残渣全かゆ食献立（例）
（エネルギー 1,700 ～ 1,800 kcal，たんぱく質 75 ～ 80 g，脂質 30 g，食物繊維 8 g）

区分	料理名（食塩%）	材料	分量 (g)	エネルギー (kcal)	たんぱく質 (g)	脂質 (g)	食物繊維 (g)	備考
朝	全かゆ（0.3%）	全かゆ	250	163	2.3	10.3	0.3	
	すまし汁	豆腐（絹ごし）	50	28	2.6	1.5	0.2	
	(0.6%)	ほうれんそう	5	1	0.1	0	0.1	
		だし汁	150	3	0.3	Tr	—	
		食塩	0.5	0	0	0	0	
		しょうゆ（うすくち）	3	2	0.1	0	Tr	
	ポーチドエッグ	卵	50	71	5.7	4.7	0	
	マッシュポテト	じゃがいも	40	28	0.6	Tr	1.2	皮なし，水煮
		にんじん	10	3	0.1	0	(0.1)	にんじん裏ごす
		ケチャップ	12	12	0.1	0	0.2	
	果物飲料	ネクター（もも）	100	46	0.2	0	0.4	
昼	全かゆ（0.3%）	全かゆ	250	163	2.3	0.3	0.3	
	かれいと野菜の	まがれい	60	53	10.7	0.6	0	
	炊き合わせ	だいこん	50	8	0.2	Tr	0.7	皮なし
	(0.8%)	にんじん	20	6	0.1	0	0.5	皮なし（以下同じ）
		ほうれんそう	10	2	0.2	0	(0.1)	ほうれんそうは葉先を使用．
		でん粉	2	7	0	0	0	食物繊維量は 1/2
		しょうゆ（濃）	8	6	0.5	0	Tr	
		砂糖	4	16	0	0	0	
		みりん	3	7	0	Tr	—	
	はくさい煮浸し	はくさい	40	5	0.2	Tr	(0.3)	はくさいは葉先を使用．食
	(1.0%)	かに風味かまぼこ	20	18	2.3	0.1	0	物繊維量は 1/2
		しょうゆ（濃）	4	3	0.2	0	Tr	
		みりん	3	7	0	Tr	—	
	キャベツの土佐和え	キャベツ	30	6	0.3	0	(0.3)	キャベツは葉芯を除く．食
	(1.0%)	さけ（水煮缶）	20	31	3.6	1.5	0	物繊維量は 1/2
		花かつお	1	3	0.6	0	0	
		しょうゆ（薄）	3	2	0.1	0	Tr	
		えごま油	5	45	0	5.0	0	
	ながいもの甘煮	ながいも	50	32	0.8	0.1	0.5	
	(0.8%)	砂糖	8	31	0	0	0	
		食塩	0.4	0	0	0	0	
	スキムミルク	スキムミルク	15	53	4.6	0.1	0	120 mL に調整
間食	みたらし団子	上新粉	15	51	0.8	0.1	0.1	
	(1.0%)	白玉粉	5	17	0.3	0	0	
		しょうゆ	5	4	0.3	0	Tr	
		砂糖	10	39	0	0	0	
	りんごジュース（ストレート）	りんごジュース	200	86	0.4	Tr	Tr	
夕	全かゆ（0.3%）	全かゆ	250	163	2.3	0.3	0.3	
	豚肉となすのみそ煮	豚肉	70	97	12.6	3.8	0	豚肉はもも・脂身なし．なす
	(0.8%)	なす	20	4	0.1	Tr	(0.1)	皮とる．食物繊維量は 1/3
		信州みそ	6	11	0.7	0.4	0.3	
		砂糖	5	20	0	0	0	
	マカロニサラダ	マカロニ（乾）	8	28	1.0	0.1	0.4	
	(0.6%)	きゅうり	10	1	0.1	Tr	(0.1)	きゅうりの皮種子をとり使
		にんじん	5	2	0	0	0.1	用．食物繊維量 1/3
		食塩	0.1	0	0	0	0	
		P マヨネーズ	10	67	0.3	7.2	0	P マヨネーズはしそ油やえ
	牛乳煮	カリフラワー	30	8	0.6	0	(0.3)	ごま油から調整した製品
	(0.4%)	にんじん	10	3	0.1	0	(0.1)	
		たまねぎ	20	7	0.1	Tr	(0.1)	カリフラワー，にんじん，たま
		とり肉（皮なし）	20	23	3.3	0.9	0	ねぎ裏ごす．食物繊維量 1/3
		コンソメ	1	2	0.1	0	0	
		スキムミルク	15	53	4.6	0.1	0	
	かぼちゃのマッシュ	西洋かぼちゃ	60	47	0.7	0.1	(0.7)	皮を除き，かぼちゃ裏ごす．
	(0.2%)	砂糖	7	27	0	0	0	食物繊維量 1/3
		食塩	0.1	0	0	0	0	
	果物	りんご（缶）	100	81	0.2	Tr	0.4	
合計				1,701	67.0	27.1	8.0	

（　）は食物繊維量を減らすため裏ごし，皮とりなどを行ったもので 1/2，または 1/3 で計算．　P，F，C (%E) = 16，14，70
動たん比率＝67%

②一定・少量・頻回食とし，十分な水分を補う
③脂質の多いものを避ける
④発酵性下痢の場合は，発酵しやすいものを避ける
⑤腐敗性下痢の場合は，たんぱく質食品を多く与えない

●食品の選択と調理の工夫

腸粘膜に対して刺激が少なく，残渣の少ないものを与える（表7-4，p.30 軟食の項参照）．

7 便秘症 Constipation

1…便秘症の成り立ち

「慢性便秘症診療ガイドライン 2017」では，便秘の定義を「本来体外に排出すべき糞便を十分量かつ快適に排出できない状態」としている．また，国際的に使用されている Rome Ⅳ診断基準（2016 年改訂）を日常診療に合わせて改変したものを慢性便秘症の診断基準として紹介しているが，実際の臨床の場では，基準を満たさなくても日常生活に支障が出ていれば診断して治療することが望ましいとしている．近年では超高齢社会を迎え，わが国の慢性便秘の患者（有病者）数は 1,000 万人以上と増加の一途で，難治性便秘も増加している．とくに介護の現場では，便秘やその合併症への対応が大きな問題である．

便秘には**常習便秘**といわれる**機能性便秘**（弛緩性便秘），**痙攣性便秘**，**直腸性便秘**と**結腸癌・直腸癌・イレウス**（腸閉塞）などの**器質的便秘**がある．

弛緩性便秘：大腸の運動が緩慢であると同時に直腸の粘膜が鈍感なため，腸を刺激することと水分の十分な補給が食事療法の基本である．

痙攣性便秘：腸管の緊張が高まって便秘になり，兎糞様便になりやすい．腸を刺激するような食物はかえって悪く，香辛料，いも類，豆類などは避け，牛乳，野菜スープ，果物，良質の脂肪などで便通を図る．

直腸性便秘：便が太く分割便になりやすい．仕事の都合上，便意を抑制する習慣の人にかかりやすく，**習慣性便秘**ともいう．

2…栄養アセスメント

血液検査：甲状腺機能低下症に関連する項目，血中カルシウム濃度の測定（高カルシウム血症の診断）．原因ががんと考えられた場合，バリウム注腸 X 線検査や大腸内視鏡検査を行う．また，食事・水分量の不足や生活環境などに原因がないかを調査する．

3…栄養ケアプラン・実施

●基本方針

弛緩性便秘症

糞便の増量を図り，腸に刺激を与えることを目的とする．

機械的イレウス
器質的な閉塞で開腹手術後の腸の癒着，大腸癌などによる閉塞．

機能的イレウス
腸の蠕動運動が抑制され排便不能になる状態．腹膜炎，高体温，脊髄損傷，尿毒症，高齢長期臥床者などでの腸管の緊張低下により発症する．

① 食物繊維を多く含む食物を与える（p.46 表 3-1 A 参照）.
② 刺激の強いものを与える（香辛料，アルコール，酸味，カフェイン，エキス分など）.
③ 脂質の多いものを与える.

痙攣性便秘症

① 刺激物を制限する.
② 食物繊維の過食に注意する．食物繊維は極端に制限しなくてもよいが軟らかく調理する（p.30 軟食の項参照）.
③ 物理的刺激を避ける（過食，硬い食品，炭酸飲料，過熱，過冷，ガスを発生しやすい食品）.

● 食品の選択と調理の工夫

弛緩性便秘については，

① 水分を補給したり，腸内発酵を促進させ，腸を刺激する食物繊維の多いものを選ぶ.
② 冷水，牛乳，炭酸飲料，ビール，香辛料などは腸の働きを高める．とくに冷たいジュースや牛乳は，早朝，空腹時に与えると効果がある．また，酸味の多い果実を多く用いる．痙攣性便秘は刺激物を避ける.
③ 脂肪酸が腸を刺激するので脂質の多いものを選ぶ.

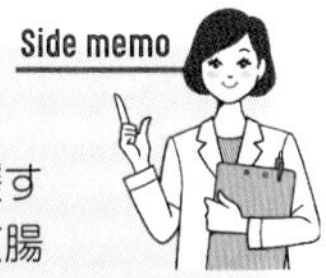

便秘と骨盤底筋

最近，直腸性便秘の原因として，「骨盤底筋」の筋力低下が着目されている．通常，骨盤底筋が弛緩することで，肛門と直腸の角度が合い，肛門が緩むことで便が排出できる．しかし，直腸性便秘は，直腸に便が来ても逆に骨盤底筋が緊張し，その結果，肛門括約筋が緊張して排便ができなくなる．そのため残便感が強く，排便のため全身に力を入れてしまい，逆に骨盤底筋にも力が入り，収縮するという悪循環に陥る.

この便秘では，一般的な便秘解消法である不溶性食物繊維の摂取や便秘薬の服用は悪化させてしまう．食物繊維は便量を増やし，便秘薬は腸の蠕動運動を活発にするため，ますます便が溜まり，排便の欲求が高まる．骨盤底筋は年齢に関係なく鍛えることが可能である.

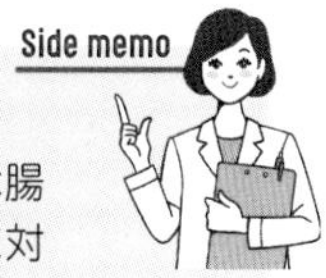

経腸栄養剤に伴う下痢の対応

経腸栄養剤を使用すると，注入速度，浸透圧，温度の不適切などで下痢を伴うことが多い．十分な腸管馴れ，温度の適正，注入ポンプ使用，経腸栄養剤の検討，食物繊維の使用，止痢薬などで基本的に対策されているが，近年，粘度調整食品（REF-P1）による下痢改善効果が期待されている.

REF-P1 はペクチンを溶解，殺菌した商品で，流動食といっしょに注入すると，流動食中のカルシウムイオンと反応して腸管内で粘度があがり，便の硬さを調整できる.

応用編

第8章 その他の治療食

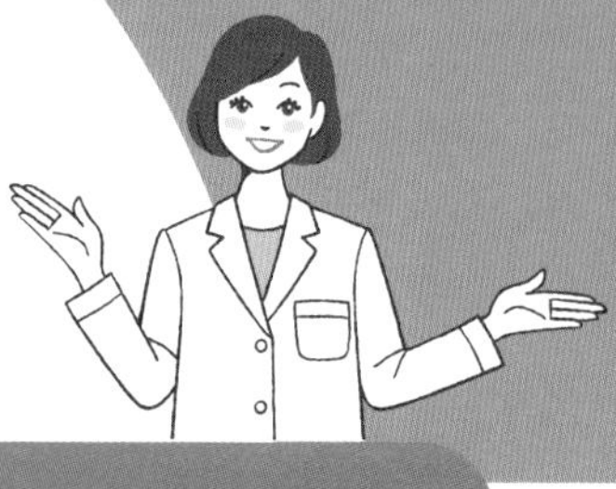

1—鉄欠乏性貧血 Iron deficiency anemia

1…貧血の成り立ち

貧血とは，**血色素**（hemoglobin：Hb）量あるいは**赤血球数**（ヘマトクリット値：hematocrit：Ht）が，正常以下に減少している状態をいう．一般には，Hb 濃度は成人男性で 13.0 g/dL 未満，成人女性で 12.0 g/dL 未満，赤血球数は成人男性で 400 万 /μL，成人女性で 380 万 /μL 以下などで貧血を判定するが，貧血の原因を明らかにすることが必要である．

貧血の原因は**赤血球産生障害**（栄養性貧血，再生不良性貧血，腎性貧血），**赤血球破壊亢進**（溶血性貧血），**赤血球喪失**（外傷，消化管出血，性器出血）に大別される．

分類

貧血症を赤血球生成の過程に従って分類すると**図 8-1** のようになる．

平均赤血球容積（MCV），平均赤血球色素（MCH），平均赤血球色素濃度（MCHC）により**正球性正色素性貧血**，**大球性正（高）色素性貧血**（**巨赤芽球性貧血**など），**小球性低色素性貧血**などに分類され，**表 8-1** に示す臨床検査結果から区別される．

赤血球は骨髄で作られ，初期には核があるが，血流中に出るときに核を失う．赤血球は，血色素の生成が必要であると同時に骨髄中の核（母細胞）の成熟が必要である．血色素の生成には**鉄**が，核の成熟

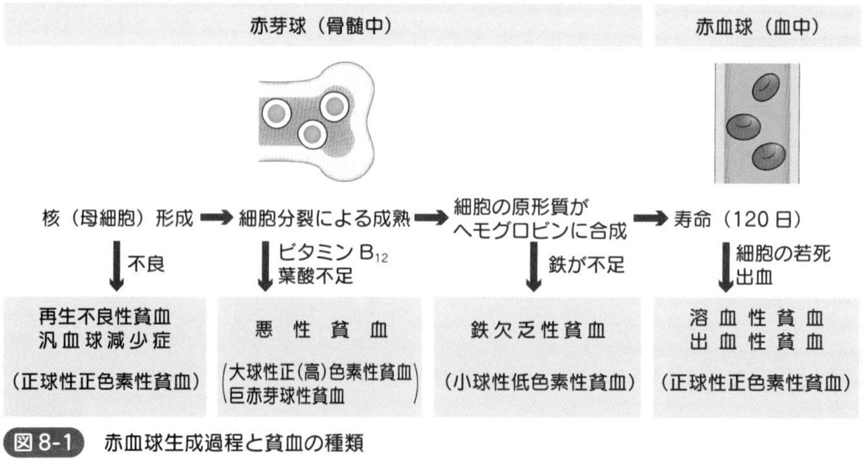

図 8-1　赤血球生成過程と貧血の種類
（　）は赤血球の形態からみた分類法．

小球性低色素性貧血
赤血球が通常より小さくヘモグロビン量が少ない．

正球性正色素性貧血
各赤血球の大きさ，ヘモグロビン量ともに正常．

大球性正（高）色素性貧血
赤血球は通常より大きく，ヘモグロビン量は正常．

巨赤芽球性貧血
赤芽球の分裂障害により生じた巨大な赤芽球．葉酸やビタミン B_{12} の欠乏で生じる．

表 8-1　貧血症の生理・生化学検査

	検査項目	鉄欠乏性貧血（小球性低色素性貧血）	悪性貧血（巨赤芽球性貧血）	備考
血液	赤血球数（RBC）	↓	↓	
	血色素量（Hb）	↓	↓	
	ヘマトクリット値（Ht）	↓	↓	血中の赤血球の容積（%）
	平均赤血球容積（MCV）	↓	↑	Ht（%）/ 赤血球数（100万）× 10
	平均赤血球色素量（MCH）	↓	↑	Hb（g/dL）/ 赤血球数（100万）× 10
	平均赤血球色素濃度（MCHC）	↓		Hb（g/dL）/Ht（%）× 100
	赤血球数	小型，奇形	大小不同，楕円形	
	白血球数（WBC）		↓	
	血小板数		↓	
	アルブミン（Alb）	↓	↓	
ビタミン	血清ビタミン B_{12}		↓	
	葉酸		↓	
鉄の代謝	血清鉄（Fe）	↓	↑	
	総鉄結合能（TIBC）*1	↑	↑	
	フェリチン*2	↓	↑	

*1：血清中の全トラスフェリンと結合できる鉄の量．
*2：肝臓，骨髄で鉄と結合している．

貧血の種類別検査

	MCV	MCH	MCHC
小球性低色素性貧血	↓	↓	↓
正球性正色素性貧血	→	→	→
大球性正(高)色素性貧血	↑	↑	→

には**葉酸**，**ビタミン B_{12}** がとくに大切である．葉酸やビタミン B_{12} の欠乏は赤血球そのものの成熟を阻害して**悪性貧血**（巨赤芽球性貧血など）を起こし，鉄の欠乏は血色素の生成を低下させて**鉄欠乏性貧血**を起こす（小球性低色素性貧血）．貧血症の約70%が鉄欠乏によるものである．

以下，鉄欠乏性貧血についてのみ述べる．

2…栄養アセスメント

貧血の栄養アセスメント評価項目は身体計測，臨床検査（赤血球，ヘモグロビン，ヘマトクリット，血清フェリチン，総鉄結合能など），身体症状（自覚症状，他覚症状），既往歴，現病歴，食生活調査（食事摂取量，食事摂取時間，偏食の有無，ダイエット経験の有無，間食，外食の頻度など），薬物と食物との相互作用などがあげられる．

3…栄養ケアプラン・実施

誤った食生活や生活習慣を見直し，造血機能を高めることを目的とする．適正な身体状況を維持するのに十分なエネルギーを補給し，たんぱく質，ビタミン，鉄，葉酸，銅など不足のないよう，バランスよく栄養素を摂取する．

成人の体内に存在する鉄形態

貯蔵鉄（肝・脾臓，骨髄）：0.2～1.0 g，フェリチン，ヘモジデリン
機能鉄：2～3 g，ヘモグロビン，ミオグロビンなど
酵素鉄：微量，チトクロームCなど

ビタミン B_{12} 欠乏

ビタミン B_{12} が吸収されるためには胃から分泌される内因子が不可欠である．したがって胃全摘から5年後，貯蔵ビタミン B_{12} が枯渇し悪性貧血を発症する．またビタミン B_{12} および葉酸を吸収する小腸の切除を伴うクローン病でも悪性貧血（巨赤芽球性貧血）が発症する．

● 食事療法の基本

血中の鉄欠乏が主症状であるので，造血と造血機能を高めることを原則とする．

① 高たんぱく質食とし，エネルギーを十分にとる
② 鉄を多くとる
③ ビタミンCを多くとる

① 高たんぱく質食は鉄の吸収を高める．とくに良質のたんぱく質をとる．全身の栄養を高めるために，併せてエネルギーも十分にとる．

② 血色素中の鉄分が不足すると，肺で酸素と結合し，酸素を各臓器に供給し臓器に活力を与える働きが低下するので，鉄を多く含む食品をとる．

③ 非ヘム鉄の吸収利用率（保留率）は**表8-2**のようにビタミンCにより高まるので，ビタミンCを多く含む食品をとる．

食品の選択と調理の工夫

① 鉄の多い食品を選ぶ．獣鳥肉の肝臓や貝・小魚など内臓も食べるもの，大豆，こまつな，ひじきなどに多い（**表8-3**）．

② 鉄は，ヘモグロビンやミオグロビンの色素部分を構成しているヘム鉄と非ヘム鉄に区別される．ヘム鉄は腸管から20～30%の効率で吸収されるが，非ヘム鉄は数%である．ヘム鉄はそのまま小腸の上皮細胞内でヘム部分が分解，非ヘム鉄となったのち代謝プールに入るが，非ヘム鉄は水酸化鉄として存在し吸収されにくい．したがって，ヘム鉄を含むもの（魚類，肉類）を多くとり，非ヘム鉄を含む野菜やいか，たこ，えびなどは次に示す③，④の食品と同時に摂取するとよい．

③ 良質のたんぱく質を含む動物性たんぱく質食品を選ぶ．

④ ビタミンCを含む食品を選ぶ．食事からの鉄の吸収利用率は，体内の貯蔵鉄量のほかに非ヘム鉄では動物性たんぱく質とビタミンCの摂取量に最も強く影響される．Monsenらは表8-2のように食事からの鉄吸収率を算定したが，非ヘム鉄はビタミンC利用率の高い食事により吸収率は高まる．

⑤ 鉄の吸収を阻害するタンニンを含む茶，コーヒー，紅茶などは，食前1時間くらいは飲ませないほうがよい．

表8-2　食事からの鉄吸収率の算定値（%）

	貯蔵鉄量（mg）			
	0	250	500	1,000
Ⅰ．ヘム鉄	35	28	23	15
Ⅱ．非ヘム鉄				
A．利用率の低い食事 （獣鳥肉類　30g以下 ビタミンC　25mg以下）	5	4	3	2
B．中程度利用率の食事 （獣鳥肉類　30～90g ビタミンC　25～75mg）	10	7	5	3
C．利用率の高い食事 （獣鳥肉類　90g以上 ビタミンC　75mg以上）	20	12	8	4

（Monsenら，1978）

鉄の吸収率は，同時に摂取する食品成分によって大きく変わる．たんぱく質，アスコルビン酸（ビタミンC）は吸収を促進する．吸収を阻害するものはフィチン（穀類，豆の外皮にある鉄と結合して水溶性になる），タンニン（三価の鉄と結合して水溶性になる），食物繊維（吸収を阻害する）．鉄の代謝は恒常性維持機構が強く働いており体内の鉄（貯蔵鉄）が不足すると吸収率が高くなる．

葉酸欠乏

補酵素としてDNA合成に関与しているため，欠乏すると赤芽球の核の成熟に障害を伴い巨赤芽球性貧血が発症する．小腸疾患による吸収阻害のほかに，妊娠，甲状腺機能亢進，悪性腫瘍による葉酸の需要増大や血液透析での損失によっても発症する．

食物中の鉄

食物に含まれている鉄は三価の鉄で，胃酸やビタミンCの作用により還元され，吸収のよい二価の鉄となる．

表 8-3　食品中の鉄含有量（mg/100 g）

いも類		うなぎ	0.5	かぼちゃ（西洋）	0.5
さといも	0.5			からしな	2.2
じゃがいも	0.4	**貝　類**		キャベツ	0.3
さつまいも	0.6	あさり	3.8	きゅうり	0.3
		あさり（缶）	30.0	ごぼう	0.7
豆　類		かき	2.1	だいこん	0.2
グリンピース（生）	1.7	しじみ	8.3	なす	0.3
ゆで大豆	2.2	はまぐり	2.1	はくさい	0.3
木綿豆腐	1.5			ほうれんそう	2.0
凍り豆腐	7.5	**卵**	1.5	ほうれんそう（ゆで）	0.9
きなこ	8.0				
油あげ	3.2	**肉　類**		**果　実**	
糸引き納豆	3.3	牛肉（和牛かた赤肉）	2.7	かき	0.2
		牛肝臓	4.0	バナナ	0.3
魚　類		とり肝臓	9.0		
まいわし	2.1	豚肝臓	13.0	**藻　類**	
かつお（秋）	1.9			ひじき（干し，ステンレス釜）	6.2
なまり節	5.0	**野菜類**			
かつお味付フレーク	2.6	切り干し大根	3.1	わかめ（干し）	2.6
さば	1.2	こまつな	2.8	焼きのり	11.0
あじ	0.6	さやえんどう	0.9		

（日本食品標準成分表 2020 年版（八訂））

レバーを用いた調理の工夫（レバーの扱い方，臭いを消す方法）

① 血抜きの方法：レバーの表皮を取り塩水に浸す

② レバーはとくに鮮度に注意しなければならない．鮮度が落ちると青く変色する．冷蔵庫に入れても，夏は 1 日，冬で 2 日が限界である

③ 加熱時間を短くして，アラキドン酸の酸化・分解臭が発生する前に加熱を終了する（p.204 サイドメモ参照）

④ 土しょうが，たまねぎ，にんにく，セロリ等の香味野菜を入れる

⑤ カレー粉，シナモン，こしょう，さんしょうなどの香辛料を用いる

⑥ ブランデー，ワイン，みりん，日本酒などの酒を使う

⑦ しょうゆ，ウスターソース，トマトソース，トンカツソース，酢などの調味料を使う

4…給与食事摂取量

鉄欠乏性貧血の給与食事摂取量を**表 8-4** に示す．

表 8-4　鉄欠乏性貧血の給与食事摂取量

エネルギー（kcal）	たんぱく質（g）	脂　質（g）	炭水化物（g）	鉄（mg）*
1,800 ～ 2,000 （30 ～ 35/kg 体重）	80 ～ 85 （1.3 ～ 1.4/kg 体重）	45 ～ 50 （20 ～ 25%E）	250 ～ 300	18 ～ 20

*：貧血の程度，月経のあり・なし・過多などにより決定する．

鉄の推奨量の算定
日本人の食事摂取基準（2020 年版）

成人（男性，月経のない女性）	推定平均必要量＝基本的鉄損失量÷吸収率（0.15） 推奨量＝推定平均必要量×推奨量算定係数（1.20）
月経のある女性	推定平均必要量＝（基本的鉄損失量＋月経による鉄損失量（0.55 mg/ 日）÷吸収率（0.15） 推奨量＝推定平均必要量× 1.20

鉄欠乏性貧血の料理例

炒めレバーのケチャップ煮込み　鉄 9.8 mg

（レバー 100 g 使用例）

材料

とりレバー	100 g
小麦粉	10 g
こしょう	少々
油	5 g
ベーコン	20 g
たまねぎ	40 g
炒め油	3 g
トマトケチャップ	20 g
ウスターソース	15 ～ 20 g
スープ	70 g

作り方

①血抜きをしたレバーにこしょうを振り，小麦粉をつけて揚げる

②ベーコン，たまねぎの薄切りを油で炒め，①のレバーを加えスープを入れて一煮立ちさせ，トマトケチャップ，ウスターソースで調味する

とりレバーの南蛮漬　鉄 9.2 mg

（レバー 100 g 使用例）

材料

とりレバー		100 g
しょうが汁		5 g
酒		5 g
小麦粉		10 g
揚げ油		10 g
漬汁	酢	15 g
	こいくちしょうゆ	5 g
	酒	5 g
	砂糖	5 g
	たかのつめ（赤とうがらし）	少々
さらしねぎ（かいわれ，みょうが，大葉）		

作り方

①とりレバーはしょうが汁，酒に漬けておき，小麦粉をつけてから揚げにする

②漬汁に漬け，さらしねぎ（好みの香味野菜）とともに供する

注：から揚げにしたレバーは漬汁にすぐ入れ，漬けておく．

レバーのおろし和え　鉄 4.7 mg

材料

とりレバー	50 g
こいくちしょうゆ	5 g
粉さんしょう	少々
だいこんおろし	50 g
ゆず	適宜

作り方

①とりレバーは，ねぎ，しょうがを入れてゆでておく

②ゆでたレバーはうすく切り，しょうゆでつけ焼きにした後せん切りにし，粉さんしょうを振る

③②をだいこんおろしで和える．好みでしょうゆ，ゆずをかける

あさりの酢みそ和え　鉄 9.9 mg

材料

ゆであさり	30 g
わけぎ	50 g
土しょうが	1 g
からし酢みそ	
白みそ	20 g
みりん	5 mL
酢	10 mL
練りからし	少々

作り方

①ゆであさりを乾煎りする

②わけぎをゆで，絞って切る

③からし酢みそを作り，①②を和え針しょうがを添える

Side memo

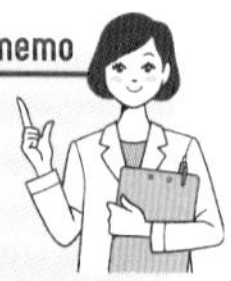

レバーの加熱調理

　レバー調理の問題点は独特の臭いである．臭いを除くため一般的には下処理として水に漬けて血抜きをする．30 分位では加熱後の臭いは強いが，完全に血抜きをすると臭わない．近年，この臭いはレバーに多く含まれているアラキドン酸であることが確かめられた．加熱をすると赤血球内の鉄分が活性化し，無色無臭の物質であるアラキドン酸を酸化・分解して独特の臭いを発生させる．完全に血抜きしたレバーやレバーの血液のみの加熱はアラキドン酸が分解されないため臭いは発生しない．しかし，完全な血抜きは難しいので，レバー料理は，加熱時間を短くして，酸化・分解による臭いが発生する前に仕上げるのがよい方法である．

鉄の推定平均必要量，推奨量　日本人の食事摂取基準（2020 年版），成人（mg/ 日）

推定平均必要量

歳	男性	女性(月経なし)	女性(月経あり)
18 ～ 29	6.5	5.5	8.5
30 ～ 49	6.5	5.5	9.0
50 ～ 64	6.5	5.5	9.0
65 ～ 74	6.0	5.0	–
75 以上	6.0	5.0	–

推奨量

歳	男性	女性(月経なし)	女性(月経あり)
18 ～ 29	7.5	6.5	10.5
30 ～ 49	7.5	6.5	10.5
50 ～ 64	7.5	6.5	11.0
65 ～ 74	7.5	6.0	–
75 以上	7.0	6.0	–

5…食品構成および献立

表 8-5　鉄欠乏性貧血の食品構成（例）
（エネルギー 1,800 ～ 2,000 kcal　たんぱく質 80 ～ 85 g　脂質 45 ～ 50 g　鉄 18 ～ 20 mg）

食品群	重　量 (g)	エネルギー (kcal)	たんぱく質 (g)	脂　質 (g)
飯	400	672	10.0	1.2
パン類	80	211	7.4	3.5
いも類	50	36	0.6	0.1
砂糖類	20	74	0	0
油脂類	10	87	0	9.4
大豆・大豆製品②	100	118	8.8	7.1
みそ類	10	19	1.3	0.6
魚介類③	70	110	13.4	5.1
獣鳥肉類③	50	105	7.9	7.6
卵類	50	75	6.4	5.0
生乳類	200	134	7.0	6.2
果実類	200	124	1.2	0.6
緑黄色野菜②	150	46	2.0	0.3
その他の野菜②	200	61	2.7	0.5
藻類（乾）	3	4	0.4	0
肝臓（にわとり）	50	26	9.5	1.6
合計		1,902	78.6	48.8

肝臓はとりで算出

P，F，C（%E）＝17，23，60
動たん比率＝56%

緑黄色野菜に鉄が多いので増やした．鉄は食品によって含有量が異なるので，食品構成での成分値は求めなかった．含有量は表 8-3，献立例は表 8-6 を参照すること．

MEMO

Side memo

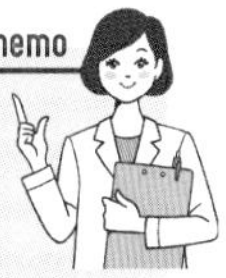

鉄剤と食品の相互作用

経口鉄剤のフェロ・グラデュメット，フェロミアはビタミン C と併用すると鉄吸収率が向上するので，ビタミン C を多く含む果物を同時に摂取するとよい．逆に，お茶やコーヒーに含まれているタンニンは鉄吸収を阻害するので，摂取しないほうがよいといわれているが，臨床上，貧血の改善に多少の遅れがある程度で大きな影響はない．

表 8-6 鉄欠乏性貧血の献立（例）
（エネルギー 1,800 ～ 2,000 kcal　たんぱく質 80 ～ 85 g　鉄 18 ～ 20 mg）

区分	料理名（食塩 %）	材料名	重量 (g)	エネルギー (kcal)	たんぱく質 (g)	脂質 (g)	鉄 (mg)
朝	トースト	パン	80	198	5.9	3.0	0.4
		有塩バター	5	35	0	3.7	0
	ポーチドエッグ	卵	50	71	5.7	4.7	0.8
		トマトケチャップ	10	10	0.1	0	0.1
	フルーツサラダ (0.6%)	みかん	30	15	0.1	Tr	0.1
		りんご	30	16	0	Tr	0
		きゅうり	30	4	0.2	Tr	0.1
		パセリ	5	2	0.2	0	0.4
		サラダ油	5	44	0	4.9	0
		酢	5	1	0	0	Tr
		塩	0.6	0	0	0	Tr
	牛乳	牛乳	200	122	6.0	7.0	0
昼	飯	飯	200	312	4.0	0.4	0.2
	あおのり	あおのり	1	2	0.2	0	0.8
	いわしのおろし煮 (1.2%)	まいわし	70	109	11.5	5.1	1.5
		だいこん	30	5	0.1	Tr	0.1
		砂糖	4	16	0	0	Tr
		しょうゆ	8	6	0.5	0	0.1
	なすのみそ和え (0.9%)	なす	70	13	0.5	Tr	0.2
		甘みそ	10	21	0.9	0.3	0.3
		砂糖	3	12	0	0	Tr
		しょうが	3	1	0	0	0
	しのだ巻き (1.0%)	油揚げ	20	75	4.6	6.2	0.6
		ふき	40	4	0.1	0	0
		砂糖	5	20	0	0	Tr
		しょうゆ	5	4	0.3	0	0.1
	漬物	梅びしお	10	20	0.1	0	0.7
間食	重ね煮 (0.3%)	さつまいも	30	38	0.3	0.1	0.2
		りんご	30	16	0	Tr	0
		砂糖	5	20	0	0	Tr
		塩	0.2	0	0	0	Tr
	果物	いちご	80	25	0.6	0.1	0.2
夕	飯	飯	200	312	4.0	0.4	0.2
	カレー揚げ (0.7%)	とりレバー	50	50	8.1	1.0	4.5
		牛肉（かたロース）	30	89	4.1	7.4	0.3
		カレー粉	1	3	0.1	0.1	0.3
		小麦粉	5	17	0.4	0.1	0
		揚げ油	5	44	0	4.9	0
		しょうゆ	4	3	0.2	0	0.1
	浸し (1.0%)	ほうれんそう	70	13	1.2	0.1	1.4
		しょうゆ	4	3	0.2	0	0.1
	煮物 (0.8%)	凍り豆腐（乾）	10	50	5.0	3.2	0.8
		にんじん	30	9	0.2	0	0.1
		さやいんげん	50	12	0.7	0.1	0.4
		砂糖	5	20	0	0	Tr
		しょうゆ	5	4	0.3	0	0.1
		塩	0.3	0	0	0	Tr
	佃煮	あさり	20	44	3.2	0.2	3.8
	合計			1,906	69.5	52.9	18.8

P，F，C（%E）＝ 15，25，60　動たん比率＝ 55%

区分	料理名（食塩 %）	材料名	重量 (g)	エネルギー (kcal)	たんぱく質 (g)	脂質 (g)	鉄 (mg)
朝	飯	飯	150	234	3.0	0.3	0.2
	みそ汁 (1.0%)	みそ	10	18	1.1	0.6	0.4
		だし汁	150	3	0.3	Tr	Tr
		あさり	30	8	1.4	0	1.1
		みょうが	2	0	0	0	0
	浸し (1.0%)	きょうな	70	16	1.3	0.1	1.5
		ごま	3	18	0.6	1.5	0.3
		しょうゆ	5	4	0.3	0	0.1
	いわしの丸干し	いわしの丸干し	20	44	7.8	0.7	0.9
	漬物	たくあん	15	3	0.2	0	0.2
	果物	りんご	100	53	0.1	Tr	0.1
昼	飯	飯	200	312	4.0	0.4	0.2
	焼きレバーのおろし和え (1.0%)	豚レバー	50	57	8.7	1.0	6.5
		だいこん	50	8	0.2	Tr	0.1
		塩	0.3	0	0	0	Tr
		油	5	44	0	4.9	0
	つけ汁	たまねぎ	3	1	0	Tr	0
		土しょうが	9	3	0.1	0	0
		とうがらし	1	3	0.1	0	0.1
		しょうゆ	5	4	0.3	0	0.1
	煮物 (1.2%)	さといも	50	27	0.6	0.1	0.3
		こんにゃく	50	3	0.1	Tr	0.2
		とり肉（成鶏肉もも皮なし）	20	26	3.7	0.8	0.4
		油揚げ	20	75	4.6	6.2	0.6
		にんじん	20	6	0.1	0	0
		砂糖	8	31	0	0	Tr
		しょうゆ	5	4	0.3	0	0.1
		塩	1	0	0	0	Tr
	すごもり卵 (0.4%)	もやし	70	11	0.8	0.1	0.1
		卵	50	71	5.7	4.7	0.8
		油	4	35	0	3.9	0
		塩	0.5	0	0	0	Tr
間食	牛乳	牛乳	200	122	6.0	7.0	0
	果物	みかん	100	49	0.4	Tr	0.2
夕	飯	飯	200	312	4.0	0.4	0.2
	あじ二杯酢 (1.0%)	あじ	40	45	6.7	1.4	0.2
		葉ねぎ	10	3	0.1	0	0.1
		紅しょうが	10	2	0	0	0
		油	7	62	0	6.8	0
		しょうゆ	3	2	0.2	0	0.1
		酢	7	2	0	0	Tr
	炒め物 (0.8%)	ほうれんそう	50	9	0.9	0.1	1.0
		かまぼこ	10	10	1.5	0.1	0
		牛肉（かた赤身）	30	41	5.2	1.7	0.8
		塩	0.5	0	0	0	Tr
		油	3	27	0	2.9	0
	酢の物 (0.7%)	切干しだいこん	7	20	0.5	0	0.2
		にんじん	5	1	0	0	0
		水前寺のり	1	0	0	Tr	0
		砂糖	3	12	0	0	Tr
		しょうゆ	2	2	0.1	0	0
		酢	5	1	0	0	Tr
	佃煮	いかなご	15	40	3.2	0.2	0.5
	合計			1,882	74.1	46.0	17.7

P，F，C（%E）＝ 16，22，62　動たん比率＝ 65%

だし汁は mL で計算．
の食品は比較的，鉄が多い．

2 骨粗鬆症 Osteoporosis

1…骨粗鬆症の成り立ち

骨量（骨塩量）の減少とそれに伴う骨組織の構造変化により，骨折しやすい状態を**骨粗鬆症**という．かつてはビタミンD欠乏から生じた**くる病**（rickets）や**骨軟化症**（osteomalacia）が骨・関節疾患の主なものであったが，現在では加齢に伴う骨粗鬆症が約90％を占め，とくに65歳以上の女性の罹患率は約50％と非常に高く，患者数は40歳以上で1,280万（男性300万，女性980万）人と報告されている．

人体のカルシウムの99％が骨に存在する．骨組織は**骨芽細胞**で形成され，**破骨細胞**で吸収（骨塩放出，骨破壊）を繰り返しているが（**図8-2**），骨吸収が骨形成を上回ると骨量が減少する．骨量頂は20～30歳にピークに達し，その後，徐々に**図8-3**に示すように減少する．したがって，ピーク時の骨量頂値が低い場合や骨量の減少速度が速い場合は骨粗鬆症になりやすい．最近，成長期のダイエット，ファストフードや外食に偏った食事が原因となるカルシウム不足，リン，ナトリウム，たんぱく質の過剰摂取，運動不足による骨芽細胞の不活性等から若者に潜在的骨粗鬆症が多い．骨形成には**エストロゲン**（estrogen）が関与し，副甲状腺ホルモンPTH（parathyroid hormone）の分泌を抑制し，骨からの**カルシウム**放出を抑制するとともに，**カルシトニン**（calcitonin）と**活性型ビタミン D_3** の合成を促進し，骨量の減少を抑える．しかし，閉経後の女性ではエストロゲン不足をきたし，骨吸収が亢進して骨破壊が起こる．

分類

骨粗鬆症は原発性骨粗鬆症と続発性（二次性）骨粗鬆症に大別される（**表8-7**）．

低骨量をきたす骨粗鬆症以外の疾患または続発性骨粗鬆症を認めず，**表8-8**に示すように，脆弱性骨折あり，なしと骨密度の減少により診断される．「骨粗鬆症の予防と治療ガイドライン2015年版」では，大腿骨近位部や椎体に脆弱性骨折を認めた場合は，骨量に関係なく薬物療法を開始する基準が定められている．

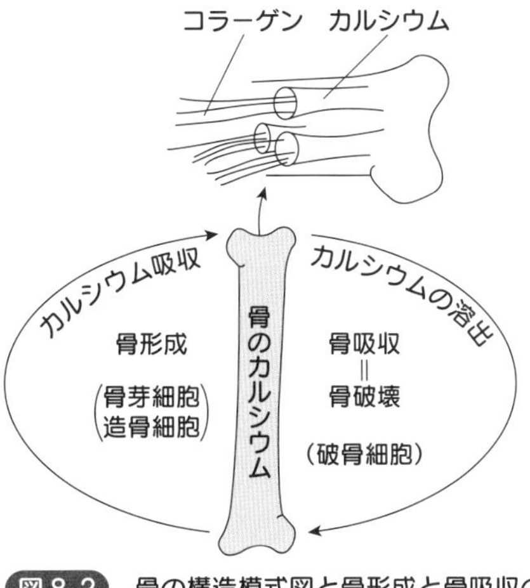

図8-2 骨の構造模式図と骨形成と骨吸収の繰り返しのしくみ

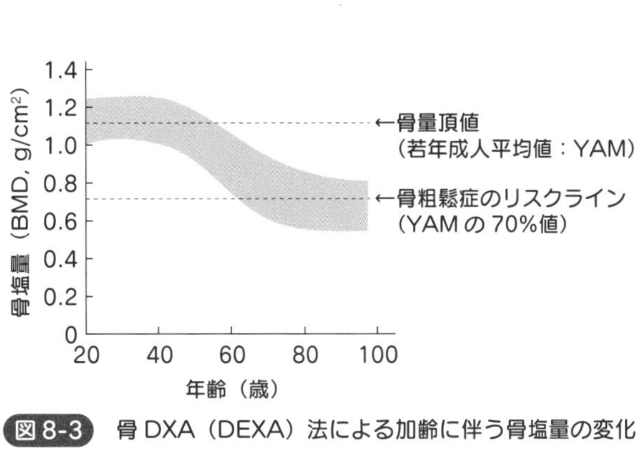

図8-3 骨DXA（DEXA）法による加齢に伴う骨塩量の変化

骨軟化症とくる病
骨基質への石灰化（カルシウム沈着）障害が骨端軟骨の閉鎖以後の成人に発症した場合を骨軟化症といい，閉鎖前の乳幼児に発症し，発育障害を伴った場合をくる病という．

骨密度測定部位
腰椎を第一選択とし，測定不可の場合は大腿骨頸部を測定する．これらが測定不可の場合は，橈骨，第二中手骨，踵骨を用いると定められている．

カルシトニン
カルシトニンは甲状腺から分泌される．骨破壊が亢進すると血中カルシウムが上昇するので，カルシトニンの分泌により骨吸収を抑制する．

表 8-7　骨粗鬆症の分類

原発性骨粗鬆症	退行期骨粗鬆症…閉経後骨粗鬆症，男性骨粗鬆症 若年性骨粗鬆症…特発性，妊娠後骨粗鬆症など
続発性（二次性）骨粗鬆症	内分泌性…甲状腺機能亢進症，性腺機能不全，クッシング症候群 栄養性…たんぱく質やビタミン C 欠乏，ビタミン A 過剰など 薬物…コルチコステロイド，ワルファリン，メトトレキサート，ヘパリンなど 不動性…臥床安静，対麻痺，宇宙旅行，骨折後など 先天性…骨形成不全症，マルファン症候群 その他…肝疾患，慢性関節リウマチ，糖尿病，CKD，アルコール依存症

表 8-8　原発性骨粗鬆症の診断基準（2012 年度改訂版）

原発性骨粗鬆症の診断は，低骨量をきたす骨粗鬆症以外の疾患または続発性骨粗鬆症の原因を認めないことを前提とし下記の診断基準を適用して行う.

Ⅰ．脆弱性骨折[注1]あり
　1．椎体骨折[注2]または大腿骨近位部骨折あり
　2．その他の脆弱性骨折[注3]あり，骨密度[注4]が YAM の 80%未満

Ⅱ．脆弱性骨折[注1]なし
　骨密度[注4]が YAM の 70%以下または−2.55 SD 以下

YAM：若年成人平均値（腰椎では 20 ～ 44 歳，大腿骨近位部では 20 ～ 29 歳）

注 1：軽微な外力によって発生した非外傷性骨折．軽微な外力とは，立った姿勢からの転倒か，それ以下の外力をさす.

注 2：形態椎体骨折のうち，3 分の 2 は無症候性であることに留意するとともに，鑑別診断の観点からも脊椎 X 線像を確認することが望ましい.

注 3：その他の脆弱性骨折：軽微な外力によって発生した非外傷性骨折で，骨折部位は肋骨，骨盤（恥骨，坐骨，仙骨を含む），上腕骨近位部，橈骨遠位端，下腿骨.

注 4：骨密度は原則として腰椎または大腿骨近位部骨密度とする．また，複数部位で測定した場合にはより低い%または SD 値を採用することとする．腰椎においては L1 ～ L4 または L2 ～ L4 を基準値とする．ただし，高齢者において，脊椎変形などのために腰椎骨密度の測定が困難な場合には大腿骨近位部骨密度とする．大腿骨近位部骨密度には頸部または total hip（total proximal femur）を用いる．これらの測定が困難な場合は橈骨，第二中手骨の骨密度とするが，この場合は%のみ使用する.

付記：骨量減少（骨減少）[low bone mass（osteopenia）]：骨密度が−2.5SD より大きく−1.0SD 未満の場合を骨量減少とする.

（骨粗鬆症の予防と治療ガイドライン作成委員会，編．骨粗鬆症の予防と治療ガイドライン 2015 年版：ライフサイエンス出版：2015．p36 より）

2…栄養アセスメント

骨量を測定して評価する（表 8-8 参照）．骨代謝マーカー，臨床データ，問診などを含めて総合的に評価する．アセスメント項目は骨の構造・骨密度（X 線撮影，DXA による骨量測定，血液・尿生化学検査（血清 PTH，カルシトニン，尿中カルシウム），身体計測（体重，BMI，上腕三頭筋部皮下脂肪厚，上腕三頭筋囲，体脂肪率）などがあげられる.

3…栄養ケアプラン・実施

●食事療法の基本

骨形成に必要なカルシウム量とビタミン D，ビタミン C，ビタミン K，マグネシウムを充足させる．とくにビタミン D，ビタミン K は不可欠である．その他，栄養状態の改善を行い，適正な体重を保持することが重要となる.

尿中カルシウム
PTH の増加により骨組織内では破骨作用を抑制し，骨へのカルシウムの取り込みを増加させて，腎ではカルシウムの排泄を増加させるため，骨粗鬆症では一般に尿中カルシウムは増加する.

ビタミン D
D_2 ～ D_7 が存在するが，食品として利用しているのはプロビタミン D_2（しいたけなど）と D_3（魚，バター，卵黄など）である．紫外線によってビタミン D になる.

ビタミン K
植物に多いフィロキノン（K_1）と細菌が産生するメナキノン（K_2）がある.

①カルシウムの多い食品を毎日続けてとる〔食品から 700 ～ 800 mg（サプリメント，カルシウム剤を使用する場合には注意が必要である)〕
②ビタミン D，K の不足に注意する〔ビタミン D は 400 ～ 800 IU（10 ～ 20 μg)，ビタミン K は 250 ～ 300 μg〕
③マグネシウムの不足に注意する
④たんぱく質とビタミン C の不足に注意する
⑤リン・カルシウムの摂取比率に注意する
⑥食物繊維の過剰に注意する
⑦その他　運動，禁煙，日光浴，過度の飲酒

（ ）内はビタミン D とビタミン K については骨粗鬆症の予防と治療ガイドライン 2015 年版

① カルシウム

食事からの摂取不足，腸管からの吸収能の低下，尿中の排泄増加などにより骨吸収をきたす．**カルシウムの吸収率**は，6 ～ 9 歳は約 35 ～ 40%，12 ～ 17 歳は 45%，成人は 30%，高齢者では低下し 25%となる．骨粗鬆症の治療のためには 1 日 700 ～ 800 mg の摂取がすすめられる．

② ビタミン D，K

日光により，皮下にあるプロビタミン D がビタミン D になり，肝臓や腎臓で活性化され**活性型ビタミン D** になり腸管からのカルシウムの吸収を促進する．したがって，日光に当たることの少ない高齢者や肝臓や腎臓の機能低下の患者では，食事からビタミン D を補足しなければならない．ビタミン D の活性化には，日光浴は日陰で 30 分程度で十分とされている．骨粗鬆症の治療効果をあげるには基準量の 4 倍必要といわれている．

ビタミン K は緑黄色野菜や納豆に多く含まれている．骨の形成に必要である．さらに，ビタミン B_6，B_{12}，葉酸はホモシステイン代謝にかかわるため，これらの摂取量が少ないと血中ホモシステイン濃度の上昇が起こり骨折のリスクを伴う．

③ マグネシウム

マグネシウムが不足するとカルシウム代謝が円滑にできないことが明らかになってきた．**カルシウムとマグネシウム**の摂取比はおよそ 2：1 が望ましい．

④ 良質のたんぱく質とビタミンC

骨の基質である**コラーゲンの合成**のため，たんぱく質は不足しないように摂取しなければならない．コラーゲンの合成にはビタミン C が不可欠となる．加齢に伴いビタミン C 吸収能の低下をきたすので，十分な量を摂取する必要がある．また，カルシウムはたんぱく質と結合することにより吸収されやすくなる．とくに，リジン，アルギニンなどのアミノ酸はカルシウムの吸収率を向上させる．逆に，たんぱく質を過剰にとりすぎると過剰なたんぱく質代謝産物が増大し，カルシウムはそれらと一緒に排泄される．

⑤ リン

カルシウムと同様に骨塩の主成分であり，不足すると骨量の減少をきたすが，日常の食事でリンが不足することはなく，加工食品の利用が多いととりすぎになる．**カルシウムとリンの比率は 0.5 ～ 2.0** が望ましい．

カルシウム　日本人の食事摂取基準（2020 年版），成人（mg/ 日）

推定平均必要量			推奨量		
歳	男性	女性	歳	男性	女性
18 ～ 29	650	550	18 ～ 29	800	650
30 ～ 49	600	550	30 ～ 49	750	650
50 ～ 64	600	550	50 ～ 64	750	650
65 ～ 74	600	550	65 ～ 74	750	650
75 以上	600	500	75 以上	700	600

推定平均必要量＝(体内蓄積量＋尿中排泄量＋経皮的損失量)÷みかけの吸収率
推奨量＝推定平均必要量×推奨量算定係数（1.2）

⑥ 食物繊維，嗜好品

過剰な食物繊維の摂取はカルシウムの吸収を阻害する．

⑦ その他

運動による負荷は骨芽細胞を刺激し，骨形成を促進する．1 日 30 ～ 40 分の散歩でも効果が得られる．

●食品の選択と調理の工夫

① 牛乳・乳製品の献立への利用

牛乳カルシウムは吸収が最もよいので，献立のなかに積極的に取り入れる．牛乳嫌いや乳糖不耐症の人には，ヨーグルト，スキムミルク，チーズなどを利用する．とくに高齢者で，食習慣から牛乳を使用できない人には，スキムミルク 16 ～ 18 g/ パックを常備して，1 日 1 パック（カルシウム約 200 mg）をオムレツ，卯の花，みそ汁，かゆなどの料理や飲み物に利用するとカルシウムが摂取できる（**表 8-9**）．

② 骨ごと食べられる小魚の調理

小魚を丸ごと焼く，煮る，揚げるなどの調理にし，日持ちする佃煮や南蛮漬けにしたり，ふりかけにして常備食とし，毎日少量ずつ利用することが望ましい．またフードプロセッサーなどを利用して骨ごと調理するつみれや団子などの調理やさくらえびなどを利用する．**表 8-10** に示す魚からはビタミン D が摂取できる．

③ 野菜，藻類，種実類の利用

副菜の献立の材料のこまつな，だいこん葉，かぶの葉，切干しだいこん，ひじきなどの海草類やごまなどにもカルシウムが多いので，毎食工夫して献立に取り入れる．**表 8-11** に示すように緑黄色野菜にビタミン K が豊富に含まれている．

表 8-9 カルシウムを多く含む食品（100 g 中）

食品名	カルシウム（mg）
牛乳	110
ヨーグルト（全脂無糖）	120
プロセスチーズ	630
ナチュラルチーズ（エメンタール）	1,200
スキムミルク（脱脂粉乳）	1,100
わかさぎ	450
まいわし（丸干し）	440
まいわし（みりん干し）	240
かたくちいわし（煮干し）	2,200
さくらえび（素干し）	2,000
ちりめんじゃこ（干乾）	520
煮大豆	79
納豆（糸引き）	90
枝豆（ゆで）	76
きな粉	190
がんもどき	270
厚揚げ（生揚げ）	240
油揚げ	310
焼き豆腐	150
木綿豆腐	93
凍り豆腐（乾物）	630
きょうな（みずな）	210
こまつな	170
つるむらさき	150
だいこん葉	260
かぶの葉	250
しゅんぎく	120
なばな（和種）	160
ひじき（乾物，ステンレス釜）	1,000
こんぶ（利尻）	760
おぼろこんぶ（削りこんぶ）	650
くきわかめ	86
ごま（いり）	1,200
アーモンド	250
けし（乾）	1,700
きんかん	80

（日本食品標準成分表 2020 年版（八訂））

表 8-10　ビタミンDを多く含む食品

食品名	1回の使用量(g)	ビタミンD(μg)
しろさけ	60	19
うまづらはぎ（干物）	15	10
かつお（なまり節）	60	13
うなぎ（蒲焼き）	80	15
くろまぐろ（とろ）	60	11
くろかじき	60	23
ます（さくらます）	60	6
さんま	60	10
まいわし（丸干し）	40	20
身欠きにしん	40	20
田作り（かたくちいわし）	20	6
卵（とり）	50	2
あんこう（きも）	20	22
いくら	20	9
乾しいたけ	5	1
きくらげ	5	2

（日本食品標準成分表 2020 年版（八訂））

表 8-11　ビタミンKを多く含む食品（100 g 中）

食品名	ビタミンK(μg)
糸引き納豆	600
挽きわり納豆	930
五斗納豆	590
あしたば（ゆで）	380
おおさかしろな（ゆで）	240
おかひじき（ゆで）	360
かぶ葉（ゆで）	370
こまつな（ゆで）	320
しそ（生）	690
だいこん葉（ゆで）	340
たかな漬	300
なばな（和種）	250
パセリ	850
バジル	440
モロヘイヤ（ゆで）	450

（日本食品標準成分表 2020 年版（八訂））

④ 大豆・大豆製品

丸大豆，大豆製品はカルシウムを多く含み，またエストロゲン様の物質である**イソフラボン**含量も多く，骨吸収を抑制し，骨量減少の予防に効果的である．さらに，納豆にはビタミン K_2 が豊富で（表 8-11），骨粗鬆症の予防のために積極的に摂取したい食品である．

⑤ 酸味料の利用

カルシウムは食酢，果実酢などの酸性下で溶けやすくなり，吸収がよくなる（酢の物，マリネ，南蛮漬）．また，酸味料は胃を刺激し，胃酸の分泌を促進させるため，さらにカルシウムは強い酸によって可溶化し，吸収されやすくなる．

4…給与食事摂取量

表 8-12　カルシウム，ビタミンD，ビタミンKの摂取目標量

カルシウム	食品から 700 ～ 800 mg（サプリメント，カルシウム剤を使用する場合には注意が必要である）
ビタミンD	400 ～ 800 IU（10 ～ 20 μg）
ビタミンK	250 ～ 300 μg

その他ビタミン B_6，B_{12}，葉酸，ビタミンCなどの骨質への影響も報告されている．

（骨粗鬆症の予防と治療ガイドライン作成委員会，編．骨粗鬆症の予防と治療ガイドライン 2015 年版：ライフサイエンス出版：2015．p79 より）

ビタミンKを日常的にとる方法

① 毎日，納豆を食べる

② 1 日 120 g の緑黄色野菜を摂取する

カルシウムの多い調理例

五目納豆ご飯　カルシウム 200 mg

材料

胚芽飯	200 g	すりごま	3 g
糸引き納豆	30 g	練りがらし	適宜
さくらえび	6 g	しょうゆ	6 g
大葉	2 g		

作り方

大葉は好みで，かいわれ，長ねぎ，みょうがなどの季節の野菜にかえる．納豆はかき混ぜ，刻んだ野菜，さくらえび，すりごま，練りがらしや割りしょうゆなどを加えて調味し，炊きたてのご飯にかける．

あさりとこまつなのチャウダー　カルシウム 299 mg

材料

あさりの水煮	35 g	牛乳	100 g
こまつな	20 g	スキムミルク	10 g
カリフラワー	20 g	顆粒だし	適宜
にんじん	5 g		

作り方

野菜はゆでてから切っておく．鍋に牛乳を入れ，スキムミルクと顆粒だしを溶かし，切った野菜とあさりを加え，弱火で2～3分加熱する．好みで，こしょうを加える．

わかさぎの南蛮漬　カルシウム 286 mg

材料

わかさぎ	60 g	砂糖	4 g
小麦粉	3 g	しょうゆ	3 g
青のり	1 g	薄切りレモン	10 g
漬汁	30 mL	とうがらし	適宜
食酢	16 mL	揚げ油	7 g

作り方

①冷凍のわかさぎを使用すると手軽にできる．解凍し，水気を取り，青のりを混ぜた小麦粉をはたく．170℃の油できつね色になるまで揚げる

②熱いうちに，レモンととうがらし風味の漬汁に漬ける

低塩で，食酢に漬けてあるので，わかさぎの骨のカルシウムが溶けやすい．冷蔵庫で数日は保存可能であるため，まとめて作り置きできる．

きょうなの白和え　カルシウム 224 mg

材料

きょうな	40 g	すりごま	5 g
油揚げ	10 g	塩	0.6 g
ひじき（ステンレス釜）	1 g	砂糖	3 g
にんじん	5 g	みりん	少々
ごま油	適宜	だし汁	10 mL
木綿豆腐	40 g		

作り方

①きょうなは色よくゆでて水切りし，小口切りしておく．ひじきは戻して水切りし，油ぬきした油揚げとにんじんをせん切りし，ごま油で炒め，煮だしにみりんと少量の塩を加えて薄味をつけ，材料に火を通しておく．

②豆腐は湯通しをして水切りし，約30%の水を除去したものを裏ごしする．豆腐が冷めてからすりごまと塩，砂糖を加えた和え衣に，上記の材料を加えて和える．

3 食物アレルギー Food allergy

1…食物アレルギーの成り立ち

食物を摂取することで生ずる異常反応のなかで**免疫学的機序**によるものを食物アレルギー（food allergy）という．

食物アレルゲンとなるものの多くは，分子量が1万～7万のたんぱく質である．摂取されたあとも**抗原たんぱく質**が分解されず腸管を通過すると，抗原性が残るために異種たんぱく質として認識され，必要以上の防御機構が働き，アレルギーが発症する．したがって，消化器粘膜が未発達な乳児期にとくに食物アレルギーに罹りやすい．これまでは卵，大豆，牛乳を**三大アレルゲン**，これに小麦，米を加えて**五大アレルゲン**といわれてきたが，2011年，厚生労働省，科学研究班の調査により，卵，牛乳，小麦によるアレルギーが約70%を占めること，次いでピーナッツ，魚卵，果物，甲殻類による発症の実態が報告された．重篤な場合は**アナフィラキシー**を起こすことがある．

食物アレルギーの発症率

乳　児：約10%
3歳児：約5%
保育所児：5.1%
学童期以降：1.3～2.6%
（厚生労働省研究班，2011）

学童から成人期の新規食物アレルギー発症の原因

甲殻類，小麦，果物，魚類，そば，ピーナッツが多く耐性獲得の可能性は乳児期より低い．

アナフィラキシー

抗原抗体反応により短時間のうちにショック症状を起こし，呼吸困難など数分間で致命的になることがある．

アレルギーは**表 8-13** に示すように即時型（Ⅰ～Ⅲ型）と遅延型（Ⅳ型）に分けられる．食物アレルギーはⅠ型である．また，**表 8-14** に示す食品は，アレルギー反応による生産物質と同じ成分を含んでいるため，これらを食べるとアレルギー様の症状を伴う（**仮性アレルギー**）ことがある．

表 8-13　アレルギー反応の分類

分　類	抗　体	抗　原	受身伝達	皮膚反応
Ⅰ類（即時型）	IgE	ハウスダスト，ダニ	血清	15～30分で最大の発赤，膨疹
	IgG_4	真菌，薬剤，食物		
Ⅱ型（細胞傷害型）	IgG	ペニシリンなどの薬剤	血清	
	IgM	自己抗原（細胞膜）		
Ⅲ型（免疫複合体型）	IgG	細菌，薬剤	血清	3～8時間で最大の紅斑，浮腫
	IgM	異種たんぱく質		
Ⅳ型（遅延型）	T細胞	細菌，真菌，自己抗原	T細胞	24～72時間で最大の紅斑，硬結

表 8-14　仮性アレルゲンを含む食品

化学物質名	主な食品名
ヒスタミン	ほうれんそう，トマト，なす，とうもろこし，セロリ，たけのこ，えのきたけ，じゃがいも，豚肉，牛肉，とり肉，チーズ，ワイン など
アセチルコリン	トマト，なす，たけのこ，ピーナッツ，やまのいも，さといも，そば，くり など
セロトニン	トマト，バナナ，パインアップル，キウイフルーツ など
ノイリン	塩漬のさけ，冷凍のたら，古くなったさんま，まがれい など
トリメチルアミン	いか，かに，えびなどの甲殻類，貝類，軟体動物，さめ，たら，かれい，すずき など
チラミン	チーズ，にしんの酢漬け，アボカド，オレンジ，バナナ，トマト など
フェニルエチルアミン	チョコレート，赤ワイン，チーズ など
トリプタミン	トマト，プラム など

2…栄養アセスメント

アレルギー疾患に共通する治療法はないので詳細な問診（症状，病歴，家族歴，食物摂取量，住環境，ペット飼育，職業等）および臨床検査（皮膚反応試験，血清IgE濃度の測定，アレルゲン特異性IgEの検出，好酸球濃度の測定等，**表 8-15**）に基づき，正しくアレルゲンを同定する．成長期の小児では食品の偏りから低栄養状態に陥らないよう，体重計測を定期的に行い，評価する必要がある．

表 8-15　食物アレルギーの臨床検査

	検 査 項 目		検 査 項 目
即時型	・皮膚テスト（スクラッチ法，パッチ法，プリック法） ・血清 IgE 量（RIST 値）および特定のアレルゲンに対する血清 IgE 抗体量（RAST 値）の測定	遅延型	・リンパ球幼年若年化反応 ・食物除去試験，食物経口負荷試験（脚注参照）
		その他	・鼻汁や血液中の好酸球量の測定 ・血液中の IgG，IgM，IgA 量の測定 ・小腸生検などの特殊検査
備　考			
皮膚テストは生理的食塩水と比較して，発赤，腫張の有無を調べる RIST 正常値：50～400 IU　　RAST 値：スコア 0 は陰性，1 は擬陽性，2 は陽性，4 から 6 までは強い陽性と判定			

食物経口負荷試験
アレルギーが確定しているか疑われる食品を単回または複数回に分割して摂取させ，症状の有無を確認する検査である．確定診断，安全摂取可能量の決定および耐性獲得の確認を目的として実施する．アナフィラキシーなど，重篤な症状が誘発される可能性があり，文書による説明と同意のもとで緊急対応が可能な体制を整備して実施する（食物アレルギー診療ガイドライン 2021 より）．

3…栄養ケアプラン・実施

●基本方針

食物アレルギーの食事の基本はアレルゲン食品の除去あるいは制限とバランスのとれた食事である．除去食療法の栄養量は「日本人の食事摂取基準（2020年版）」を参考に性別や年齢に応じた摂取量を目標とする．離乳期では授乳・離乳の支援ガイドを基本として除去食療法を進める．

●食事療法の基本

アレルギーの診断に決定的な方法はないが，専門医による診断からアレルゲンを確定できれば，1～2週間の**アレルゲン除去食**を行う．アレルギーを起こす食品にについては，表示が義務化または推奨されている（**表8-16**）．除去食では食品が制限されるため，栄養バランスを保つことに留意し，手作りの楽しさが味わえるような献立を上手に取り入れる．完全な除去食でなくてもよい場合や除去食品を解除する場合は一定の間隔をあけた**回転食**とする．一般には，4日以上の間隔をあけることが必要である．5日目に1日目と同じ食物を与える**5日回転食**が多く用いられる．

経口免疫療法（oral immunotherapy；**OIT**）の有効性についてのエビデンスは少ないが，臨床現場では主流となっている．経口負荷試験で症状発現の閾値を決定し，それ以下の量を毎日摂取する．食べれば症状は出るが，重い症状でなければ徐々に負荷量を増やしていく．数日間かけて負荷量を増やす急速法は入院下で，数週間かける緩徐法は外来で実施する．

治療食だけでなく，皮膚の衛生や屋内の衛生に気をつけ，適度な運動，休養，睡眠で健康を維持し，ストレスを発散させるなど生活全般への配慮が大切である．

①アレルゲンを除去し代替え食品を用い，栄養素のバランスをとる．とくに加工食品のアレルギー物質の混入に注意する．
②仮性アレルギーを起こしやすい食品（表8–14）を避ける．
③1日の摂取食品数を多くし，とくに同じたんぱく質食品を一度に多く食べたり，続けて食べたりしない．
④アレルギー発作は消化器や呼吸器症状を伴う場合が多い．症状が激しい場合は食欲が減退しているので，まず水分補給を十分に行う．食事は1回の量を減らし，回数を増やして胃に負担がかからないようにする．症状に応じて流動食，かゆ食など，消化しやすい形態の食事を与える．
⑤食品が制限され単調になりがちなので，嗜好を取り入れて献立に変化をつける．

表8-16 アレルギー表示の対象

根拠規定	特定原材料等の名称	理由	表示の義務
食品表示基準（特定原材料）	えび，かに，小麦，そば，卵，乳，落花生（ピーナッツ）	とくに発症数，重篤度から勘案して表示する必要性の高いもの．	表示義務
消費者庁次長通知（特定原材料に準ずるもの）	アーモンド，あわび，いか，いくら，オレンジ，カシューナッツ，キウイフルーツ，牛肉，くるみ，ごま，さけ，さば，大豆，鶏肉，バナナ，豚肉，まつたけ，もも，やまいも，りんご，ゼラチン	症例数や重篤な症状を呈する者の数が継続して相当数認められるが，特定原材料に比べると少ないもの．	表示を推奨（任意表示）

※食品中に原材料のアレルゲンが総タンパク量として数μg/g含有または数μg/mL濃度レベルのものが表示の対象となる．
（海老澤元宏，伊藤浩明，藤沢隆夫，監修．食物アレルギー診療ガイドライン2021：協和企画：2021．p245より）

アトピー
ギリシャ語で「奇妙な」の意．アトピー性皮膚炎は一般に乳幼児・小児期に発症し，加齢とともにその患者数は減少し，一部の患者が成人型アトピー性皮膚炎に移行すると考えられている．年齢別の有症率は，乳児で6～32%，幼児で5～27%，学童で5～15%，大学生で5～9%と報告により幅がみられるが，全体的には加齢とともに有症率は減少する傾向が認められている（アトピー性皮膚炎診療ガイドライン2021）．

●食品の選択と調理の工夫

食品の選択

下記の①～④に示す食品の選択は患者個人の症状の経過に対応し，きめ細かく行わなければならない.

①アレルゲン食品を除去し代替え食品を選ぶ（**表 8-17**，**表 8-18**）.

②新鮮な材料を使用する（とくに魚は鮮度が落ちると魚肉中にヒスタミンを形成し，魚油は酸化されやすいため，アレルギー様の症状を起こしやすい）.

③加工食品は食品添加物を多く含むものが多く，また使用材料が明らかでないものが多いため，できるだけ避ける（**表 8-19**）.

④油脂の摂取は控えめにする．酸化した油脂はたんぱく質と結合してアレルギーを起こしやすい．アレルギーの治療に有効なｎ－３系のα－リノレン酸を含むしそ油，エキストラバージンオリーブ油，なたね油やEPA，DHAを含む青背の魚などは酸化されやすいので多くとりすぎないよう注意する．また，熱に不安定なパーム油，やし油は菓子類，パン類に使用されていることが多いので，手作りのおやつが望ましい．混合油，マーガリンの使用にも注意する.

調理の工夫

① 原則として加熱調理を行う（抗原たんぱく質は熱変性して抗原性が弱くなる）.

② 卵アレルギーの場合，卵を直接食べなくてもアレルギーを起こすことがあるので注意する（卵白たんぱく質のオボムコイドは加熱しても凝固しない．スープのあくとりなどに卵白を使用するとオボムコイドはすべてスープ中に溶出する）.

③ 野菜は農薬などが残らないよう洗浄し，あくがある野菜は，たっぷりの水でゆでてから水でさらす．肉

表 8-17 アレルギー治療のための代替え食品

卵，乳製品，大豆アレルギー	・たんぱく質源は脂肪3%以下の白身魚（きす，さより，かわはぎ，あんこう，ひらめ など）．みるがい，とりがいなどもアレルギーを起こしにくい ・カルシウム類は煮干し，ひじき，昆布，わかめ など ・油脂はコーン油，なたね油，しそ油，ごま油 など ・調味料は麦みそ，小麦しょうゆ，大豆ノンソース
米，小麦粉アレルギー	・主食はひえ，あわ，きび，いも，でん粉米 など ・調味料は大豆みそ，雑穀みそ，大豆しょうゆ，魚しょうゆ ・菓子類は雑穀を材料としたせんべい，クッキー など

表 8-18 卵，乳製品，小麦アレルギーにおける除去食品

原因食品	食べられない食品
卵	・卵料理，マヨネーズ，卵を使用したてんぷら，コロッケ，ラーメン，卵白使用の練り製品，市販のブイヨン（卵白の入っているものがある）など ・菓子類（ケーキ・パン類，プリン，クッキー，ビスケット，アイスクリーム）など ・うずら卵，魚卵，とり肉料理
乳製品	・牛乳と乳製品（チーズ，ヨーグルト，バター，マーガリン） ・牛乳入り飲料（コーヒー牛乳，フルーツ牛乳，乳酸飲料，ココア） ・牛乳入り市販食品（グラタン，コロッケ，シチュー，ポタージュ，ルウ，ブイヨン など） ・菓子類（ケーキ，パン類，プリン，クッキー，ビスケット，アイスクリーム，チョコレート，キャンディー，ゼリー など）
小麦	・強力粉を使用した製品（パスタ類，パン類，ふ など） ・薄力粉を多く使用している製品（ケーキ，クッキー，お好み焼き，ルウ，練り製品類） ・加工食や調味料（しょうゆ，みそ，酢）

食物依存性運動誘発アナフィラキシー

アレルゲン摂取後に，運動することで発症することがある．食後2時間の運動は控える.

表 8-19 アレルギーを起こしやすい食品添加物

	食物添加物	食　品
合成着色料	食用黄色 4・5 号	清涼飲料水，キャンディー
	食用赤色 2・105 号	漬物，佃煮，水産加工食品，中華めん，カレールウ など
	二酸化チタン	和菓子，清涼飲料水，ホワイトチョコレート
発色剤	亜硝酸塩	ハム，ソーセージ など
漂白剤	亜硝酸塩	かんぴょう，こんにゃく粉，乾燥果実，果汁，ゼラチン など
酸化防止剤	ジブチルヒドロキシトルエン，ジブチルヒドロキシアニソール	魚介類の冷凍・塩蔵・乾燥品，油脂食品
保存料	パラベン，ソルビン酸，安息香酸	魚肉練り製品，チーズ，マーガリン，清涼飲料水，しょうゆ，酢 など
防かび剤	オルトフェニルフェノール	輸入柑橘類

類のあくもていねいに除去する．

④ 調味料は塩，砂糖，酢を基本として用いる．みそ，しょうゆ（小麦・大豆アレルギー），マヨネーズ（卵アレルギー），ケチャップ（トマトは仮性アレルゲンを含む）の使用には気をつけ，市販の合成・調合調味料は避ける．

⑤ だしは昆布やアレルゲンでない白身魚やとり肉，にんじん，キャベツなどの香味野菜を使う．

⑥ 調理器具類はよく洗浄する．

4—摂食・嚥下調整食

1…摂食・嚥下障害の成り立ち

健常者においては，食品を噛み砕き食塊を口腔から胃に移動させる正常な嚥下は，神経筋肉の働きやその制御が必要である．その過程は図 8-4 に示すとおりであり，摂食（食べること）は，①食べ物を認識し→②口に取り込み咀嚼し食塊を形成し→③口腔から咽頭に送り込み→④咽頭から食道への送り込み→⑤食道から胃への送り込み，の 5 段階からなる．そのうちの③～⑤段階が嚥下（飲み込むこと）である．

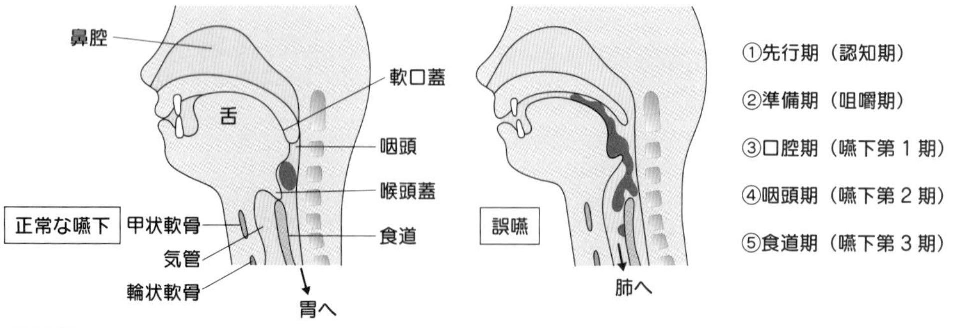

図 8-4 正常な嚥下と誤嚥の模式図

直接的訓練と間接訓練
リハビリテーションには，食べ物を使用して行う直接的訓練（唾液飲みテスト，水飲みテスト，模擬食品を使用した嚥下造影検査）と頭部・体幹部，口腔部，嚥下反射，発声（構音）・呼吸などの間接訓練がある．

ファーラー位
ベッドを 45 度程度ギャッチアップして横たわった状態をいう．口腔と食道のラインが一直線上にあり，食べ物が食道へ運ばれやすく，誤嚥しにくい．

表 8-20　摂食・嚥下の流れと食形態

期		摂食・嚥下の流れ	障害による食物の選択
先行期	食物の認知	食物を認知すれば唾液や胃液の分泌が旺盛になり反射的に食べる準備が始まる	意識障害，認知障害があるので無理に食べさせない．スプーンを近づけても口を開かない場合は注意して3～5 mL/回の流動物から始める
	口への取込	口唇と前歯で食物を取込，食器，食物，スプーン，ストローなどの形態によりその反応を示す	口唇の閉鎖機能に異常があり食物をボロボロこぼす場合は流動，半流動にする．あまり粘度が高いと口の中に流入しにくい
準備期	咀嚼	舌と歯を使って唾液と混同し食塊を作る．舌の上にまとめ口を閉じて頬筋肉が収縮し食塊が咽頭に移動するための準備をする	歯の欠損，疾患，舌の運動不全，唾液の減少などにより食塊の形成がうまくいかない場合は食品を軟らかく加工し，つぶれやすく，バラバラにならないようにする．（咀嚼調整食 p.218 参照）
口腔期 咽頭期 食堂期	嚥下	食塊が口腔から送られ咽頭の壁に触れると反射的に鼻腔，気管を閉鎖し，食物の逆流を防ぎ安全に食道に送られる．食道に入った食塊は食道括約筋などの筋運動により弛緩と蠕動運動により胃に運ばれる	高齢者によく見られる反射運動の遅延やタイミングのずれなどにより鼻腔，気管に食物が入ったり脳卒中など神経障害に多く見られる筋運動の低下により食塊が食道に送られなかったり，胃から食道に逆流することがある（誤嚥）場合は食物がまとまりやすく，弾力のあるものを選ぶ（嚥下調整食 p.219 参照）

表 8-21　主な摂食・嚥下障害の原因

	口腔・咽頭	食道
器質的原因	・舌炎，アフタ，歯槽膿漏，口腔膿腫 ・扁桃腺，扁桃周囲膿瘍 ・咽頭炎，喉頭炎および膿腫，腫瘍 ・口腔咽頭部の異物・術後 ・甲状腺腫などの外部からの圧迫	・食道炎，潰瘍 ・ウェッブ，憩室 ・狭窄，異物，腫瘍 ・食道裂孔ヘルニア ・頸椎症などの外部からの圧迫
機能的原因	・脳血管障害，脳梗塞，頭部外傷 ・脳炎，脳膿瘍，脳硬化症 ・パーキンソン病，ギラン･バレー症候群 ・重症筋無力症，筋ジストロフィー	・脳幹部病変 ・アカラジア ・強皮症，SLE
精神的原因	・神経性食欲不振症，認知症，心身症，うつ病， ・薬剤（睡眠剤，抗うつ剤，抗パーキンソン剤，制吐剤，抗てんかん剤，抗がん剤，消化性潰瘍剤など）	

摂食・嚥下の流れと食形態を**表 8-20** に示す．

摂食・嚥下障害の原因は，**表 8-21** に示すように，器質的（静的）原因，機能的（動的）原因，精神的（心理的）原因に分けられる．これらのうち，機能的障害が大半を占め，なかでも脳卒中患者に高頻度に発症し，加齢や認知症に伴う嚥下障害も多い．嚥下障害が起きると，気管への誤嚥が見られ誤嚥性肺炎や窒息の危険などがあり，さらに食事量の減少により脱水，低栄養を招く．

2…栄養アセスメント

① **身体計測**　BMI　体重減少率

② **臨床検査**　たんぱく質（血清アルブミン値），脱水（アルブミン値，尿素窒素（BUN）），貧血（ヘマトクリット，ヘモグロビン），血中脂質の評価を行う

③ **食事調査**　主食摂取量　副食摂取量　栄養補助食品，栄養剤からの摂取量や栄養補給法の適正について評価する

唾液飲みテスト
舌骨と喉頭隆起に検者の指を当て，正しい動きがあるかを調べる．高齢者では 30 秒以内に 3 回できれば正常とみなす．

改訂水飲みテスト
シリンジで 3 mL の冷水を舌の裏側に注入し，むせ，嚥下反射，呼吸の変化を観察する．

フードテスト
ティースプーン 1 杯の食物（ゼリー）を舌前方にのせ，唇を閉じさせ，スプーンを抜き嚥下させて，口腔内の食塊形成，咽頭への送り込み能力を評価する．

④ 日常生活調査　日常生活自立度（ADL），認知調査

⑤ 嚥下機能検査　反復唾液嚥下テスト（RSST），改訂水飲みテスト（MWST）やフードテスト（FT）を行い，嚥下機能を評価する（コラム参照）．

⑥ 誤嚥の判定　飲水や食事前に頸部や肺の呼吸音を聴診器で聞いておき，嚥下直後や食後の呼吸音の変化の有無から判定する．血液中のヘモグロビンが何％の酸素を運んでいるかを示すパルスオキシメータ（SpO_2）の値が，食後に3％以上の低下や90％以下に変化すれば誤嚥を疑う．また，模擬食品を使った嚥下造影検査（VF）から嚥下状態の判定（脚注参照）や経鼻的に内視鏡を挿入した嚥下内視鏡検査で，咽頭部の食物残留物の状態を直視下で観察する．

⑦ 誤嚥の評価　誤嚥の評価は，何を（液体，固形物，口腔・咽頭残留物の程度など），いつ（食事初期，食事終期，食後，夜間や摂食５段階のその過程など），量（少量，中等度，大量），反応（むせる，むせない，咳が出る），喀出（可，否）などの項目から評価する．また，食事時間が長い，拒食がある，原因不明の発熱など場合にも誤嚥の可能性がある．

嚥下障害のチェックポイント

- 食事に集中できない
- 食事中にむせる，咳がでる
- 食事中に痰が出る，痰の中に食物が混じる
- 食事中，食後ガラガラ声になる
- 食事時間がかかる
- 夜中咳が出る
- よだれが出る
- 口の中に食物が残る
- 鼻への逆流
- 喉に食物がつかえる

3…栄養ケアプラン

●基本方針

摂食障害やその機能低下により，誤嚥，咀嚼不良が起こりこれに伴い低栄養，脱水，誤嚥性肺炎，消化不良など多くの疾病や症状が現れることがしばしばある．そのためADLの低下，食欲の喪失など「生きる」上での大きな課題を抱える．

障害の原因，程度により食形態，量，食べさせ方など個々の対応が必要である．そのために適切な嚥下テストを行い，その能力を判定し，また機能向上のためリハビリテーションや訓練を行うなど個々に合ったケア・プランを立てる．プラン作成にあたっては家族や他職種の協力と傷病者自身が意欲的に取り組むことに重点を置く．

低栄養，脱水対策としては場合によっては，栄養補助食品や栄養剤，適切な補給法を併用することが必要である．

4…栄養ケアの実施

●食品の選択と調理の工夫

1）食品の選択

①咀嚼調整食

歯の欠損，下顎，舌の運動障害などにより食品の硬さ，破断力，咀嚼回数，喉の大きさに注意する．

- 軟らかい食品を選ぶ（軟食の項参照）

模擬食品
ビデオで嚥下の様子を撮影するための嚥下造影検査食．さらさらの液体からとろみのついた食品，ゼリー状食品，固形食品と段階的にいずれも硫酸バリウム30～40％を添加して調整する．

嚥下造影検査（videofluorography；VF）
体位を変え，模擬食品を嚥下させ，X線透視装置で撮影する．嚥下は瞬間に起こるので，再生録画を観察し，評価する．

- 破断力の大きいものは避ける．こんにゃく，いか，餅など
- 水分の少ないものは噛む回数が増える

②嚥下調整食

食物は均質で付着性が低く，凝集性が高く離水が少なく喉ごしのよいものを選択する．

- 軟らかい部位，加熱時に軟化し砕けやすい食品（p.30 表 2-7 参照）
- 大きさや長さ等の形状を均一にし，口腔内で均一な密度を呈し，飲み込む際に，変形しやすい調理形態をとる（ゼラチン，プリン，ムースなど）
- 嚥下時に食塊を形成しやすい食材を使用し（とろみ・つなぎ食材など），調理の工夫をする
- むせやすいもの（酢の物や柑橘類，ホクホクのさつまいもやじゃがいもなど）は避ける
- 口腔内に貼りつきやすい食品（のり，わかめ，ウエハースなど）は避ける
- 凍り豆腐などは離水した水分が気管に入りやすいので避ける

2）調理の工夫

日本摂食・嚥下リハビリテーション学会では，従来は嚥下調整食の段階やとろみの状態を示すものが不統一であったため，医療福祉機関の連携と効率を図る目的で学会分類2021 食事早見表（**表 8-22**）と，とろみ早見表（**表 8-23**）を作成した．

①嚥下調整食の分類

嚥下調整食の分類では，コード番号 0 ～ 4，5 段階，さらに 0，2 では j（ゼリー状液体）t（とろみ状液体）に分類されている．0 は「訓練食」としての位置づけである．この分類は，形態のみを示し，栄養量，摂取量については表記していない食事内容や栄養量は個々に設定する．不足の場合は経管栄養など補給が必要である．

②とろみの分類

とろみ早見表ではとろみ付き液体を「薄いとろみ」「中間のとろみ」「濃いとろみ」の 3 区分としている．この区分は，とろみ調整食の使用量の少ない順としている．

薄いとろみ：中間のとろみでなくても誤嚥しない症例（軽度）

中間のとろみ：脳卒中などの嚥下障害など基本的にまず試される程度を想定している

濃いとろみ：重度の嚥下障害の症例を対象としている

嚥下調整食はその原因や症状により異なるが，適したとろみを調整するためにこれらの早見表を参考にし調理する．

● 調理の実際

- 水やお茶などのさらさらした液体→増粘剤でとろみをつける．ゼリーで固める．
- 噛みにくいもの（フライ，生野菜，漬物）→軟らかく煮込む．ジュースにする．
- パサパサしたもの（食パン，脂肪の少ない魚・肉）→水分や油分を補う．
- バラバラになるもの（ナッツ類，かまぼこ，こんにゃく）→水分や増粘剤を補う．
- 水分を吸収してしまうもの（ふかしいもなど）→水分を加えて粘度を調製する．
- 酸味の強いもの→煮出しや水分で薄める．砂糖濃度を高くする．
- 口腔内に貼りつくもの→細かく刻む．ミキサーにかける．
- 温度はやや冷たいか，やや熱いほうが嚥下反応を刺激する．

口腔ケア

食事の前後には口腔ケアを実施する．食前の口腔清拭などは口腔内細菌を減らし，食後の口腔ケアは口腔内の残留物を除去し，誤嚥性肺炎を防止することができる．また，正しい姿勢（一般にファーラー位が誤嚥しにくい）をとることも，誤嚥を防止する条件となる．

・歯磨き，義歯管理，舌の清掃，口唇，舌マッサージ（アイスマッサージ），口唇体操，舌体操，発音練習，咳出し練習など

表 8-22 学会分類 2021（食事）早見表（抜粋）

コード		名称	形態	目的・特色	主食の例
0	j	嚥下訓練食品 0 j	均質で，付着性・凝集性・かたさに配慮したゼリー 離水が少なく，スライス状にすくうことが可能なもの	重度の症例に対する評価・訓練用 少量をすくってそのまま丸呑み可能 残留した場合にも吸引が容易 たんぱく質含有量が少ない	
	t	嚥下訓練食品 0 t	均質で，付着性・凝集性・かたさに配慮したとろみ水 （原則的には，中間のとろみあるいは濃いとろみ*のどちらかが適している）	重度の症例に対する評価・訓練用 少量ずつ飲むことを想定 ゼリー丸呑みで誤嚥したりゼリーが口中で溶けてしまう場合 たんぱく質含有量が少ない	
1	j	嚥下調整食 1 j	均質で，付着性・凝集性・かたさ，離水に配慮したゼリー・プリン・ムース状のもの	口腔外で既に適切な食塊状となっている（少量をすくってそのまま丸呑み可能） 送り込む際に多少意識して口蓋に舌を押しつける必要がある 0 j に比し表面のざらつきあり	おもゆゼリー，ミキサー粥のゼリーなど
2	1	嚥下調整食 2-1	ピューレ・ペースト・ミキサー食など，均質でなめらかで，べたつかず，まとまりやすいもの スプーンですくって食べることが可能なもの	口腔内の簡単な操作で食塊状となるもの（咽頭では残留，誤嚥をしにくいように配慮したもの）	粒がなく，付着性の低いペースト状のおもゆや粥
	2	嚥下調整食 2-2	ピューレ・ペースト・ミキサー食などで，べたつかず，まとまりやすいもので不均質なものも含む スプーンですくって食べることが可能なもの		やや不均質（粒がある）でもやわらかく，離水もなく付着性も低い粥類
3		嚥下調整食 3	形はあるが，押しつぶしが容易，食塊形成や移送が容易，咽頭でばらけず嚥下しやすいように配慮されたもの 多量の離水がない	舌と口蓋間で押しつぶしが可能なもの 押しつぶしや送り込みの口腔操作を要し（あるいそれらの機能を賦活し），かつ誤嚥のリスク軽減に配慮がなされているもの	離水に配慮した粥など
4		嚥下調整食 4	かたさ・ばらけやすさ・貼りつきやすさなどのないもの 箸やスプーンで切れるやわらかさ	誤嚥と窒息のリスクを配慮して素材と調理方法を選んだもの 歯がなくても対応可能だが，上下の歯槽提間で押しつぶすあるいはすりつぶすことが必要で舌と口蓋間で押しつぶすことは困難	軟飯・全粥など

＊ 0t の「中間のとろみ・濃いとろみ」については，表 8-23 参照.
本表に該当する食事において，汁物を含む水分には原則とろみをつける.
※表の理解にあたっては「嚥下調整食学会分類 2021」の本文を必ず参照のこと.
（日本摂食嚥下リハビリテーション学会嚥下調整食委員会．日本摂食嚥下リハビリテーション学会雑誌 2021；25(2)：135-49 より改変）

・食品でとろみをつける方法

とろみは，くず粉，片栗粉，米，れんこん，やまいも，さといも，オクラ，モロヘイヤ，小麦粉，納豆，卵黄，練りごま，マヨネーズ，寒天，ゼラチンなどがあるが，とろみ調整食品がよく用いられる.

・市販のとろみ調整食品の種類

デキストリン，でん粉，増粘多糖類，塩化カリウムなどがある.

・つなぎになる食材

卵，豆腐，はんぺん，やまいも，じゃがいも，れんこん，さといも，大豆，枝豆など.

とろみ食材
納豆，やまのいも，さといも，れんこん，オクラ，モロヘイヤや和え衣として，卵黄，練りごま，マヨネーズなど.

つなぎ食材
卵，豆腐，はんぺん，やまのいも，じゃがいも，れんこん，さといも，大豆，えだまめなど.

くずの特徴
咀嚼に時間を要しても，かたくり粉よりもアミラーゼの作用を受けにくいため，安定したゲル形成力を保つことができる.

表 8-23　学会分類 2021（とろみ）早見表（抜粋）

	段階 1 薄いとろみ	段階 2 中間のとろみ	段階 3 濃いとろみ
英語表記	Mildly thick	Moderately thick	Extremely thick
性状の説明 （飲んだとき）	「drink」するという表現が適切なとろみの程度 口に入れると口腔内に広がる液体の種類・味や温度によっては，とろみが付いていることがあまり気にならない場合もある 飲み込む際に大きな力を要しない ストローで容易に吸うことができる	明らかにとろみがあることを感じ，かつ「drink」するという表現が適切なとろみの程度 口腔内での動態はゆっくりですぐには広がらない 舌の上でまとめやすい ストローで吸うのは抵抗がある	明らかにとろみが付いていて，まとまりがよい 送り込むのに力が必要 スプーンで「eat」するという表現が適切なとろみの程度 ストローで吸うことは困難
性状の説明 （見たとき）	スプーンを傾けるとすっと流れ落ちる フォークの歯の間から素早く流れ落ちる カップを傾け，流れ出た後には，うっすらと跡が残る程度の付着	スプーンを傾けるととろとろと流れる フォークの歯の間からゆっくりと流れ落ちる カップを傾け，流れ出た後には，全体にコーティングしたように付着	スプーンを傾けても，形状がある程度保たれ，流れにくい フォークの歯の間から流れ出ない カップを傾けても流れ出ない （ゆっくりと塊となって落ちる）

※表の理解にあたっては「嚥下調整食学会分類 2021」の本文を必ず参照のこと．（日本摂食嚥下リハビリテーション学会嚥下調整食委員会．

（日本摂食嚥下リハビリテーション学会雑誌 2021：25(2)：135-49 より改変）

表 8-24　ゲル化剤の種類別特徴と使用量

商品名	主な原材料	中粘度添加量 / 水 100 mL	特徴
トロメリン顆粒	加工でん粉 デキストリン	4.7 g	酸性，牛乳に適応
でん粉タイプ：ダマはできにくいが，唾液によって離水しやすい			
スルーソフトＳ	でん粉 増粘多糖類	1～1.5 g	調整後の時間，変化なし
増粘多糖類タイプ：飲料，あんかけに適しているが，少しダマができやすい			

・市販のゲル化剤

ペクチン，カラギーナン，ジュランガム，アラビアガム，キサンタンガム，ローカストビンガム，グアガムなどがある（表 8-24）．

とろみ調整食品の使い方とその注意

とろみ調整食品はとろみがつくまで一定の時間をおくことが必要である．混ぜながらとろみの程度を判定する．液体の温度や食品の種類により粘度のつきかたが異なる．とろみ調整食品の種類によっては味，かおりが劣化したり，たんぱく質含有量により粘度のつきかたが異なることがあるので適切に選ぶことが大切である．

料理例

本料理に用いているゲル化剤の重量は，とろみ調整食品の種類が多く製品によって異なるので参考量を記載している．

増粘剤の使用上の要点

温かい料理には，かたくり粉，くず，コーンスターチを水溶きにし加熱料理に加えるか，小麦粉をバターで炒めたソースなどを利用する．冷たい料理には，ゼラチンやアガーを水で膨潤し，温湯または煮溶かして料理に加え，冷やし固める．市販の増粘剤は，どちらの料理にも安定して使用できるが，食品により粘度が変化する場合があるので，留意して使用する．

銀あんがゆ

エネルギー 76 kcal，たんぱく質 1.2 g，脂質 0.1 g

材料（1 人分）

全かゆ	100 g
だし汁	50 g
しょうゆ	4 g
みりん	1 g
片栗粉	1.5 g
水	30 g

作り方

①全かゆ（p.38 参照）と湯 50 mL をミキサーにかける．
②鍋にだし汁，しょうゆ，みりんを合わせて加熱し，ひと煮立ちしたら，片栗粉と水を合わせ混ぜかき混ぜながら加え，透明になるまで加熱する．

応用

銀あんは，茶碗蒸しなどの蒸し物や豆腐料理などにかけると，嚥下がスムーズになる．飲み込みに時間がかかる場合は，片栗でん粉が唾液アミラーゼ分解され，その効果がなくなるので，くずや 1%程度の寒天や増粘剤を使う．

ねぎとじゃがいもの呉汁

エネルギー 107 kcal，たんぱく質 4.2 g，脂質 4.2 g（1 人あたり）

材料（2 人分）

葉ねぎ	30 g
じゃがいも	80 g
油	5 g
豆乳（無調整）	200 g
だし汁	80 g
食塩	1.5 g
片栗粉	7 g
水	10 g

作り方

①ねぎは斜め切り，じゃがいもはせん切りにする．
②フライパンに油をひき，ねぎを炒めてからじゃがいもを加えてしっかり炒める．
③フードプロセッサーに②，だし汁，豆乳 1/2 を加え磨砕する．鍋に移し，残りの豆乳を加え煮込み，塩を加えて味を整え，片栗粉と水を混ぜ，かき混ぜながら加える．

応用

野菜をにんじん，ごぼう，たまねぎなどに変えてもよい．

鮭のムース

エネルギー 63 kca，たんぱく質 5.0 g，脂質 3.5 g（1 人あたり）

材料（4 人分）

鮭水煮缶	90 g
卵白	1 個（30 g）
寒天	2 g
水	200 g
白ワイン	15 g
オーロラソース	
トマトケチャップ	15 g
マヨネーズ	10 g
白ワイン	5 g

作り方

①鮭の骨，皮を除き，フードプロセッサーにかける．
②卵白をしっかり泡立てる．
③鍋に寒天と水を入れて火にかけ，沸騰したら弱火で 2 分加熱し，火からおろして白ワインを加え，60℃に冷やす．
④泡立てた卵白に③を加え，泡をつぶさないように混ぜ込み①を加え混ぜプリン型 4 個に入れ冷やす．
⑤器に移し，ケチャップとマヨネーズを混ぜ，かける．

応用

脂質の少ない生の白身魚やささみなどを使用する場合は，油，塩，酒などを加えてフードプロセッサーにかけ，ペースト状の固さにして蒸して，銀あんをかける．

ミートローフ

エネルギー 224 kcal，たんぱく質 10.0 g，脂質 9.7 g（1 人あたり）

材料（4 人分）

A　冷凍ハンバーグ	240 g
コンソメスープ	80 mL
ゲル化剤	2.4 g
B　蒸しかぼちゃ	40 g
コンソメスープ	20 mL
ゲル化剤	0.4 g
C　小松菜（ゆで）	30 g
コンソメスープ	10 mL
ゲル化剤*	0.3 g
D　トマトケチャップ	40 g
ウスターソース	10 g
マヨネーズ	5 g
コンソメスープ	15 mL

作り方

①ハンバーグ，かぼちゃ，小松菜にそれぞれコンソメスープを加え，別々にフードプロセッサーにかける．
②ゲル化剤をそれぞれ別々に加え，泡立て器で混ぜながら 80℃以上に加熱し，A，B，C のゲルを作る．
③ B と C は別々に，ラップで直径 1 cm くらいの棒状に巻いて冷蔵庫で冷やし固める．
A はパウンドケーキ型（小）にラップをしいて流し入れる．
④ A が固まり始めたら，しっかり固まった B,C をケーキ型の長さに切り，A の中に押し込み，さらに冷やし固める．
⑤ケーキ型から出し，4 等分に切り，器に盛り D の材料を混ぜ合わせたソースを添える．60℃まで加温して食卓に出す．

応用

野菜をにんじん，ごぼう，たまねぎなどに変えてもよい．

*ゲル化剤はスルーソフトQ使用

ほうれんそうのごまだれ

エネルギー 54 kcal，たんぱく質 2.1 g，脂質 3.5 g（1 人あたり）

材料（5 人分）	
ゆでほうれんそう	200 g
だし汁	70 mL
ゲル化剤	2 g
ごまだれ	
白ごまペースト	30 g
しょうゆ	15 g
砂糖	3 g

作り方

①ほうれん草とだし汁をフードプロセッサーに入れて磨砕し，鍋に移してゲル化剤を加え，泡立て器で混ぜながら80℃以上に加熱する．
②バットにラップをしき，①を 5 mm くらいの厚さになるように流し入れ，冷蔵庫で固める．
③器に②をスプーンですくい盛りつける．60℃まで加温しソースをかける．

応用

旬の野菜を使った，食材に合ったピーナッツソース，梅肉ソース，中華ソース，クリームソースなどで変化をつける．

ゲル化剤はスルーソフトQ使用

市販嚥下食品

嚥下食として咀嚼，嚥下困難な方のためにさまざまな商品が市販されている．熱と圧力で軟らかくしたもの，特殊な酵素処理により，本来の形，色，味を保ちながら食べやすくしたものなどがある．

市販嚥下食（例）	メーカー
ソフトデリ（赤しば漬ほか）	フジッコ（株）
バランス献立（京風五目豆ほか）	アサヒグループ食品（株）
ふんわりムース（白身魚ほか）	ヘルシーフード（株）
やさしくラクケア（とろとろ煮込みハンバーグ味ほか）	ハウス食品（株）
やさしい献立（おじや　鶏ごぼうほか）	キユーピー（株）
あいーと（吹寄せ野菜ほか）	イーエヌ大塚製薬（株）

Side memo

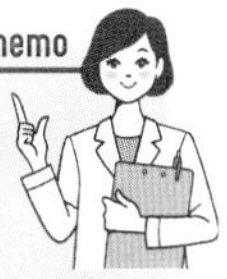

高齢要介護者に多い不顕性誤嚥による肺炎の重症化

食物が気道内に入ることで起こる咳き込みやむせなどの反射を伴わない誤嚥を不顕性誤嚥という．脳血管障害との関係では，健常群，片側性脳梗塞群，両側性脳梗塞群に応じて，不顕正誤嚥の発生率が高くなる．睡眠中にじわじわと唾液が肺に流入し肺炎を発症することがあるが，この原因の大半が歯周病病原菌とされる．要介護者では，口腔内の清掃が不十分で，虫歯や歯周病の罹患率が高い．また，経鼻栄養管や胃瘻から栄養をとると，口を使わないので，口中の汚れはないと考え，口腔内の清掃が放置されがちである．しかし，口の中に棲み付いた細菌は，食物が口の中に入る / 入らないにかかわらず増殖し，また，食べることで働く自浄作用が機能しないので，ますます細菌が増殖する．高濃度の細菌を含んだ唾液が肺に流れ込む不顕性誤嚥者では，肺炎の重症化が起こりやすい．

応用編

第9章 その他の栄養管理

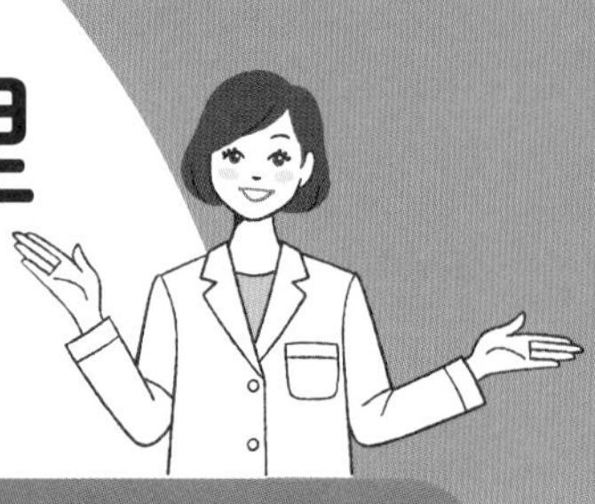

1 術前・術後の栄養管理

術前の栄養管理

1…栄養アセスメント

消耗性疾患，**悪性腫瘍**などによる食欲不振の患者や，**消化吸収障害**，**食道狭窄**，**胃幽門狭窄**，**腸閉塞**など，消化管の通過障害の患者が手術を受ける場合では，食事がとれていないため低栄養状態に陥っていることが多い．**高度の栄養不良**の状態で手術を受けると，これらの対象者では，術後も食事がとれないケースが多く，外科的処置患部の回復だけでなく術後の回復に時間を要したり，**免疫力の低下**から**肺炎**，**敗血症**などの重篤な感染症を合併したりするリスクが高い．したがって，体重変化や栄養・免疫指標となる臨床検査項目などから低栄養リスク度を評価し，中等度・高度栄養不良の場合，より適切な栄養管理を行い，疾患の重篤化を防ぎ，合併症や死亡率を減少させることが重要である．経口からの栄養補給が困難な場合，**中心静脈栄養剤**（TPN），または**経腸栄養剤**（EN）で十分な栄養量を確保する（p.10 栄養補給法の選択の項参照）．

2…栄養ケアプラン・実施

手術内容や個々の喫食・身体状態を把握し，短期間で効率よく栄養状態を改善させる手段をNSTなどで検討する．経口摂取不可の場合，エネルギーは25 kcal/kgから開始し，30～40 kcal/kgを目標とする．たんぱく質（アミノ酸）は1.5～2 g/kg，脂質はエネルギー比10％のTPNを用い，経口摂取可能な場合は，不足の栄養を経腸栄養剤で補い，術前の栄養状態をできるだけ良好に保つ．基本的には早期からの経腸栄養剤と静脈栄養剤の併用が勧められている．また，感染性合併症の予防のために，**免疫強化栄養剤**を投与する．その栄養剤の使用は，**高度低栄養**（**％UBW＞10％以上**では中等度以上の栄養障害と評価する）では，腸粘膜の再生のために，**アルギニン・核酸**添加栄養剤を投与し，腸からの栄養素の吸収能の向上を図る．**アスパラギン酸**添加栄養剤は，過度の膵液分泌を抑制し，**n-3系脂肪酸**添加栄養剤は炎症の抑制だけでなく，脂溶性ビタミンの溶剤としての役割をもつ．術前2週間（入院前の外来診療）からの免疫強化栄養剤の導入により，術後の感染症発生率が半減することが報告されている．

聴診器による腸蠕動音から腸を使った栄養ルートの早期導入

正常：グルグル，ゴロゴロという音が5～15秒後に聴診できる．
減少：聴診器を当て，1分間，音が聞こえない状態．
消失：聴診器を当て，5分間，音が聞こえない状態（イレウスの状態が疑われる）．
亢進：グルグルと突進するような音が，1分間に35回以上聞こえる（感染性胃腸炎，下痢，イレウスの沈静化時に聞こえる）．
＊上記の腸音から腸を使用した栄養管理の適正を検討する．

術後の栄養管理

1…栄養アセスメント

術後3～4日の**異化期**には，手術侵襲に対する生体反応により，脳下垂体からのホルモン分泌により，副腎皮質から**コルチゾール**，**カテコールアミン**，副腎髄質・交感神経末端から**アドレナリン**，**ノルアドレナリン**の分泌が高まり，その結果，**グルカゴン**が分泌され**インスリン**の分泌が抑制され，**糖新生**の促進から血糖値が上昇する（**外科的糖尿**という）．TPNでの多量のグルコース投与は，容易に高血糖を招くので注意を要する．インスリンの持続投与の必要もある．この異化期には，積極的な栄養療法は導入せず，安静下で輸液によるエネルギー補給と水分，電解質のバランスを整え，安定を図る．エネルギー源はグルコースのみよりもフルクトースやキシリトースの配合液が適合する．予後の栄養状態は**予後推定栄養指数**（prognostic nutritional index；PNI，p.237参照）などから評価する．なお，栄養状態の経過観察上，術前から用いて評価することが望ましい．

2…栄養ケアプラン・実施

術後の異化期を脱し全身の状態が安定してから早期回復を目指し，個々に対応した経口，経腸栄養，静脈栄養などで栄養管理を行う．消化器以外の手術で**全身麻酔**の場合は，安定していれば翌日から食事を開始する．以下，消化器系術後の具体例を示す．

① 食道切除

切除部の神経の麻痺や炎症による**嚥下機能障害**を伴う場合は，**ゼリー食**や**とろみ食**を用いた**嚥下訓練**を必要とする．食事は流動食から開始し，形態，量を段階的に上げた軟食へと移行する．経口栄養が十分でない場合は，TPN，ENなどを併用する．

② 胃切除

胃全摘の場合は，経口からの食事は基本的に1週間後となる．術後に起こりやすい症状として，**小胃症状**，**ダンピング症候群**，**胃食道逆流症**（p.191参照），**輸入脚症候群**，**下痢症**（p.196参照），**胆石症**（p.179参照）などがあげられる．また，胃全摘の場合はキャッスル内因子欠乏によるビタミンB_{12}の吸収阻害から**悪性貧血**（p.200参照），脂質の吸収障害による脂溶性ビタミンD吸収低下から**骨代謝障害**（p.207参照）など，さまざまな後遺症を伴うため，これらを予防するために食事から栄養素を十分に補給できるように，少量ずつの頻回食とし，よく咀嚼して時間をかけて食べる，腹6～8分目を目安にとるり，また，軽い有酸素運動をして筋肉量をつける，などの必要がある．

Side memo

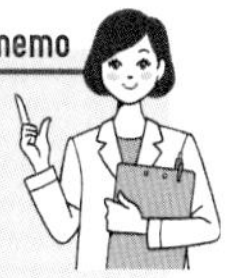

ダンピング症候群

胃切除の患者に出現する食後の不定愁訴を示す疾患．食後30分以内の早期に発生する小腸機能不全（胃切除により，食べ物が高浸透圧の状態で一気に小腸に達することになる）を早期ダンピングといい，腹部膨満感，悪心，嘔吐，腹痛を伴う．食後2時間後，一気に小腸から吸収され高血糖を発することにより，インスリンが過剰分泌されて低血糖（症状はp.82糖尿病の項参照）を誘発するものを後期ダンピングという．

術後栄養指数

PNI(%)＝158－(16.6×ALB)－(0.78×TSF)－(0.22×TFN)
　　－(5.8×DH)

（ALB：血清アルブミン　TSF：三頭筋皮下脂肪厚
TFN：血清トランスフェリン　DH：皮内反応）

PNI 50%以上 ――― 高度リスク
PNI 40～50% ――― 中等度リスク
PNI 40%以下 ――― 低度リスク
と判定する

③ 小腸切除

切除範囲により，栄養の吸収機能障害が異なる．広範囲の切除では，著しい吸収障害を伴う**短腸症候群**（short bowel syndrome）を発症する．下記に示すように病期に分け，症状を改善する栄養療法を実施する．

- Ⅰ期（術後3～4週間）：水溶性下痢，低たんぱく血症を伴うため，TPNなどで十分な水分，電解質，エネルギーなどを補給する．
- Ⅱ期（術後1～12か月）：残存小腸の代償期ではあるが，低栄養状態にあるため，**成分栄養剤**（ED）などを用いる．食品や調理法を選択し，消化吸収のよい食事が徐々にとれるようにする．
- Ⅲ期（安定期）：十分な栄養が補給できているか，栄養アセスメントを行い，不足の栄養素の補給を行う．

④ 大腸切除

腸機能が不十分なために，下痢や脱水，電解質欠乏が起こりやすい．また，吻合部保護のため，糞便量を少なくする．基本的には，**低残渣食**（LRD，p.193 潰瘍性大腸炎・クローン病の項参照）とし，EDを使用して，栄養不足にならないように注意する．

⑤ 胆管・膵臓の腫瘍摘出

消化機能の著しい低下を伴うため，術後4～5日は絶食とし，ブドウ糖やアミノ酸輸液を投与して，臓器機能の回復を図る．その後，胆管切除では脂質制限食，膵臓切除では炭水化物中心のいずれも流動食から開始し，軟食，常食へと段階的に移行する．いずれも，脂質は乳化型の油脂から開始し，MCTを利用する．

2 合併症および疾患別一連献立の管理

1…合併症の食事の考え方

傷病者は1つの疾患を発症しているだけでなく，複数の疾患を同時に発症していることが多々ある．とくに高齢期においてはその傾向が強い．

合併症の食事管理は併発している疾患の種類やその症状によって異なるが，一般に重症または急性のほうに重点をおくことが多く，症状の軽減や治癒によりその対応を変えていく．

慢性疾患同士の併発については並列に考える．たとえば糖尿病と高血圧など，どちらの疾患にも対応するように食事計画を立てる必要がある．

またメタボリックシンドロームなど高血糖・高血圧・脂質異常のどれかに異常があってもその原因が内臓脂肪に起因する場合は，個々の疾病に対応するよりも内臓脂肪の減少を重点とすべきである．このように発症の原因，疾病の種類やその相互関係によりその対応を考える．

表9-1に肥満と高血圧の食事の考え方の例を示す．

輸入脚症候群

ビルロードⅡ法吻合術で15～30%に発症．十二指腸側の輸入脚に食べ物が滞留し細菌が繁殖したり，胆汁，十二指腸液，膵液が滞留し内圧が上昇して胃に逆流して嘔吐したりすることによって下痢，胃痛を伴う．これを避けるには，胃再建術をビルロードⅠ法，ルーワイ吻合法などに変更し，輸入脚の内圧を下げる．

表 9-1 肥満と高血圧の食事の考え方（例）

対象者の条件

男性（事務員）45 歳，身長 165 cm，体重 75 kg

最高血圧　145 mmHg，最低血圧　98 mmHg の人の食事計画を立てる.

目標とする体重　1.65×1.65×25 ＝ 68 kg（目標とする BMI：22）

身体活動レベル　1.50

（BMI が 25 ～ 29.9 の肥満者では身体活動レベルは非肥満者と同じ値を用いる）

減量の手順

① 目標とする体重を決め，エネルギー量を決定する.

② たんぱく質エネルギー比 13 ～ 20%内でたんぱく質量を決定する.

③ 脂質エネルギー比 20 ～ 30%内で脂質量を決定する.

④ 炭水化物エネルギー比 50 ～ 65%内で炭水化物量を決定する.

短期目標：BMI　25，長期目標：BMI　23

- エネルギー量　(22.5×68)×1.50 ＝ 2,295 ≒ 2,300 kcal
  (22.5：45 歳・男性　基礎代謝基準値)
- たんぱく質量　(たんぱく質エネルギー比：13%)
  2,300×0.13÷4 ＝ 75 g
- 脂質量　(脂質エネルギー比：25%)
  2,300×0.25÷9 ≒ 64 g
- 食物繊維　21 g 以上
- カリウム　3,000 g / 日以上
- 食塩　6 g

体重減量の目安

9×1,000 ＝ 9,000 kcal……を 1 か月で減らす.

9,000 ÷ 30 日×0.8（体脂肪の燃焼エネルギーの効率 80%）＝ 240 kcal

1 日 240 kcal を食事だけでなく，運動を併用してリバウンドが生じないように無理なく継続して行う.

2…疾病別一連献立（展開食）作成とは

病院などでは数多くの種類の疾病に対応した食事を，同じ場所で同時に作っている．この場合は，作業の能率や材料の無駄など経済的効果を考えに入れ，基本食の献立を中心に各疾病に適応させる方法をとっている．基本食と条件が許すかぎり食品，調理法を統一し，できない場合は部分的に食品の増減，味付けや調理法を変更，または追加して献立を立てる．これを**一連献立**（**展開食**）という．

3…食品構成および献立

一連献立（展開食）は食品構成の段階から統一していなければ作成することはできない．統一食品構成，献立を**表 9-2**，**表 9-3** に示す．

食品構成を立てるにあたっての注意

- 常用量を中心に食品材料の増減をする.

魚類　60 g → 付加する場合（70 g，80 g，90 g）
　　　　　 → 制限する場合（50 g，40 g，30 g）

- 各食種の食品総量をほぼ同じにする.

- 主食量…たんぱく質性制限食で米を基本食より減らした場合は，いも類，野菜類で増やすなどの工夫をする．

献立作成にあたっての注意

- まず基本食の料理別に適応できるかを中心に考える．対応できない場合のみ変更または追加する．

1皿単位に考え，材料を減らしたときはほかの食品を増やしてかさを同じにする．

●作業計画表

展開食の調理作業を効率よく進めるための作業計画表を作成する．

作業計画表の例

①味付けを異にする食塩制限食の場合

a．煮魚4切れ（4人分）のうち2人分が減塩の場合

煮魚｛魚　4切れ（60g×4）、しょうゆ（2g×4）、砂糖（3g×4）｝
→ 食塩制限食（2切）…盛付
→ 基本食（2切）…しょうゆ1g×2切分を加えて調味

b．ほうれんそう（ゆで200g，4人分）
→ 100g（基本食2人分）　しょうゆ6g
→ 100g（減塩食2人分）　2杯酢（しょうゆ3g）

＊ゆでほうれんそうを盛り付けてから調味液（2杯酢）をかける．

②使用食品量を異にする場合（たんぱく質制限の例）

筑前煮（基本食）

じゃがいも	40g（2切）
にんじん	20g
とり肉	40g（4切）
さやいんげん	10g

→ たんぱく質制限食

じゃがいも	60g（3切）
にんじん	20g
とり肉	20g（2切）
さやいんげん	10g

＊とり肉1切10g，じゃがいも1切20gに切り，数を数えて盛り付ける．

③調理法を異にする場合（脂質制限の例）

魚のあんかけ
→ 基本食……………から揚げにして野菜あんかけをかける
→ 脂質制限食………蒸して野菜あんをかける

MEMO

表 9-2 栄養成分別一連献立（展開食）の食品構成（例）

	栄養成分別治療食	基本食				エネルギーコントロール食（低エネルギー）				たんぱく質コントロール食①（高たんぱく・脂質制限）				たんぱく質コントロール食②（低たんぱく・低塩）				脂質コントロール食（低脂質）				備考
	適応例	常　食				糖尿病など				慢性肝炎など				糸球体腎炎（利尿期）など				慢性膵炎（安定期）胆のう炎など				
栄養基準	エネルギー	2,000 kcal				1,600 kal				2,000 kcal				1,900 kcal				1,800 kcal				
	たんぱく質	65 g				65 g				75 g				45 g				65 g				
	脂質	20～30% E				20～25% E				40 g				20～30% E				25 g				
	総食塩量									6 g 未満				5 g 未満								
		重量 (g)	エネルギー (kcal)	たんぱく質 (g)	脂質 (g)	重量 (g)	エネルギー (kcal)	たんぱく質 (g)	脂質 (g)	重量 (g)	エネルギー (kcal)	たんぱく質 (g)	脂質 (g)	重量 (g)	エネルギー (kcal)	たんぱく質 (g)	脂質 (g)	重量 (g)	エネルギー (kcal)	たんぱく質 (g)	脂質 (g)	
食品構成	飯	500	840	12.5	1.5	360	605	9.0	1.1	400	672	10.0	1.2					400	672	10.0	1.2	※1 低たんぱく質飯 1/5
	全かゆ													360※1	583	1.8	1.4					
	パン類	80	211	7.4	3.5	60	158	5.6	2.6	80	211	7.4	3.5	無塩パン 80	213	7.4	3.5	80※2	223	7.5	1.0	※2 フランスパン（脂質が少ない）
	いも類	100	71	1.2	0.2	50	36	0.6	0.1	100	71	1.2	0.2	50	36	0.6	0.1	100	71	1.2	0.2	
	砂糖類	15	55	0	0	10	37	0	0	30	111	0	0	50※3	185	0	0	30	111	0	0	※3 粉あめを含む
	油脂類	20	173	0.1	18.8	10	87	0	9.4	10	87	0	9.4	35	303	0.1	28.2	5	43	0	4.7	
	大豆・大豆製品	70②	83	6.1	5.0	70②	83	6.1	5.0	70②	83	6.1	5.0	40②	47	3.5	2.8	50①	44	4.0	2.5	
	みそ類	10	19	1.3	0.6	10	19	1.3	0.6	10	19	1.3	0.6					10	19	1.3	0.6	
	魚介類	70③	110	13.4	5.1	70③	110	13.4	5.1	100③	157	19.2	7.2	50③	79	9.6	3.6	60①	59	11.5	1.0	
	獣鳥肉類	50③	105	7.9	7.6	50①	60	11.2	1.3	50①	60	11.2	1.3	30③	63	4.7	4.6	50①	60	11.2	1.3	
	卵類	50	75	6.4	5.0	50	75	6.4	5.0	50	75	6.4	5.0	50	75	6.4	5.0	50	75	6.4	5.0	
	生乳類	200	134	7.0	6.2	200	134	7.0	6.2	200	134	7.0	6.2	100	67	3.5	6.0					
																		200※4	92	7.6	2.0	※4 低脂肪牛乳
	果実類	100	62	0.6	0.3	100	62	0.6	0.3	200	124	1.2	0.6	200	124	1.2	0.6	200	124	1.2	0.6	
	緑黄色野菜	120②	37	1.6	0.3	120②	37	1.6	0.3	120②	37	1.6	0.3	120②	37	1.6	0.3	120②	37	1.6	0.3	
	その他の野菜	230②	52	2.1	0.4	250②	56	2.3	0.5	230②	52	2.1	0.4	250②	56	2.3	0.5	230②	52	2.1	0.4	
	きのこ類	20	4	0.5	0	20	4	0.5	0	20	4	0.5	0	20	4	0.5	0	20	4	0.5	0	
	藻類（乾）	2	3	0.3	0	4	5	0.5	0.1	2	3	0.3	0	2	3	0.3	0	2	3	0.3	0	
	菓子類									*20	64	1.2	0.9					**50	129	0.7	0.1	*カステラで算出 **ぎゅうひで算出
	合計		2,034	68.4	54.5	合計	1,568	66.1	37.6	合計	1,964	76.7	41.8	合計	1,875	43.5	56.6	合計	1,818	67.1	20.9	
		P, F, C(%E)＝13, 24, 63				P, F, C(%E)＝17, 21, 62				P, F, C(%E)＝16, 19, 65				P, F, C(%E)＝9, 27, 64				P, F, C(%E)＝15, 10, 75				

指示エネルギーの範囲は± 10%とする.
指示栄養素の範囲は± 5%とする.

表 9-3　栄養成分別一連献立（例）

	基本食		エネルギーコントロール食（低エネルギー）		たんぱく質コントロール食①（高たんぱく・脂質制限）		たんぱく質コントロール食②（低たんぱく・低塩）		脂質コントロール食（低脂質）		備　考
	常　食		糖尿病など		慢性肝炎など		糸球体腎炎（利尿期）など		慢性膵炎（安定期）胆嚢炎など		
エネルギー（kcal）	2,000		1,600		2,000		1,900		1,800		
たんぱく質（g）	65		65		75		45		65		
脂　質	20～30% E		20～25% E		40 g		20～30% E		25 g		
食　塩（g）					6 未満		5 未満				
	食品	重量（g）	食品	重量（g）	食品	重量（g）	食品	重量（g）	食品	重量（g）	
朝	パン		パン		パン		パン		パン		
	食パン	80	食パン	60	食パン	80	減塩パン	80	フランスパン	80	
	バター	10	バター	5	バター	5	ジャム	15	ジャム	5	フランスパンは脂質量が少ない
	ジャム	7	ジャム(マービー)	10	ジャム	10	バター	10	バター	5	
	サラダ		基本食と同じ		基本食と同じ		サラダ		基本食と同じ		
	レタス	10					レタス	10			腎　0.5%食塩
	きゅうり	40					きゅうり	40			常・糖・膵・肝　0.7%食塩
	トマト	30					トマト	30			
	とりささ身	30					とりささ身	20			
	レモン						わさびドレッシング				
	塩	0.7					酢	5			
							サラダ油	10			
							わさび				
							塩	0.3			
	牛乳		牛乳		牛乳		牛乳		紅茶入牛乳		
	牛乳	200	基本食と同じ		基本食と同じ		牛乳	100	低脂肪牛乳	100	
							粉あめ	10	紅茶抽出液	100	
									砂糖	20	
昼	飯	250	飯	180	飯	200	低たんぱく飯 1/5	180	飯	200	
	バター焼あんかけ		バター焼あんかけ		バター焼あんかけ		バター焼あんかけ		バター焼あんかけ		
	魚（あじ）	70	魚（ひらめ）	70	基本食と同じ		魚（あじ）	50	魚（ひらめ）	60	常・糖・膵　魚に 1%の塩をする
	小麦粉	4	あんは基本食と同じ				酒・土しょうが		あんは基本食と同じ		
	塩	0.6					小麦粉	2			肝・腎　魚に塩をしない
	バター	5					バター	4			

（昼の献立，次頁へ続く）

表9-3 つづき

	基本食		エネルギーコントロール食		たんぱく質コントロール食①		たんぱく質コントロール食②		脂質コントロール食		備考
	食品	重量（g）	食品	重量（g）	食品	重量（g）	食品	重量（g）	食品	重量（g）	
昼	あん						あん				
	たけのこ	10					たけのこ	10			あん
	たまねぎ	10					たまねぎ	10			(常)(糖)(膵)(肝) だし汁の
	にんじん	5					にんじん	5			1.5%食塩
	乾しいたけ	1					乾しいたけ	1			3%かたくり粉
	だし汁	40					だし汁	40			
	しょうゆ	4					しょうゆ	3			(腎) だしの1.0%食塩
	かたくり粉	1					かたくり粉	1			
							土しょうが	2			
	酢のもの		基本食と同じ		酢のもの		中華風和えもの		基本食と同じ		
	もやし	60			もやし	60	もやし	60			(腎) 0.3%食塩
	にんじん	5			にんじん	5	にんじん	10			7%酢
	きゅうり	20			きゅうり	20	きゅうり	20			
	酢	8			いか	20	ごま油	3			(常)(膵)(糖) 1%食塩
	しょうゆ	4			酢	10	しょうゆ	1			10%酢
	砂糖	2			しょうゆ	2	酢	10			3%砂糖
					砂糖	3	からし				
											(肝) 0.5%食塩
											10%酢
	煮物		煮物		煮物		きんとん		基本食と同じ		
	さといも	50	基本食と同じ		基本食と同じ		さつまいも	50			(常)(糖)(膵)(肝)
	にんじん	10					干しぶどう	5			1.2%食塩
	さやいんげん	20					砂糖	5			3%砂糖
	たけのこ缶	20					粉あめ	10			
	油あげ	20					バター	5			
	砂糖	4									
	しょうゆ	8									
間食	りんご	50	りんご	50	りんご	100	りんご	100	低脂肪牛乳	100	
					カステラ	50			りんご	100	
									せんべい	20	

表9-3　つづき

	基本食 食品	重量（g）	エネルギーコントロール食 食品	重量（g）	たんぱく質コントロール食① 食品	重量（g）	たんぱく質コントロール食② 食品	重量（g）	脂質コントロール食 食品	重量（g）	備考
夕	飯	250	飯	180	飯	200	飯（低たんぱく 1/5）	180	飯	200	
	ふくさ焼		ふくさ焼		ふくさ焼		ふくさ焼		ふくさ焼		(腎) 0.5%食塩 1/2 量 レモン汁追加
	卵	50	基本食の鶏ミンチをささ身に変更		エネルギーコントロールと同じ		卵	25	エネルギーコントロールと同じ		
	豆腐	50					豆腐	40			
	にんじん	5					にんじん	3			(常)(糖)(膵)(肝) 1%食塩
	みつば	5					みつば	3			
	鶏ミンチ	20					鶏ミンチ	10			
	玉ねぎ	10					玉ねぎ	10			
	生しいたけ	5					生しいたけ	3			(肝)(糖)(膵) とりミンチをささ身ミンチに変更
	しょうゆ	7					しょうゆ	2			
							レモン汁				
	フライドポテト		温野菜		粉ふきいも		フライドポテト		粉ふきいも		
	じゃがいも	50	アスパラ	20	じゃがいも	50	じゃがいも	50	じゃがいも	50	(肝) 0.6%食塩
	油	5	塩	0.1	塩	0.3	油	5	塩	0.5	(腎) マヨネーズの塩のみ
	塩	0.5			パセリ		パセリ		パセリ		
	パセリ						アスパラ	30			
							マヨネーズ	10			その他 1%食塩
	浸し		基本食に同じ		浸し		からし和え		基本食に同じ		
	ほうれんそう	60			ほうれんそう	60	ほうれんそう	60			(腎) 0.3%食塩
	花かつお				花かつお		ごま	3			(腎)(肝) 0.5%食塩
	しょうゆ	4			かまぼこ	10	からし				
					しょうゆ	2	しょうゆ	3			(常)(糖)(膵) 1%食塩
	みそ汁		みそ汁		みそ汁		カレー炒め		みそ汁		
	淡色辛みそ	12	基本食に同じ		淡色辛みそ	6	キャベツ	80	基本食に同じ		0.8%食塩
	はくさい	30			はくさい	30	カレー粉				(肝) 0.7%食塩
	生わかめ	20			生わかめ	20	油	3			生わかめ 20 は乾物の 2 g に相当
	えのきだけ	15			えのきだけ	15	塩	0.2			
	だし汁	150			だし汁	100					
	果実		果実		果実		果実		果実		
	いちご	50	いちご	50	いちご	100	いちご	100	いちご	100	
					はちみつ	10	はちみつ	10	はちみつ	10	

演習問題

糖尿病と高血圧の合併症の食事を考え，実習しなさい．

入院中，68 歳女性，身長 155 cm，体重 53 kg

①下記の 3 項目について適正な給与食事摂取量を算出しなさい．

エネルギー量（エネルギー量の算出は p.44 参照）

たんぱく質

食塩

② 食事の注意点

付表

付表 1　栄養アセスメントに用いられるパラメーターと判定基準

	パラメーター	判定基準
身体計測	体格指数（BMI；body mass index）＝体重（kg）/ 身長（m^2）	判定基準は p.98 参照
	理想体重（IBW；ideal body weight）＝身長（m^2）×22	肥満症の判定は p.98 参照
	肥満度（%）＝（実測体重－基準体重）/ 基準体重×100	－20%以下：やせ　－20～－10%：やせ傾向 ±10%　　：標準　＋10～＋20%：肥満傾向 ＋20%以上：肥満
	体重減少率（%）＝（通常体重－実測体重）/ 通常体重×100	期間　軽度　重度 1週間　1～2%　2%以上 1か月　5%　5%以上 3か月　7.5%　7.5%以上 6か月　10%　10%以上
	理想体重比（% IBW）＝実測体重 / 基準体重×100	70%以下　：重度低栄養（高度の筋たんぱく消耗） 70～80%　：中等度低栄養（中等度の筋たんぱく消耗） 80～90%　：軽度低栄養（軽度の筋たんぱく消耗） 90～110%：基準体重域 110～120%：過体重 120～150%：肥満 150～200%：重度肥満 200%以上　：病的肥満
	平常時体重比（% UBW；usual body weight） ＝実測体重 / 平常時体重× 100 （平常時体重は患者が記憶している申告体重）	75%以下　：高度の栄養障害 75～85%：中等度の栄養障害 85～95%：軽度の栄養障害
	体脂肪率（% FAT）	軽度肥満　中等度肥満　重度肥満 男性　20%≦　25%≦　30%≦ 女性6～14歳　25%≦　30%≦　35%≦ 女性15歳以上　30%≦　35%≦　40%≦
	ウエスト / ヒップ比（W/H 比）	男性　女性 皮下脂肪型肥満　0.7 以下　0.7 以下 内臓脂肪型肥満の可能性　0.9 以上　0.8 以上 内臓脂肪型肥満　1.0 以上　0.9 以上
	腹部 CT スキャン ●腹腔内の内臓脂肪（V）/ 腹壁の皮下脂肪（S）の面積比 ●内臓脂肪面積	V/S 比 0.4 未満：皮下脂肪型肥満 0.4 以上：内臓脂肪型肥満 100 cm^2 以上を内臓脂肪型肥満
	上腕周囲長（AC）：上腕三頭筋中心上を通る円周の長さ % AC＝実測値 / 基準値×100 上腕三頭筋皮下脂肪厚（TSF） % TSF＝実測値 / 基準値×100	AC 標準値　成人 18 歳以上平均　男性：27.23 cm 女性：25.28 cm TSF 標準値　成人 18 歳以上平均　男性：11.36 mm 女性：16.07 mm % AC / % TSF 60%以下　高度栄養障害 60～80%　中等度栄養障害 80～90%　軽度栄養障害 90%以上　正常
	上腕三頭筋囲（AMC） 上腕筋面積（AMA） % AMC ＝実測値 / 基準値×100 % AMA ＝実測値 / 基準値×100 AMC および AMA はともに筋肉たんぱく量の指標となる	AMC 標準値　成人 18 歳以上平均　男性：23.67 cm 女性：20.25 cm AMA 標準値　成人 18 歳以上平均　男性：45.16 cm^2 女性：33.15 cm^2 % AMC / % AMA 60%以下　高度栄養障害 60～80%　中等度栄養障害 80～90%　軽度栄養障害 90%以上　正常
生理学検査	クレアチニン身長係数，（creatinin height index）（%） ＝（24 時間クレアチニン排泄量 / 標準クレアチニン排泄量）×100 標準クレアチニン排泄量＝理想体重（kg）×クレアチニン係数（mg）* * IBW，kg あたり：男性 23 mg，女性 18 mg	クレアチニン身長係数より筋たんぱく量を評価 60%以下　高度栄養障害 60～80%　中等度栄養障害 80～90%　軽度栄養障害 100%　正常

AC，TSF，AMC，AMA 基準値は性，年齢別基準値を用いる（JARD 2001）

付表 1

パラメーターと判定基準

基礎代謝量の算定

基礎代謝量（BMR；basal metabolic rate・安静時の代謝，REE；resting energy expenditure，kcal/日）

＝5.50 × VO_2 ＋ 1.76 × VCO_2 − 1.99 × UN　12 時間絶食後の早朝空腹時に採取した呼気ガスと尿の分析より求める

VO_2：平均 O_2 消費量（mL/分），VCO_2：平均 CO_2 排泄（mL/分），UN：1 日の尿中窒素排泄量

基礎エネルギー消費量（BEE；basic energy expenditure）の算定式

- Harris-Benedict の式（体重と身長から求める）
  - 男性（kcal/日）＝ 66.47 ＋ 13.75（W）＋ 5.0（H）− 6.76（A）　W：体重（kg），H：身長（cm），A：年齢
  - 女性（kcal/日）＝ 655.1 ＋ 9.56（W）＋ 1.85（H）− 4.68（A）

推定エネルギー必要量の算定

総エネルギー消費量（TEE；total energy expenditure）・エネルギー所要量

- 健常者：BMR（kcal/日）×身体活動レベル（Af，Activity factor；基礎代謝の倍数）
- 傷病者：BMR（kcal/日）×身体活動レベル（Af）×ストレス係数

身体活動レベル　1.0：絶対安静，寝たきり　1.2：歩行可　1.4 〜 1.5：中労可

ストレス係数　1.1：安静，腹腔鏡による軽い手術など　1.2：胆嚢，胆管などの軽度の手術など

1.4：大腸切除などの中等度の手術など　1.6：胃全摘などの高度の手術など

1.8：膵頭十二指腸・肝・食道切除など超高度な手術

その他：骨折（1.1 〜 1.3），褥瘡・感染症・外傷（1.2 〜 1.6），敗血症（1.5 〜 1.8），人工呼吸器使用（1.5 〜 1.7），臓器障害 1 つにつき 0.2 加算，熱傷範囲 10%ごとに 0.2 加算，体温 1℃上昇ごとに 0.2 加算

ナトリウム・たんぱく質・水必要量の算定

1 日のナトリウム摂取量（g/24 hr）＝ 24 時間尿ナトリウム排泄量（ナトリウム濃度，mEq/L）× 24 時間尿量（L）[÷ 17 で食塩換算]

1 日のたんぱく質摂取量（g/24 hr）は尿中窒素排泄量から次式により推定

- Maroni-Mitch の式　[尿素窒素生産量（g/24 hr）＋ 0.031 ×体重（kg）]× 6.25
- Kopple の式　[1.20 × 24 hr 尿素窒素生産量（g/24 hr）＋ 1.74]× 6.25

窒素出納（窒素平衡，nitrogen balance）：たんぱく質代謝の評価を次式より算定

＝たんぱく質摂取量（g/24 hr）÷ 6.25 −（24 hr 尿中尿素窒素＋ 4）

＝たんぱく質摂取量（g/24 hr）÷ 6.25 −（24 hr 尿中尿素窒素÷ 0.8 ＋ 2）

＝たんぱく質摂取量（g/24 hr）÷ 6.25 −（24 hr 尿中尿素窒素÷ 0.8）

判定

正：たんぱく同化

負：たんぱく異化

負が 1 W 継続すると栄養障害

たんぱく質推奨量

- 健常者：体重（kg）× 0.9　（N 維持平衡量 0.65 ÷利用効率 0.9 ×推奨量算定係数 1.25）
- 傷病者：体重（kg）×ストレス係数　（内科患者：1.1，術後患者：1.1 〜 1.8，異化亢進患者：1.6 〜 2.0）
- 高齢者：体重（kg）× 1.06　（推定平均必要量 0.85 ×推奨量算定係数 1.25）

必要水分量（mL）

30 〜 35 mL ×体重（kg）　*高齢者は高値を用い，体温 37℃を超えた場合，1℃上昇ごとに一日に 150 mL 付加

低栄養状態判定（血清）

低栄養状態判定の血清たんぱく値

	基準値	低たんぱく栄養状態			半減期
		軽度	中等度	高度	
アルブミン（Alb，g/dL）	3.5 〜 5.5	3.1 〜 3.4	2.1 〜 3.0	2.0 以下	17 〜 22 日
トランスフェリン*（Tf，mg/dL）	201 以上	151 〜 200	101 〜 150	100 以下	7 〜 10 日
トランスサイレチン*（TTR，mg/dL）	16 〜 40	11 〜 15	6 〜 10	5 以下	2 〜 3 日
レチノール結合たんぱく質*（RBP，mg/dL）	2.7 〜 7.6	−	−	−	12 時間
インスリン様成長因子*（IU/mL）	0.55 〜 1.4	−	−	−	2 〜 8 時間

*これらは半減期が短く栄養状態によっては素早く変化するので，RTP（rapid ternover protein）と呼ばれ，短期の栄養状態を把握する．トランスサイレチンは以前，プレアルブミンと呼ばれていたもの

免疫機能評価

総リンパ球数　p.241 参照

予後の評価

予後推定栄養指数（PNI；prognostic nutritional index）：次式から術後の予後の危険度を判定

PNI（%）＝ 158 −（16.6 × ALB）−（0.78 × TSF）−（0.22 × TFN）−（5.8 × DH）

ALB：血清アルブミン（g/dL），TSF −上腕三頭筋皮下脂肪厚（mm），TFN：血清トランスフェリン（mg/dL），DH：皮下遅延過敏反応（0=反応なし，1=5 mm 未満，2=5 mm 以上）

判定

50%以上　：高度リスク

40 〜 50%以上：中度リスク

40%未満　：軽度リスク

付表 2　食品群別荷重平均成分値

食品群別	エネルギー (kcal)	たんぱく質 (g)	脂質 (g)	炭水化物 (g)	カルシウム (mg)	カリウム (mg)	鉄 (mg)	ビタミン A (μgRE)	ビタミン B_1 (mg)	ビタミン C (mg)
穀類	178	3.5	1.1	37.2	10	40	0.2	0	0.04	0
いも類	71	1.2	0.2	16.9	19	310	0.4	0	0.06	14
砂糖・甘味料類	365	0	0	95.6	4	16	0	0	0	0
豆類	118	8.8	7.1	5.0	104	236	1.6	0	0.08	0
種実類	507	15.9	44.4	22.2	359	552	3.7	4	0.37	4
野菜類	26	1.1	0.2	5.9	32	191	0.4	103	0.04	14
緑黄色野菜	31	1.3	0.2	6.8	41	251	0.6	270	0.05	21
その他の野菜	23	0.9	0.2	5.0	26	150	0.3	5	0.03	11
果実類	62	0.6	0.3	15.9	9	186	0.2	25	0.04	29
きのこ類	19	2.5	0	6.5	2	242	0.6	0	0.12	0
藻類	23	2.8	0	7.8	97	427	1.7	97	0.09	7
魚介類	157	19.2	7.2	2.4	55	272	1.0	32	0.10	1
肉類	210	15.8	15.3	0.4	5	178	0.8	75	0.28	5
卵類	151	12.8	9.9	0.3	51	129	1.9	142	0.06	0
乳類	79	3.9	3.8	7.3	124	147	0	34	0.04	1
油脂類	882	0.1	95.5	0	3	5	0	53	0	0
菓子類	341	6.2	11.6	52.2	52	172	0.8	54	0.08	1
嗜好飲料類	13	0.2	0	1.2	3	28	0.1	0	0	2
調味料・香辛料類	111	3.9	5.3	11.2	27	176	0.9	5	0.04	1

平成 28 年国民健康・栄養調査結果より，食品群別栄養素等摂取量（総数・20 歳以上）をもとに作成した．
数値は日本食品標準成分表 2015 年版（七訂）を用いて算出した．

付表 3　臨床検査データの基準値一覧表 (1)

	検査項目	基準値
生体色素	総ビリルビン（T-Bil）	0.3～1.2 mg/dL
	間接ビリルビン	0～0.2 mg/dL
	直接ビリルビン	0.6 mg/dL 以下
	黄疸指数	4～6 U
膠質反応	TTT	5 U 以下
	ZTT	4～12 U
	コバルト反応	3～4 R
酵素活性	AST（GOT）	8～40 U/L
	ALT（GPT）	5～35 U/L
	ALP	110～354 IU/L
	LDH	120～260 U/L
	コリンエステラーゼ(ChE)	200～450 U/L
	LAP	70～200 GRU
	CPK	8～50 IU
	アルドラーゼ	3～8 U
	γ-GTP	男 84 IU/L 以下
		女 48 IU/L 以下
	MAO	22～55 U
	リパーゼ	1.5 U 以下
	アミラーゼ（AMY）	60～160 U
	グアナーゼ	1.4 U/L 以下
	m-GOT	5.9 FU 以下
血漿・血清たんぱく質	総たんぱく質（T-Pro）	～8.2 g/dL
	たくぱく分画：	
	Alb	59.2～72%(3.5～5.0 g/dL)
	Glob α^{1-}	1.8～3.0%
	Glob α^{2-}	5.0～9.0%
	Glob β-	6.8～11.0%
	Glob γ-	12.0～22.0%
	A/G 比	1.3～2.3
	セルロプラスミン	17～37 ng/dL
	トランスフェリン（Tf）	200～400 mg/dL
金属・電解質	血清鉄	男 80～140 μg/dL
		女 70～120 μg/dL
	総鉄結合能（TIBC）	男 260～420 μg/dL
		女 290～440 μg/dL
	不飽和鉄結合能（UIBC）	男 180～280 μg/dL
		女 220～320 μg/dL
	血清銅	70～140 μg/dL
	Na	135～147 mEq/L

	検査項目	基準値
金属・電解質	Cl	98～108 mEq/L
	K	3.6～5.0 mEq/L
	Ca	8.4～10.2 mg/dL
	Mg	1.9～2.5 mg/dL
	P	2.5～4.5 mg/dL
糖質	血糖（BS）：	70～107 mg/dL
	グリコアルブミン（FRA）	204～289 μmol/L
	HbA1c	4.6～6.2%
脂質	総脂質	360～960 mg/dL
	総コレステロール(T-C)	120～220 mg/dL
	LDL-コレステロール	70～139 mg/dL
	HDL-コレステロール	男 40～70 mg/dL
		女 40～75 mg/dL
	中性脂肪（TG）	30～149 mg/dL
	リン脂質	150～250 mg/dL
	遊離脂肪酸（FFA）	0.1～0.8 mEg/L
	総胆汁酸（TBA）	10.0 μmol/L 以下
	グリココール酸	50.0 μg/dL 以下
	β-リポたんぱく	200～660 mg/dL
	リポたんぱく分画：	
	α-	26～40%
	β-	40～58%
	per-β-	9～22%
含窒素成分	尿素窒素（BUN）	8～20 mg/dL
	残余窒素（NPN）	22～40 mg/dL
	尿酸（UA）	男 3.0～7.8 mg/dL
		女 2.5～6.8 mg/dL
	クレアチニン（CRE）	男 0.7～1.1 mg/dL
		女 0.5～0.9 mg/dL
	クレアチン（Cr）	0.2～0.9 mg/dL
	アンモニア	70～170 μg/dL
免疫血清	ASO	160 Todd 以下
	CRP	0.3 mg/dL 以下（－）
	RA	（－）
	IgA	64～544 mg/dL
	IgG	408～1,788 mg/dL
	IgM	49～355 mg/dL
	IgE（RIST）	50～400 IU/mL
	特異的 IgE（RAST）	（－）

付表 3　臨床検査データの基準値一覧表 (2)

	検査項目	基　準　値
血液一般	赤血球数（RBC）	男 420～570×10^4/μL
		女 380～550×10^4/μL
	血色素量（Hb）	男 14 ～ 18 g/dL
		女 12 ～ 16 g/dL
	ヘマトクリット値（Ht）	男 38 ～ 51%
		女 33 ～ 45%
	平均赤血球色素量（MCH）	27 ～ 36 pg
	平均赤血球容積（MCV）	84 ～ 108 fL
	平均赤血球色素濃度（MCHC）	32 ～ 36%
	血小板数（Plt）	10 ～ 40 × 10^4/μL
	網赤血球数	4 ～ 15%
	全血比重	男 1,055 ～ 1,060
		女 1,050 ～ 1,056
	赤血球沈降速度（ESR）	男 2 ～ 10 mm/h
		女 3 ～ 15 mm/h
	白血球数（WBC）	4,000 ～ 9,300/μL
	白血球分類（分画）:	
	好中球（Neu）	40 ～ 75%
	桿状核球	2 ～ 13%
	分節核球	35 ～ 58%
	リンパ球（Lym）	24 ～ 47%
	単球（Mon, Moc）	2 ～ 10%
	好酸球（Eos）	1 ～ 7%
	好塩基球（Bas）	0 ～ 1%
凝固系	プロトロンビン時間	活性値 80 ～ 120%
	活性化部分トロンボプラスチン時間	25 ～ 35 秒
	トロンボテスト	80 ～ 100%
	フィブリノーゲン	200 ～ 400 mg/dL
	アンチトロンビンⅢ	75 ～ 125%
	血中 FDP	0 ～ 10 μg/mL 以下
梅毒定性	緒方法（補体結合反応）	（－）
	ガラス板法（沈降反応）	（－）
	間接受身赤血球凝集	（－）
	TPHA 定性	（－）
腫瘍マーカー	癌胎児性抗原（CEA）	5.0 ng/mL 以下
	α-フェトプロテイン（AFP）	10.0 ng/mL 以下
	フェリチン	男 9.0 ～ 220 ng/mL
		女 4.0 ～ 88.0 ng/mL
	エラスターゼ	300 ng/dL 以下
	CA 19-9	37 U/mL 以下

		検査項目	基　準　値
ウイルス肝炎		HBs 抗原	（－）
		HBs 抗体	（－）
		HBe 抗原	（－）
		HBe 抗体	（－）
		HBc 抗体	（－）
		HA 抗体	（－）
膵臓		インスリン（血中インスリン，IRI）	3.0 ～ 15.0 μU/mL
		C ペプチド	1.0 ～ 3.5 ng/mL
		グルカゴン	160 pg/mL 以下
内分泌腺機能	副腎	血中カテコールアミン	
		アドレナリン（A）	0.12 ng/mL 以下
		ノルアドレナリン（NA）	0.06 ～ 0.45 ng/mL
		セロトニン	0.04 ～ 0.35 μg/mL
		11-OHCH(De Moor 変法)	7.0 ～ 23.0 μg/dL
		コルチゾール	5.0 ～ 25.0 μg/dL
		アルドステロン（ALDS）	29.9～159 pg/mL 以下（臥位）
	甲状腺	遊離型トリヨードサイロニン（F_3）	2.3 ～ 4.3 pg/dL
		総サイロキシン（F_4）	0.9 ～ 1.7 mg/dL
	下垂体	TSH	6.6 μU/mL 以下
		成長ホルモン（GH）	5 ng/mL 以下
		ACTH	15 ～ 85 pg/mL
		プロラクチン	30.0 ng/mL 以下
		LH 女（排卵期）	29.5 ～ 185.0 mIU/mL
		LH 男	3.5 ～ 34.5 mIU/mL
		FSH 女（排卵期）	7.0 ～ 43.0 mIU/mL
		FSH 男	2.0 ～ 22.0 mIU/mL
	性腺	テストステロン	男 70 ～ 1,200 ng/dL
			女 26 ～ 180 ng/dL
		エストラジオール	
		女（排卵期）	212.2 ～ 541.7 pg/mL
		男	10.0 ～ 40.0 pg/mL
		プロゲステロン	
		女（排卵期）	1.5 ～ 6.9 ng/mL
		男	0.1 ～ 0.4 ng/mL
その他		ビタミン B_{12}	300 ～ 1,000 pg/mL
		葉酸	2.0 ～ 8.0 ng/mL
		レニン活性	0.5 ～ 2.0 ng/mL/h
		カルシトニン（－）	100 pg/mL 以下

付表 3　臨床検査データの基準値一覧表 (3)

	検査項目	基　準　値
腎臓機能	フィッシュバーグ（Fishberg）濃縮テスト	
	比　重	1,022 以上
	浸透圧	850 mOsm/kg 以上
	糸球体ろ過量（GFR；glomerular filtration rate）	100 mL/ 分
	クレアチニンクリアランス（CCr）	70 ～ 130 mL/ 分
	$=\frac{\text{尿中クレアチニン(mg/dL)}\times\text{尿量(mL/分)}}{\text{血清クレアチン(mg/dL)}}\times\frac{\text{1.73(日本人平均体表面積, m}^2\text{)}}{\text{体表面積(m}^2\text{)}}$	
	腎血流量（RBF；renal blood flow）	650 ～ 1,100 mL/ 分
	腎血漿流量（RPF；renal plasma flow）	400 ～ 650 mL/ 分
	フェノールスルホンフタレイン試験（PSP；phenolsulfonphthalein test，色素排泄機能検査）	15 分値 25%以上
	尿たんぱく質（UP）	（－）～（±）
肝臓機能	インドシアニン・グリーン（ICG）試験	
	15 分値	10%以下
	血中消失率	0.168 ～ 0.206
	最大除去率	3.18 ± 1.62 mg/kg/ 分
	プロトロンビン比（PR 比）	3.0 ～ 4.5
	ヘパプラスチンテスト（HPT）	70 ～ 120%（Owren 法）
	時　間	10 ～ 20 秒
	活性テスト	70 ～ 120%
	プロトロンビン比	0.85 ～ 1.2
	フィッシャー比（BCAA/AAA モル比）	2.43 ～ 4.40
	BCAA（分枝アミノ酸）	270 ～ 600 nmol/mL
	尿ウロビリノーゲン	弱陽性（±）
	尿ビリルビン	陰性（－）
膵臓機能	パンクレオザイミンセレクチン試験（PS）	血中アミラーゼ誘発比 0.9 ～ 1.2，尿中アミラーゼ誘発比 0.4 ～ 2.0
	アミラーゼのアイソザイム	
	S 型（血清，唾液 Salira）＞ P 型（膵臓 Pancrease）	（P 型が 80%以下）
	尿　P 型＞ S 型	P/S ＝ 2 以下
	尿アルブミン（Ualb）	（－）
免疫能	総リンパ球数（TLC，%リンパ球×白血球数 /100）	2,000/μL 以上：正常 1,200～2,000/μL 未満：軽度栄養障害 800 ～ 1,199/μL：中等度栄養障害 800/μL 未満：高度栄養障害
	遅延型皮膚過敏反応（DH）	
	ツベルクリン反応（PPD；purified protein derivative of tuberculin 0.1 mL を前腕皮下内に注射後 48 hr の紅斑反応） その他（DNCB，ムンプス，カンジダ，SK/SD など）	直径 10 mm 以上：正常 5 ～ 10 mm：軽度栄養障害 5 mm 未満：中等度栄養障害
	その他の細胞性免疫検査	
	T 細胞	66 ～ 89%（低値：免疫不全症，高値：T 細胞性白血病）
	B 細胞	04 ～ 13%（低値：免疫不全症，高値：B 細胞性白血病）

付表 4　主な輸液・経腸栄養剤

製品名	静脈栄養剤 ネオパレン 1 号輸液	成分栄養剤 エレンタール配合内用剤
製造社	大塚製薬工場	EA ファーマ
包装容量（mL）	1,000	80 g 袋（300 mL）
エネルギー（kcal/mL）	0.56	（300 kcal/80 g）
栄養素		
アミノ酸（g）	20	4.4
脂質（g）		0.17
糖質（g）	120	21.1
ビタミン		
A (IU)	1,650	216
D (μg)	2.5	0.43
E (mg)	5	1.0
K (mg)	1	3
C (mg)	50	2.6
B_1 (mg)	1.95	0.05
B_2 (mg)	2.3	0.06
B_6 (mg)	2.45	0.07
B_{12} (μg)	2.5	0.24
葉酸 (μg)	200	14.7
ナイアシン（mg）	20	0.73
パントテン酸（mg）	7.5	0.37
ミネラル		
Na	50 (Na^+, mEq)	86.7 (mg)
K	22 (K^+, mEq)	72.5 (mg)
Cl	50 (Cl^-, mEq)	172.3 (mg)
Ca	4 (Ca^{2+}, mEq)	52.5 (mg)
P	156 (mg)	40.5 (mg)
Mg	4 (Mg^{2+}, mEq)	13.3 (mg)
Fe		0.6 (mg)
Cu		0.07 (mg)
Mn		0.10 (mg)
Zn	20 (μmol)	0.6 (mg)
Se		
Cr		
その他		
総 N 含有量（g）	3.13	
NPC/N（kcal/g）*2	153	
浸透圧（mosm/L）		
pH	5.6	
食物繊維（g）	−	−
乳糖（mEq/L）	−	
酢酸（mEq/L）	47	

ネオパレンは 1 袋（1,000 mL）中の値，エレンタールは 100 kcal あたりの値．

経口・経腸栄養食（濃厚流動食）

主に経腸栄養法や栄養補助食品として用いられる．経路としては経口・経腸（鼻腔・胃瘻）に適応し，消化管が正常または弱い場合に使われる．自然食品を中心に消化・吸収，エネルギー，栄養素を調整したもので，飲みやすい（食べやすい）ように香りや粘度が付けられている．消化態または半消化態栄養食品である．これらの食品は少量での栄養補給を主目的とするもののほか，消化・吸収を考慮したもの，腎機能低下，高血糖，肝機能低下，高齢者に対応するものなど多種多様である．長期的に，流動食，軟食，ハーフ食*1，食欲不振などによりエネルギー・栄養素が不足した場合に，食事の一部として補給する．また，嚥下障害，意識障害など経口的に摂取しにくい場合には経管で補給したり，経口・経管を併用する場合がある．

*1 ハーフ食

病状，食欲不振などの理由で食事が十分に摂取できない場合に用いられる食事で，経口と栄養補助食品を合わせて食事計画を立てる．毎回食事を残すという精神的な不安を取り除くことにも意味がある．

経腸栄養剤（薬剤として使用）

摂食嚥下機能や消化機能が不十分な場合などに使用される成分栄養剤，消化態栄養剤などである．病態・病状により多種多様な栄養剤がある．

静脈栄養剤

静脈に注入する栄養剤である．体液の浸透圧は 285 ± 5 mOsm/L に維持されている．低張液では赤血球の溶血を伴う．

*2 NPC/N（non-protein calorie/nitrogen）

非たんぱく質エネルギー（炭水化物と脂質のエネルギー）をたんぱく質（g）に含まれる窒素含有量〔P（g）× 0.16〕で割ったもの．

生体がたんぱく質を最も効率よく利用できる NPC/N 比は 150 前後である．

- ストレスがかかると NPC/N 比を低くする．
- 腎機能障害があると NPC/N 比を高くして，腎臓への負担を少なくして BUN の上昇を抑える．脂肪乳剤投与でも NPC/N 比を高くする．

付表5　主な経口・経腸栄養食

●経口・経腸栄養剤一覧表（例）100 kcal あたり

区分	栄養補助食品（濃厚流動食）				
	半消化態栄養食				
	1 kcal/mL	1 kcal/mL	1 kcal/mL	2 kcal/mL	1.6 kcal/mL
製品名	アイソカル RTU	F2α	グルセルナ REX	メイバランス 2.0	リーナレン LP
製造社・販売社	ネスレヘルスサイエンス	ニュートリー	アボット・ジャパン	明治	明治
包装容量	200 mL 1,000 mL	200 mL 1000 mL	200 mL 400 mL	200 mL 1,000 mL	125 mL 250 mL
エネルギー構成栄養素					
たんぱく質（g）	3.3	5	4.2	3.4	1.0
脂質（g）	4.2	2.2	5.6	3.3	2.8
炭水化物（g）	12.0	15.5	9.7	15.2	18.5
ビタミン					
A（μgRE）	80	85	104	60	60
D（μg）	0.6	0.55	0.85	0.50	0.13
E（mg）	0.9	3.00	2.7	3.0	1.0
K（μg）	9	15.0	3	5.0	2.1
C（mg）	18	30	11	16	9.0
B_1（mg）	0.20	0.21	0.12	0.15	0.12
B_2（mg）	0.23	0.24	0.18	0.20	0.13
B_6（mg）	0.25	0.50	0.21	0.30	1.0
B_{12}（μg）	0.24	1.50	0.3	0.60	0.24
葉酸（μg）	25	50	20	50	63
ナイアシン（mg）	3.0	2.25	1.7	2.3	1.8
パントテン酸（mg）	1.3	0.90	0.7	0.60	0.50
ミネラル					
Na（mg）	55	100	94	80	30
K（mg）	130	110	100	80	30
Cl（mg）	100	62.5	100	80	7.5
Ca（mg）	70	90	140	50	30
P（mg）	50	70	65	50	20
Mg（mg）	32	35	21	15	15
Fe（mg）	0.7	1.2	1.4	1.0	1.5
Cu（mg）	0.08	0.10	0.16	0.080	0.075
Mn（mg）	0.01	0.4		0.20	0.23
Zn（mg）	1.1	1.2	1.2	0.80	1.5
Se（μg）	3.0	3	2	3.5	9.0
Cr（μg）	1.0	4	0.7	3.0	3.0
食物繊維（g）	0.6	2.0	0.9	1.0	1.0
原材料の特徴	デキストリン，カゼインCa，大豆油，しょ糖，大豆たんぱく質，食物繊維（グアーガム分解物），安定剤（カラギーナン），MCT，乳化剤，浸透圧低 *RTU：Ready to use（調整不要） 大豆味	乳たんぱく，カゼインNa，大豆たんぱく，MCT，大豆油，グアーガム分解物，結晶セルロース，イソマルトオリゴ糖，砂糖 ミックスフルーツ風味	カゼインNa，ひまわり油，大豆油・大豆レシチン，デキストリン，果糖・大豆多糖，pH調整剤，香料 とくにオレイン酸が多い グルコン酸，イノシトール配合 炭水化物エネルギー比33% バニラ風味	フラクトオリゴ糖，乳たんぱく，食用油脂，L-カルニチン，カゼインNa，pH調整剤 バニラ風味	MCT，乳たんぱく，可溶性多糖類，食用油脂，pH調整剤，シャンピニオンエキス，L-カルニチン * LP：Low Protein（低たんぱく） コーヒー風味
適応	下痢予防，乳糖耐糖症		糖尿病	高エネルギー補充	腎機能低下

のむ形態ととろみ固形があるが，食べやすいように，また経管（鼻腔，瘻）に適した程度に調整する．病状にあわせて経口または経管でエネルギー・栄養素の摂取を補助する食品である．

付表 6　経腸栄養剤の窒素源に基づく分類と代表的製品

成分栄養剤 (elemental diet)	医薬品	エレンタール，エレンタール P，ヘパン ED
消化態栄養剤 (oligomeric formula)	医薬品	ツインライン NF
	食品	ペプチーノ，ペプタメン・スタンダード，ペプタメン AF，ペプタメン・インテンス，ハイネックスイーゲル
半消化態栄養剤 (polymeric formula)	医薬品	エンシュア・リキッド，エンシュア・H，エネーボ ラコール NF 配合経腸用液，ラコール NF 配合経腸用半固形剤，アミノレバン EN 配合散
	食品	CZ-Hi（総合栄養食品），ほか多数

Polymeric formula に分類される食品の製品は 200 種類以上ある．特別用途食品「病者用食品（総合栄養食品）」として消費者庁から表示許可を受けている製品である CZ-Hi のみを示している．

付表 7　緑黄色野菜

- あさつき
- あしたば
- アスパラガス
- いんげんまめ（さやいんげん）
- うるい
- エンダイブ
- （えんどう類）
  - トウミョウ（茎葉，芽ばえ）
  - さやえんどう
- おおさかしろな
- おかひじき
- オクラ
- かぶ（葉）
- （かぼちゃ類）
  - 日本かぼちゃ
  - 西洋かぼちゃ
- からしな
- ぎょうじゃにんにく
- みずな
- キンサイ
- クレソン
- ケール
- こごみ
- こまつな
- コリアンダー
- さんとうさい
- ししとう
- しそ（葉，実）
- じゅうろくささげ
- しゅんぎく
- すいぜんじな
- すぐきな（葉）
- せり
- タアサイ
- （だいこん類）
  - かいわれだいこん
  - 葉だいこん
  - だいこん（葉）
- （たいさい類）
  - つまみな
  - たいさい
- たかな
- たらのめ
- チンゲンサイ
- つくし
- つるな
- つるむらさき
- とうがらし（葉，果実）
- （トマト類）
  - トマト
  - ミニトマト
- とんぶり
- ながさきはくさい
- なずな
- （なばな類）
  - 和種なばな
  - 洋種なばな
- （にら類）
  - にら
  - 花にら
- （にんじん類）
  - 葉にんじん
  - にんじん
  - きんとき
  - ミニキャロット
- 茎にんにく
- （ねぎ類）
  - 葉ねぎ
  - こねぎ
- のざわな
- のびる
- パクチョイ
- バジル
- パセリ
- （ピーマン類）
  - オレンジピーマン
  - 青ピーマン
  - 赤ピーマン
  - トマピー
- ひのな
- ひろしまな
- ふだんそう
- ブロッコリー（花序，芽ばえ）
- ほうれんそう
- みずかけな
- （みつば類）
  - 切りみつば
  - 根みつば
  - 糸みつば
- めキャベツ
- めたで
- モロヘイヤ
- ようさい
- よめな
- よもぎ
- リーキ
- （レタス類）
  - サラダな
  - リーフレタス
  - サニーレタス
  - レタス（水耕栽培）
  - サンチュ
- ルッコラ
- わけぎ
- （たまねぎ類）
  - 葉たまねぎ
- みぶな

（「日本食品標準成分表 2020 年版」の取扱いについて　厚生労働省健康局，令和 3 年 8 月 4 日）

参考文献

1）玉川和子，口羽章子，木戸詔子，編著．臨床栄養学実習書 第12版：医歯薬出版；2015.

2）文部科学省．日本食品標準成分表 2020年版（八訂）：2020.

3）医歯薬出版，編．日本食品成分表 2022 八訂：医歯薬出版；2022.

4）文部科学省．日本食品標準成分表 2015 年版（七訂）：2015.

5）厚生労働省．日本人の食事摂取基準（2020年版）：2019.

6）日本静脈経腸栄養学会，編．静脈経腸栄養ガイドライン 第3版：照林社；2013.

7）日本静脈経腸栄養学会．静脈経腸栄養ガイドライン 第3版 Quick Reference：2013.

8）日本静脈経腸栄養学会，編．コメディカルのための静脈・経腸栄養ガイドライン：南江堂；2000.

9）日本病態栄養学会，編．病態栄養認定管理栄養士のための病態栄養ガイドブック 改訂第7版：南江堂；2022.

10）本田佳子，編．新臨床栄養学 第4版：医歯薬出版；2020.

11）佐藤和人，田中雅彰，小松龍史，編．エッセンシャル臨床栄養学 第9版：医歯薬出版；2022.

12）中村丁次，監修．栄養食事療法必携 第4版：医歯薬出版；2020.

13）泉　孝英，編．ガイドライン外来診療 2020：日経 BP；2020.

14）日本糖尿病学会，編・著．糖尿病治療ガイド 2022-2023：文光堂；2022.

15）日本糖尿病学会，編．糖尿病食事療法のための食品交換表 第7版：文光堂；2013.

16）日本肥満学会，編．肥満症診療ガイドライン 2022：ライフサイエンス出版；2022.

17）メタボリックシンドローム診断基準検討委員会．メタボリックシンドロームの定義と診断基準．日本内科学雑誌 2005：94；188-203.

18）日本循環器学会ほか．2011年度合同研究班報告．虚血性心疾患の一次予防ガイドライン（2012年改訂版）：2012.

19）日本循環器学会ほか．2010年度合同研究班報告．心筋梗塞二次予防に関するガイドライン（2011年改訂版）：2011.

20）日本循環器学会ほか．2012年度合同研究班報告．ST 上昇型急性心筋梗塞の診療に関するガイドライン（2013年改訂版）：2013.

21）日本高血圧学会高血圧治療ガイドライン作成委員会，編．高血圧治療ガイドライン 2019：日本高血圧学会；2019.

22）日本痛風・核酸代謝学会ガイドライン改訂委員会，編．高尿酸血症・痛風の治療ガイドライン 第3版：診断と治療社；2018.

23）日本痛風・核酸代謝学会ガイドライン改訂委員会，編．高尿酸血症・痛風の治療ガイドライン 第2版 2012年追補ダイジェスト版：メディカルレビュー社；2012.

24）日本腎臓学会，編．CKD 診療ガイド 2012：東京医学社；2012.

25）日本腎臓学会，編．エビデンスに基づく CKD 診療ガイドライン 2018：東京医学社；2018.

26）黒川　清，監修．腎臓病食品交換表 第9版：医歯薬出版；2016.

27）腎疾患患者の生活指導・食事療法に関するガイドライン．日本腎臓学会誌 1997；39（1）：1-37.

28）日本腎臓学会，編．慢性腎臓病に対する食事療法基準 2014 年版．日本腎臓学会誌 2014；56（5）：553-61, 563-99.

29）日本透析医学会．維持血液透析ガイドライン：血液透析導入．日本透析医学会雑誌 2013；46（12）：1107-55.

30）日本透析医学会．2015年版 慢性血液透析患者における腎性貧血治療のガイドライン．日本透析医学会雑誌 2016；49（2）：89-158.

31）日本糖尿病学会，編・著．糖尿病腎症の食品交換表 第3版：文光堂；2016.

32）日本妊娠高血圧学会，編．妊娠高血圧症候群 新定義・分類 運用上のポイント：メジカルビュー社；2019.

33）日本妊娠高血圧学会，編．妊娠高血圧症候群の診療指針 2021：メジカルビュー社；2021.

34）日本肝臓学会，編．慢性肝炎・肝硬変の診療ガイド 2019：文光堂；2019.

35）日本動脈硬化学会，編．動脈硬化性疾患予防ガイドライン 2022年版：日本動脈硬化学会；2022.

36）日本動脈硬化学会，編．動脈硬化性疾患予防のための脂質異常症診療ガイド 2018 年版：日本動脈硬化学会；2018.
37) 日本脳卒中学会脳卒中ガイドライン委員会，編．脳卒中治療ガイドライン 2021：協和企画；2021.
38) 日本消化器病学会，編．胆石症診療ガイドライン 2021（改訂第 3 版）：南江堂；2021.
39) 急性胆管炎・胆嚢炎診療ガイドライン改訂出版委員会，編．急性胆管炎・胆嚢炎診療ガイドライン 2018：医学図書出版；2018.
40) 厚生労働科学研究費補助金 難治性疾患克服研究事業 難治性膵疾患に関する研究班．難治性膵疾患に関する調査研究 平成 20 年度 総括・分担研究報告書：2009.
41) 日本消化器病学会，編．慢性膵炎診療ガイドライン 2021（改訂第 3 版）：南江堂；2021.
42) 日本膵臓学会・厚生労働省 IgG4 関連疾患の診断基準並びに治療指針を目指す研究班．自己免疫性膵炎診療ガイドライン 2020．日本膵臓学会誌 2009；35：465-550.
43) 山東勤弥，保木昌徳，雨海照祥．NST のための臨床栄養ブックレット 2　疾患・病態別栄養管理の実際 消化管の疾患：文光堂；2009.
44) 日本ヘリコバクター学会ガイドライン作成委員会，編．*H. Pylori* 感染の診断と治療のガイドライン 2016 改訂版：先端医学社；2016.
45) 日本消化器病学会，編．消化性潰瘍診療ガイドライン 2020（改訂第 3 版）：南江堂；2020.
46) 胃潰瘍ガイドラインの適用と評価に関する研究班，編．EBM に基づく胃潰瘍診療ガイドライン 第 2 版：じほう；2007.
47) 日本消化器病学会，編．胃食道逆流症（GERD）診療ガイドライン 2021（改訂第 3 版）：南江堂；2021.
48) 難治性炎症性腸管障害に関する調査研究班プロジェクト研究グループ，日本消化器病学会クローン病診療ガイドライン作成委員会・評価委員会．クローン病診療ガイドライン：2011.
49) 厚生労働科学研究費補助金 難治性疾患政策研究事業「難治性炎症性腸管障害に関する調査研究」（久松班）令和 3 年度分担研究報告書．潰瘍性大腸炎・クローン病診断基準・治療指針 令和 3 年度改訂版：2022.
50) 日本消化器病学会関連研究会，慢性便秘の診断・治療研究会，編．慢性便秘症診療ガイドライン 2017：南江堂；2017.
51) 骨粗鬆症の予防と治療ガイドライン作成委員会，編．骨粗鬆症の予防と治療ガイドライン 2015 年版：ライフサイエンス出版；2015.
52) 海老澤元宏，伊藤浩明，藤澤隆夫，監修．食物アレルギー診療ガイドライン 2021：協和企画；2021.
53)「食物アレルギーの診療の手引き 2020」検討委員会．食物アレルギーの診療の手引き 2020：2020.
54) 日本摂食嚥下リハビリテーション学会嚥下調整食委員会．日本摂食嚥下リハビリテーション学会雑誌 2021；25（2）：135-49.
55) 病院・施設・在宅を結ぶ 高齢者の栄養ケア．臨床栄養臨時増刊号 2011；118（6）.
56) 日本人の新身体計測基準値 JARD 2001．栄養―評価と治療 2002：19（suppl）.

索引

【編者略歴】

今《いま》 井《い》 佐《さ》 恵《え》 子《こ》

1980年　同志社女子大学卒業
1980年　西山病院，西陣病院勤務
1999年　同志社女子大学大学院修了
2002年　大手前栄養学院勤務
2002年　京都府立大学大学院農学研究科博士後期課程単位取得満期退学
2003年　博士（農学）京都府立大学大学院農学研究科
2006年　大阪府立大学勤務
2011年　大阪府立大学教授
2015年　京都女子大学教授（家政学部食物栄養学科）

富《とみ》 安《やす》 広《ひろ》 幸《ゆき》

1984年　甲子園大学卒業
1984年　給食会社勤務
1990年　健康保険鞍馬口病院勤務
1990年　社会保険京都病院（名称変更）勤務
2010年　甲子園大学大学院博士前期課程修了
2014年　京都鞍馬口医療センター勤務
2017年　京都華頂大学准教授（現代家政学部食物栄養学科）

臨床栄養学実習書　第13版　ISBN978-4-263-70848-4

1972年5月20日　第1版第1刷発行（病態・特殊栄養学実習書）
1976年1月20日　第2版第1刷発行
1981年3月30日　第3版第1刷発行
1983年4月 8 日　第4版第1刷発行
1988年5月10日　第5版第1刷発行（改題）
1989年3月20日　第6版第1刷発行
1996年3月20日　第7版第1刷発行
2000年3月25日　第8版第1刷発行
2002年3月25日　第9版第1刷発行
2007年4月10日　第10版第1刷発行
2011年3月20日　第11版第1刷発行
2015年3月10日　第12版第1刷発行
2023年3月10日　第13版第1刷発行

編　者　今 井 佐 恵 子
　　　　富 安 広 幸
発行者　白 石 泰 夫

発行所　**医歯薬出版株式会社**

〒113-8612　東京都文京区本駒込1-7-10
TEL. (03)5395-7626(編集)・7616(販売)
FAX. (03)5395-7624(編集)・8563(販売)
https://www.ishiyaku.co.jp/
郵便振替番号 00190-5-13816

乱丁，落丁の際はお取り替えいたします　印刷・あづま堂印刷／製本・皆川製本所